养老服务职业技能培训教材

老年照护 中级

教育部1+X职业技能等级证书试点项目

中国社会福利与养老服务协会
北京中福长者文化科技有限公司　组织编写

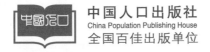

中国人口出版社
China Population Publishing House
全国百佳出版单位

图书在版编目（CIP）数据

老年照护：中级 / 李斌主编；中国社会福利与养

老服务协会，北京中福长者文化科技有限公司组织编写

. -- 北京：中国人口出版社，2019.11（2021.1重印）

养老服务职业技能培训教材 / 冯晓丽总主编

ISBN 978-7-5101-6777-5

Ⅰ . ①老… Ⅱ . ①李… ②中… ③北… Ⅲ . ①老年人

–护理学–技术培训–教材 Ⅳ . ①R473

中国版本图书馆CIP数据核字（2019）第226748号

养老服务职业技能培训教材
老年照护：中级
YANGLAO FUWU ZHIYE JINENG PEIXUN JIAOCAI
LAONIAN ZHAOHU：ZHONGJI

冯晓丽　总主编　李斌　主编

责 任 编 辑　何　军
装 帧 设 计　北京楠竹文化发展有限公司
责 任 印 制　林　鑫　单爱军
出 版 发 行　中国人口出版社
印　　　刷　小森印刷（北京）有限公司
开　　　本　889毫米×1194毫米　1/16
印　　　张　19
字　　　数　620千字
版　　　次　2019年11月第1版
印　　　次　2021年1月第2次印刷
书　　　号　ISBN 978-7-5101-6777-5
定　　　价　88.00元

网　　　址　www.rkcbs.com.cn
电 子 信 箱　rkcbs@126.com
总编室电话　（010）83519392
发行部电话　（010）83510481
传　　　真　（010）83538190
地　　　址　北京市西城区广安门南街80号中加大厦
邮 政 编 码　100054

"健康中国2030"规划纲要专家组

组　长　王陇德

副组长　刘德培

成　员（按姓氏笔画排序）

马　军　王　辰　卢元镇　刘尚希　刘国恩　何传启

李　波　李　铁　张伯礼　肖诗鹰　於　方　柯　杨

姚　宏　胡鞍钢　高　福　葛廷风　詹启敏　鲍明晓

"健康中国行动" 专家咨询委员会

主任委员　王陇德

副主任委员　王　辰　胡盛寿　高　福　赫　捷

委　员（按姓氏笔画排序）

于金明	马　军	马文军	马玉杰	马建中	王　生
王大庆	王文瑞	王拥军	王金南	王建业	王谢桐
王福生	孔灵芝	孔祥清	厉彦虎	宁　光	乔　杰
朱　军	朱凤才	邬堂春	刘　峰	刘兴荣	刘俊明
刘剑君	刘维林	汤乃军	孙殿军	苏　旭	李　松
李　涛	李　雪	李长宁	李祥臣	李景中	李新华
李耀强	杨　静	杨月欣	杨文敏	杨莉华	杨维中
杨毅宁	吴　建	吴先萍	吴宜群	张　伟	张一民
张华东	张伯礼	张雁灵	张湘燕	张新卫	张澍田
陆　林	陈永祥	陈君石	陈荣昌	陈雪峰	陈博文
邵　兵	季加孚	金龙哲	周晓农	周敏茹	周敬滨
屈卫东	赵旭东	赵建华	钟南山	段　勇	施小明
祝小平	贾伟平	顾　硕	钱晓波	倪　鑫	徐　勇
徐东群	徐建国	郭万申	郭新彪	席　彪	陶　澍
黄发源	黄惠勇	黄璐琦	常　春	葛均波	韩雅玲
曾晓芃	赫元涛	廖文科	廖远朋	缪剑影	樊　嘉
瞿　佳	瞿介明				

编　委　会

出版前言

　　"健康中国行动"科普出版是实施健康中国战略、落实《"健康中国 2030"规划纲要》《健康中国行动 (2019 ～ 2030 年)》的重要举措。

　　按照中央宣传部和国家卫生健康委领导指示精神，健康中国行动科普出版项目要围绕健康中国行动总体部署，紧紧依靠"健康中国 2030"规划纲要专家组和"健康中国行动"专家咨询委员会的指导，全面、规范、有序推进。作为国家卫生健康委的直属联系单位，中国人口出版社在中央宣传部、国家卫生健康委各司（厅、局）和直属联系单位以及专家组专家的指导下，制订了《健康中国行动科普出版项目实施方案》，涵盖三大领域：一是出版卫生健康法律法规、标准规范、指南、经验、研究成果等工具类图书，作为社会各界实施健康中国战略、"把健康融入所有政策"的指导与参考；二是出版与卫生健康相关的国家和行业职业考试培训教材；三是出版面向大众的健康科普读物，适当引进其他国家健康科普成果，"强化健康常识，普及健康知识"，提高公民健康素养。计划在 3 年内推出 1300 种健康科普出版物。

　　我们坚信，在党中央的坚强领导、相关部委的支持以及专家组专家的指导下，健康中国行动科普出版项目一定能为广大人民群众提供更加丰富多彩、科学实用、"真善美"兼备、具有亲和力的健康科普产品。敬请期待。

序

2019 年 1 月，国务院出台《国家职业教育改革实施方案》，这是促进技术技能人才培养培训模式和评价模式改革、提高人才培养质量的重要举措，是拓展就业创业本领、缓解结构性就业矛盾的重要途径，对于构建国家资历框架、推进教育现代化、建设人力资源强国具有重要意义。教育部及时推出"学历证书＋若干职业技能等级证书"制度（以下简称"1+X 证书"制度）试点项目，充分发挥教育资源服务经济社会发展的人才支撑作用，积极引导并推进应用型职业院校大学生职业能力建设，为深化教育体制改革、服务经济社会发展开辟了创新之路。

2019 年 4 月，国务院办公厅印发了《关于推进养老服务发展的意见》，提出多项举措完善养老服务体系、优化养老服务供给，破除发展障碍，健全市场机制，有效满足老年人多样化、多层次养老服务需求，老年人及其子女获得感、幸福感、安全感显著提高。在多项举措中重点强调了扩大养老服务就业创业，建立完善养老护理员职业技能等级认定和教育培训制度，大力推进养老服务业吸纳就业。

目前，我国已经成为世界上老年人口最多的国家，巨大的养老服务需求与专业化服务提供不足的矛盾日益突出。截至目前，我国失能、半失能老人有 4 000 多万人，按照国际标准，失能老人与护理员 3∶1 的配置标准推算，至少需要 1 300 万专业照护人员。但目前各类养老专业服务人员不足 50 万人，老年照护的技能人才急缺，难以满足老年群体对专业服务提供的迫切需求。

2019 年，教育部及时推出"1+X 证书"制度，率先在社会服务业 5 大领域开展"1+X 证书"制度试点工作。其中，在养老服务领域确定了需求最迫切的老年照护职业技能等级证书试点项目，以引导创新建立养老服务行业产教融合、多元化办学机制，推动院校、企业和社会力量形成合力，共同建立养老服务专业技能人才培养、人才评价模式，提升行业服务水平。中国社会福利与养老服务协会（以下简称中福协）对此项试点工作高度重视，深感参与此次试点工作意义重大，责任重大，在教育部职业教育与成人教育司、教育部职业技术教育中心研究所的指导下，委托全资子公司——北京中福长者文化科技有限公司（以下简称中福长者公司）积极参与试点工作，结合中福协近年来在民政部领导下创新开展养老服务职业技能人才培养方面取得的经验和成果，积极申报教育部职业教育培训评价组织，参与"1+X 证书"制度试点工作。

　　中福长者公司自被教育部确定为首批职业技能培训评价组织以来，和国内相关职业院校密切合作，邀请来自相关机构的养老服务行业专家积极参与，在中福协之前已研发的养老服务职业技能实务培训系列教材的基础上，针对紧缺的老年照护专业，首批研发了初级、中级、高级老年照护职业技能等级标准（含课程大纲、课程标准、技能考评标准），并在此基础上编写了《养老服务职业技能培训教材——老年照护（初级）》《养老服务职业技能培训教材——老年照护（中级）》《养老服务职业技能培训教材——老年照护（高级）》，该系列教材紧扣新时代老龄群体对专业照护服务的需求，借鉴了国内外最新的实践成果；对应岗位核心技能和学历专业核心课程，教材等级划分与岗位层级、学历层次同步递进，理论知识与实操技能比例结构合理。我相信，老年照护职业技能教材的研发与推广应用，将为养老服务领域相关职业技能教材的快速开发提供借鉴，为"1+X证书"试点工作在养老服务领域的有序推进发挥引领作用。

　　依靠行业企业发展职业教育，推动职业院校与企业的密切结合是职业教育改革的方向。养老服务专业技能人才队伍建设也是中国养老服务业有序推进面临的重大课题。国务院办公厅印发的《关于推进养老服务发展的意见》对新时代养老服务业科学发展做出了新的部署，进一步明确了养老服务业在国家调结构、促质量、惠民生中的重要作用，中国的养老服务业前程似锦。让我们抓住机遇、协同创新、积极作为、共谋发展，为促进养老服务职业能力建设、提高中国老年人福祉做出积极贡献！

中国社会福利与养老服务协会会长
教育部1+X老年照护职业技能
等级证书试点项目指导委员会主任

2019年7月1日

前言

随着老龄社会的快速到来，我国已经成为世界上老年人口最多的国家，巨大的养老服务需求与专业化服务提供不足的矛盾日益突出。老年人值得全社会的尊敬和爱戴，更需要关心和帮助。积极应对人口老龄化、为老年人提供有尊严的专业照护服务，从而提升老年人的生活水平和生命质量是全社会的共同愿望。

为认真贯彻落实国务院 2019 年 1 月出台的《国家职业教育改革实施方案》精神，2019 年 3 月，教育部及时推出"学历证书 + 若干职业技能等级证书"制度（以下简称"1+X 证书"制度）试点项目，其中确定在养老服务领域首批推出老年照护职业技能等级证书试点项目，这一重大举措旨在充分发挥教育资源服务经济社会发展的人才支撑作用，积极引导养老服务领域行业企业与教育领域相关职业院校快速融合，有效引导相关应用型职业院校大学生关注中国养老服务业对人才的迫切需求，努力学习掌握养老服务相关职业技能，为中国养老服务业的科学发展培育专业化职业技能人才队伍，确保养老服务业可持续发展。

在教育部职业教育与成人教育司、教育部职业技术教育中心研究所的精心指导下，中国社会福利与养老服务协会（以下简称中福协）全资子公司——北京中福长者文化科技有限公司（以下简称中福长者公司）积极参与"1+X 证书"制度试点工作，被教育部确定为"1+X 证书"制度试点项目首批培训评价组织。公司严格按照教育部"1+X 证书"制度试点的工作进度要求，依据中福协团体标准技术委员会制定的初级、中级、高级老年照护职业技能等级标准、培训标准、考评标准，整合品牌职业院校和行业品牌机构的专家资源，按期组织完成了《养老服务职业技能培训教材——老年照护（初级）》《养老服务职业技能培训教材——老年照护（中级)》《养老服务职业技能培训教材——老年照护（高级）》研发工作。

本套教材面向中等职业学校、高等职业学校、应用型本科学校学生及专业人员。《养老服务职业技能培训教材——老年照护（中级）》包括职业发展、照护服务、组织照护、服务实施、用药照护、心理照护、功能障碍照护、认知障碍照护、应急救护、安宁照护等内容。教材内容强调实用性和前瞻性，从多个角度帮助学员理解和掌握完成老年人能力评估、照护分级计划制定、用药照护、心理照护、功能障碍照护、认知障碍照护、安宁照护和应急救护等。

《养老服务职业技能培训教材——老年照护（中级）》在北京大学医学继续教育学院李秀惠副院长、长沙民政职业技术学院李斌校长的带领下，组织专业编写团队，以高度的社会责任感投身工作，以中福协组织研发的养老服务职业技能实务培训系列教材为基础，深入养老机构调研，与实务工作者共同研讨，广泛征求相关领域专家意见，形成了一部既具有专业水准；又具有对岗位能力培训发挥引导作用的应用型教材，将与今后持续开发的其他岗位职业技能培训教材相配套，形成养老服务领域职业技能等级证书系列教材，并在行业中推广应用，为加快我国养老服务业人才队伍职业能力建设发挥重要支撑作用。

"十二五"期间，中国社会福利与养老服务协会作为民政部直管社会组织，在民政部高度重视和专项资金的支持下，先后研发完成了《养老服务体系建设应用型科研项目十大课题成果》《养老服务职业技能实务培训系列教材》，并通过民政部专项资金支持的培训项目在行业中有效推广应用，在养老服务领域树立了培训服务品牌。在"十三五"后期，中福长者公司积极参与教育部"1+X 证书"制度试点项目。我们深感责任重大、任务艰巨，有信心在上级部门的关心指导下，与各试点院校、各省培训考评机构携手同心、精心组织、严格管理、有效推进，力争圆满完成试点任务，不辜负政府部门和全社会的期待。

在此，我们对教育部、民政部对此项工作给予的关怀、信任和指导表示衷心感谢！对积极参与试点项目和教材研发的专家团队表示诚挚的谢意！我们相信，有国家重大政策的引领，有养老服务行业的期盼，有全国试点院校和培训考核机构的鼎力支持，"1+X 证书"制度一定会在养老服务业生根、开花、结果，在不久的将来转化为职业技能岗位的优质服务，使全国老年人安享幸福晚年。

因编写教材时间有限，还需在培训工作实践中不断充实完善，不足之处恳请读者批评指正，并提出修改完善意见，我们将不胜感激。

中国社会福利与养老服务协会

北京中福长者文化科技有限公司

老年照护职业技能等级证书项目推进组

2019年7月3日

目录

1

工作领域一
职业发展

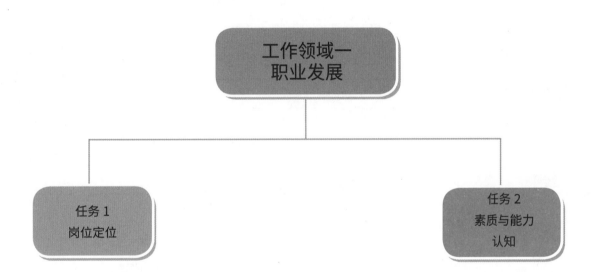

任务 1 岗位定位

》【任务导入】

任务描述

小张，23 岁，大学毕业后一直从事老年照护一线服务工作，具备初级老年照护职业技能等级证书。考虑到职业发展空间和晋级渠道，小张最近为自己设定了近期目标，想竞聘本单位的照护组长岗位。请结合实际，帮助小张制定个人职业生涯规划书，设定职业发展路径。

任务目标

知识目标：

掌握老年照护服务职业发展的定义，熟悉中级老年照护服务技能等级对应的岗位能力，了解中级老年照护服务技能等级应具备的职业道德。

技能目标：

学会制订职业生涯规划，设定职业发展路径。

素质目标：

了解中级老年照护人员技能等级应具备的工作能力，能进一步提升对职业定位和专业认知的准确度。

》【任务分析】

对于年轻人来说，老年照护工作具有很大的挑战性，要想在这个岗位上取得突破，获得个人发展的成就感和获得感，必须明确职业晋升通道，并根据职业晋升通道设计自己的职业生涯规划。

一、概述

为认真贯彻落实《关于推进养老服务发展的意见》（国办发〔2019〕5 号）文件中"建立完善养老护理员职业技能等级认定和教育培训制度。2019 年 9 月底前，制定实施养老护理员职业技能标准"的要求，在养老服务相关专业学历教育和养老照护人员职业技能等级基础上，中福长者公司积极探索完善老年照护职业发展体系，建立以品德、能力和业绩为导向的职称评价和技能等级评价制度，拓宽老年照护专业人员职业发展空间，打通老年照护人员职业晋级渠道，创新性地建立了老年照护职业技能等级——初级老年照护职业技能、中级老年照护职业技能、高级老年照护职业技能。

本教材重点对中级老年照护职业技能等级进行介绍。

二.职业定位

1. 定义

中级老年照护服务是指经过中级岗位技能培训、获得相关职业能力等级证书的专业照护人员，为在全日制养老机构，社区服务机构，居家生活的失能、半失能老年人提供生活照护、技术护理、康复护理和心理护理等服务过程。

2. 工作领域

中级老年照护人员是能够对老年照护服务全流程提供服务与管理，提供保持老年人人生的连续性和个体特征性的健康照护，在维护老年人生命尊严、提升生命质量方面具有较丰富的理论研究与实践经验的技术人员。

中级老年照护服务技能等级对应的具体工作领域如下：

（1）为老年人提供清洁卫生、睡眠、饮食等生活照护及管理。

（2）协助医务人员为老年人进行给药、观察、消毒、护理记录、急救处理以及常见病的技术护理照护。

（3）配合医务人员为特殊老年人进行肢体被动运动、作业治疗，开展小型闲暇活动的康复护理照护。

（4）对老年人的情绪变化进行观察，能与老年人进行心理沟通，开展心理疏导。

（5）依据行业标准组织开展老年人能力评估。

（6）依据标准对老年人进行护理服务等级划分并确定服务流程。

（7）能协助解决临终老年人的心理与社会需求。

3. 职业守则

（1）尊老敬老，以人为本：根据老年人生理、心理、社会等方面的需求，在岗位上体现尊老、爱老、助老理念，为老年人提供优质照护服务。

（2）服务第一，爱岗敬业：热爱老年照护服务工作、忠于职守、履行岗位职责；认真学习专业技能，在工作中精益求精，不断提高专业服务能力。

（3）遵章守法，自律奉献：文明礼貌、遵纪守法；严于律己、廉洁奉公，自觉为老年健康事业奉献力量。

》【任务实施】

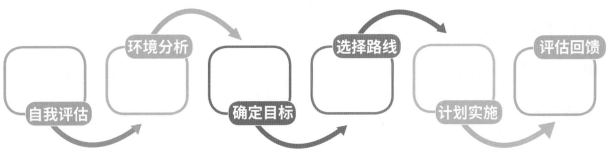

【实施流程】

自我评估	1. 评估自己的兴趣、特长、性格 2. 评估自己的学识、技能的测试 3. 评估自己思维方式和方法、道德素养
环境分析	1. 评估周边各种组织环境对自己职业生涯发展的影响 2. 评估周边各种政治环境对自己职业生涯发展的影响 3. 评估周边各种社会环境对自己职业生涯发展的影响 4. 评估周边各种经济环境对自己职业生涯发展的影响
确定目标	1. 短期目标：参加中级老年照护职业技能培训，考取中级老年照护职业技能证书 2. 中期目标：在目前的职业岗位上运用和不断提升职业技能，有意识地培养职业素养，积极参与和协助照护组长的工作 3. 长期目标：等待机会，积极竞聘照护组长的岗位，运用精湛的职业技能和良好的职业素养胜任照护组长的岗位
选择路线	中级老年照护是"技术＋管理"，即技术管理路线，要制订相应的教育和培训计划

计划实施	参加中级老年照护技能等级培训
评估回馈	1. 对年度目标的执行情况进行总结，确定哪些目标已按计划完成，哪些目标未完成 2. 对未完成目标进行分析，找出未完成原因及发展障碍，制订解决相应障碍的对策及方法 3. 依据评估结果对下一步的计划进行修订与完善

》【任务评价】

【操作流程考核表】

项目	内　　容	分值	评分要求	自评	互评	教师评价
职业生涯规划报告	自我评估	10				
	职业生涯机会的评估	15				
	职业发展目标	20				
	职业生涯发展路线	20				
	职业生涯行动计划与措施	20				
	评估与回馈	15				
总分		100				

表头：班级：　　姓名：　　学号：　　成绩：

》【任务小结】

【知识点、技能点学习索引及测试】

岗位定位知识点、技能点学习索引及测试

姓名：　　班级：　　学号：

	学习索引	学生自测
知识点	中级老年照护服务定义	定义：
	中级老年照护职业技能等级对应的工作领域	1. 2. 3. 4. 5. 6. 7.
	中级老年照护职业技能等级职业守则	1. 2. 3.

技能点	职业生涯规划	步骤：
		1.
		2.
		3.
		4.
		5.
		6.

》【任务习题】

一、A1/A2 型试题

1. 下列不属于老年照护服务工作内容的是（　　）

A. 生活照护

B. 技术护理

C. 培训与指导

D. 心理护理

E. 康复护理

2. 下列不属于中级老年照护服务的岗位职责范围的是（　　）

A. 掌握徒手心肺复苏术，能进行心脏胸外按压及人工呼吸

B. 为老年人提供清洁卫生、睡眠、饮食等生活照护及管理

C. 协助医务人员为老年人进行给药、观察、消毒、护理记录、急救处理以及常见病技术护理照护

D. 配合医务人员为特殊老年人进行肢体被动运动、作业治疗，开展小型闲暇活动的康复护理照护

E. 依据行业标准组织开展老年人能力评估

3. 下列不属于老年照护服务职业守则的是（　　）

A. 尊老敬老，以人为本

B. 服务第一，爱岗敬业

C. 遵章守法

D. 尊重个性，任由发展

E. 自律奉献

二、情景方案设计题

请根据老年照护人员岗位定位、岗位职责以及职业守则等内容，结合个人实际和个人职业发展规划，撰写一份老年照护服务岗位认知报告书。

任务 2 素质与能力认知

》【任务导入】

任务描述

小王，在某养老机构从事一线照护工作1年后，考取中级老年照护职业技能证书。目前，由于机构业务扩张，需在单位员工内部选拔一名具备一定管理经验的照护组长。小王主动参加竞聘，遗憾的是竞聘失败。原因是小王在照护老年人的过程中，为了提高工作效率，经常很多事情替老年人做主，比如，按照自己的意愿替老年人安排休闲娱乐活动，帮老年人联系家属等。

请根据小王竞聘失败的原因，分析照护组长应如何培养自己的职业素质和职业能力。

任务目标

知识目标：

掌握中级老年照护服务职业素养、职业素质、职业能力、职业操守的定义，熟悉老年照护服务职业素质、职业能力、职业操守的内容及要求。

技能目标：

掌握中级老年照护服务技能等级具备的职业能力，能进一步提升职业定位和职业认知。

素质目标：

尊重老年人，在岗位上体现尊老、爱老、助老的理念；尊重职业，学习专业技能，自愿奉献老年照护事业。

》【任务分析】

中级老年照护人员不仅要具备一定的专业理论知识水平和操作技能，而且要有良好的职业素质和职业能力。

一、职业素质

职业素质是照护人员对照护服务职业和行业了解与适应能力的一种综合体现，其主要表现在职业兴趣、职业能力、职业个性及职业情况等方面。一般具有职业性、稳定性、内在性、整体性、发展性等特征。

1. 老年照护人员应具备的职业素质

（1）基本素质：具备较好的"尊老、助老、护老""爱心、细心、耐心、责任心、恒心"的基本职业道德素质；具有实现社会主义现代化、振兴中华的理想；具有爱岗敬业的事业心和实事求是的科学态度以及高尚的社会主义道德品质，热爱劳动，勤奋学习，遵纪守法，富于实干，勇于创新。

（2）身心素质：具有体育锻炼、卫生保健方面的知识，具有良好的卫生习惯、生活习惯，具有强健的体魄。通过心理教育，达到心理健康，人格更加完善。

（3）人文关怀素质：人文关怀又称人性关怀、关怀照护，是照护人员以人道主义的精神对老年人的生命与健康、权利与需求、人格与尊严真诚地进行照顾。即除了为老年人提供必需的生活照护服务之外，还要为老年人提供精神的、文化的、情感的服务，以满足老年人的身心健康需求，体现对人的生命与身心健康的关爱，是一种实践人类人文精神信仰的具体过程。

（4）可持续发展素质：具有较强的自主学习、知识更新和业务创新能力。

2. 职业素质核心点

随着老年照护范畴的扩大，老年照护不仅仅停留在老年人的生活照护上，老年人的精神需求和心理疏导、老年人权益保障、老年人教育与咨询、老年人社会活动参与、老年人社会支持体系建立等方面的需求也给老年照护工作提出了新要求，对老年照护人员的职业能力和职业素质提出了更高的标准。

中级老年照护服务技能等级应具备以下职业素质核心点。

（1）健康意识：指一个人具有让自身在身体、精神、社会、道德等方面都处于良好的状态的想法并付诸行动。主要包括躯体健康、心理健康、心灵健康、社会健康、智力健康、道德健康、环境健康等。

具体体现：保健意识、预防意识等。

①保健意识：中级老年照护人员应具有保护和增进人体健康、防治疾病并采取综合性措施的意识。指导老年人和自身进行合理膳食、合理运动，并能掌握相关的方式方法和措施。

②预防意识：中级老年照护人员应具备和运用现代医学知识和方法来实现促进健康、预防伤残和疾病的一种想法。协助、配合医务人员进行急救处理。

（2）平等待人：这是人与人相处的重要原则，尊重是平等待人的重要前提，平等待人要求从业人员不因家境、身体、智能等方面的差异而自傲或自卑。它是一切从业人员必须具备的基本道德品质，也是衡量从业人员职业道德水平的重要标准。

（3）博爱情怀。

①爱岗敬业：是忠于职守的事业精神，这是职业道德的基础。爱岗就是热爱自己的工作岗位，热爱本职工作；敬业就是要用一种恭敬严肃的态度对待自己的工作。作为新时代中国特色社会主义养老产业人才，爱岗敬业是首要的职业素养。

②热忱服务：对工作热忱的人具有无限的力量。一个能力平平却有着热忱的人，往往能超越一个能力很强却毫无热忱的人。

③无私奉献：要树立不为名利的价值观。

④胸襟宽广：一方面，表现为对服务对象和同事的宽容；另一方面，表现为恬淡和从容，在工作中不计名利得失，不短视，不冒失。

（4）实践创新：是指准确地掌握抽象概念的本质含义，对所学理论知识要具体化，将所学的理论知识和思维方法应用于实践，指导实践。是从业人员的必备素质，是提高自身能力及业务水平的必经途径。

3. 职业伦理

（1）接纳：意味着接受、相信、尊重。在工作过程中，拒绝用明确的道德判断或价值判断来标定老年人。但这并不意味着照护人员总是认同照护老年人的价值观或放弃自己的价值观去支持另外某一个人的价值观，前提是要评判老年人的价值观是否违反道德和法律。

（2）自决：自决即自我决定。在工作过程中，照护人员很容易替老年人决定。自决就是提醒照护人员要尊重老年人的自我选择和自我决定的权利。但老年人的自决必须有两个前提：第一，老年人绝对清醒，有自决的意志和能力；第二，自决的方向和后果对老年人绝对无害。

（3）个别化：是一种分别逐一对待的理念和方法，把每一个人看作唯一的、不同的实体，应该受到不同的对待，体现了对个人的尊重。

（4）同理心：又称为心理换位。即设身处地地理解他人的情感，并给予适当的反应。学会感知他人的感受，理解他人的立场，体察他人的情绪，站在他人的角度思考和处理问题。同理心是一种思维方式，是职业道德标准的基点。核心表现是"用尊重的心态去倾听、去理解对方的感受"，它的基本要求有四个方面：将心比心、感觉敏感度、同理之心沟通及同理之心处事。

二、职业能力

职业能力是指照护人员将所学的知识、技能和态度在特定的职业活动或情境中进行类化迁移与整合所形成的能完成一定职业任务的能力。

中级老年照护人员应具备以下职业能力。

1. 专业照护能力

开展老年照护服务，要求照护人员掌握老年人的生理状况及心理状况，掌握老年人常见疾病及用药护理，掌握老年人生活照顾操作技术，掌握老年人的营养需求等基础理论知识和技能。同时也要求照护人员掌握急救处理方法。

2. 心理辅导能力

随着年龄的增长，老年人不得不面对逐渐衰退的身体机能、退休以及随之而来的经济收入的减少与社会地位的下降、丧偶、病重、家人或亲朋好友的生离死别等生活事件。这些通常会给老年人带来严重的心理伤害，使老年人容易变得孤独、寂寞、忧郁，从而引发心理问题。所以，照护人员要掌握一定的心理学相关知识和技能，积极应对，以协助老年人进行自我心理调适。善于观察老年人的情绪变化，掌握临终关怀照护的相关知识。

3. 组织与沟通协调能力

老年照护人员应具备一定的社会工作知识背景，定期组织开展老年小组活动，促进老年人社会活动和社会参与；应具备强烈的团队协助精神和高度的工作热情，具有较强的责任心和事业心；应具备较强的沟通表达能力，善于做老年人之间、老年人与家属之间、老年人与机构之间、老年人与社会之间的纽带，为老年人提供更多的发展资源。

4. 法律意识与维权能力

老年照护人员应具备一定的法律知识，如《中华人民共和国老年人权益保障法》的相关知识、《中华人民共和国劳动法》的相关知识以及其他相关法律、法规。

》【任务实施】

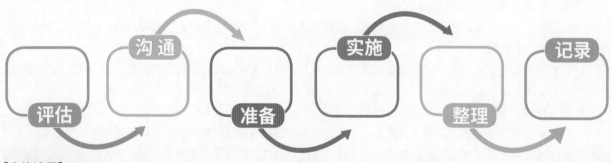

【实施流程】

评估	与服务的老年人、老年人家属、单位领导、同事等进行深度访谈，根据访谈结果，对照中级老年照护职业技能岗位素质和能力的要求，制作评价表，进行自评和他评 照护员岗位职责为： 1. 在护理班组长的指导下，认真做好老年人的生活护理工作 2. 遵守劳动纪律，按时上下班，坚守岗位，不迟到、不早退、不旷工
沟通	3. 严格按照工作流程和操作规范，增强专业水平和责任意识，严防差错事故 4. 认真执行交接班制度 5. 配合其他部门做好老年人的疾病预防、治疗和康复工作 6. 做好老年人家属及对外接待工作，礼貌和气，态度热情 7. 服从班组长的工作调配，大局为重

准备	1. 学习资料收集：购买相关图书或网上搜集学习资料，自主学习老年人照护相关知识：如老年人心理学知识、《中华人民共和国老年人权益保障法》、国内外老年照护的最新技术、最新理念和模式等 2. 榜样人物的查找：查找本单位或者其他单位的老年照护岗位优秀榜样人物，作为学习典范 3. 制订职业素质和能力养成方案
实施	执行职业素质和能力养成方案 1. 制订理论知识学习计划：养成学习习惯，定期上网查找相关文献或相关报道，不断更新理论知识；对收集的相关知识认真阅读，消化理解；养成做阅读笔记的习惯，将学习的最新知识做好笔记，便于反复查阅 2. 寻找现实学习榜样：在本单位寻找一位德技双馨的优秀老年照护人员作为学习榜样，定期与榜样人物交流，分享榜样人物的工作心得和体会；跟班榜样人物，从专业技能和人文素养等方面观察学习；积极争取到其他单位的学习和交流机会，开阔眼界，学习他人的好做法、好理念 3. 定期收集服务反馈，进行自我总结：定期对服务对象及家属、同事和主管领导进行访谈，收集工作素质和能力方面的反馈信息，进行自我反思和总结
整理	整理理论学习内容和实践学习心得
记录	撰写工作日志，定期总结，积累经验，反思不足

》【任务评价】

【操作流程考核表】

	评价指标	分值	服务的老年人	老年人家属	单位领导	同事	自评
职业素质	健康意识	5					
	平等待人	5					
	博爱情怀	5					
	实践创新	5					
职业伦理	接纳	10					
	自觉	10					
	个别化	10					
	同理心	10					
职业能力	专业照护能力	10					
	心理辅导能力	10					
	组织与沟通协调能力	10					
	法律意识与维权能力	10					
总分		100					

≫【任务小结】

【知识点、技能点学习索引及测试】

素质与能力认知知识点、技能点学习索引及测试

姓名：		班级：	学号：
	学习索引	学生自测	
知识点	职业素质	1.	
		2.	
		3.	
		4.	
	职业素质核心点	1.	
		2.	
		3.	
		4.	
	职业伦理	1.	
		2.	
		3.	
		4.	
	职业能力	1.	
		2.	
		3.	
		4.	
技能点	培养职业素质和职业能力	步骤： 1.	
		2.	
		3.	
		4.	
		5.	
		6.	

≫ 【任务习题】

一、A1/A2 型试题

1. 保持积极的工作态度，时时应对衰老、疾病、死亡等情景带来的压力，是在考验照护人员的（　）

A. 道德素质

B. 心理素质

C. 人文素质

D. 技能素质

E. 可持续发展素质

2. 照护人员对护理服务过程进行高效控制需要具备（　）

A. 专业护理服务能力

B. 人际沟通与合作能力

C. 组织与管理能力

D. 教育与咨询指导能力

E. 法律意识与维权能力

3. 下列不属于老年照护服务职业操守的是（　）

A. 接纳

B. 同情

C. 自决

D. 同理心

E. 个别化

二、A3/A4 型试题

（1～3 题共用题干）汤森奶奶现年 77 岁，丧偶，独自和猫居住在城市中心区的中等水平公寓里。唯一的女儿定居美国。汤森奶奶近期由于出现小中风，没人照顾，住进了一家养老机构，小张是汤森奶奶的责任照护人员。入住养老机构一周以来，汤森奶奶表现出不适应，食欲睡眠不佳、沉默、不与别人交流，每天对着丈夫的照片流泪。小张走近汤森奶奶，跟奶奶说："我知道此刻您一定很想您的丈夫，你们在一起一定很幸福，能跟我讲讲您丈夫的事吗？"汤森奶奶一边抚摸照片，一边讲述着过去的事。在小张耐心的引导和交流下，汤森奶奶慢慢适应了养老机构生活，开始参与机构的活动，脸上笑容多了。女儿得知母亲的变化得益于小张耐心悉心的照顾后，从美国邮寄了一份贵重礼物赠送小张，小张怎么推都推不掉。

1. 针对此案例中小张的这句话"我知道此刻您一定很想您的丈夫，你们在一起一定很幸福，能跟我讲讲您丈夫的事吗"表现出了（　）职业操守

A. 同情

B. 同理心

C. 关爱

D. 自决

E. 个别化

2. 针对此案例中汤森奶奶女儿赠送给小张的贵重礼物，小张应该怎么办？（　）

A. 收下，既然推不掉，就用同等价值的现金为汤森奶奶购买礼物回赠

B. 坚决不收，同时严厉批评汤森奶奶的女儿，因为单位制度规定员工不能收受服务对象任何礼物或财物

C. 婉言拒绝，给汤森奶奶及其女儿做好解释工作，为老年人服务是照护人员应尽的责任

D. 收下，认为这是应该的，因为给予了老年人特殊照顾。而且老年人不说、女儿不说，谁都不知道

E. 坚决不收，同时立即将汤森奶奶转介给同事

3. 针对此案例，小张作为一名照护人员应具备的职业道德，下列说法错误的是（ ）

A. 职业道德是现实社会的辅助性道德

B. 职业道德是现实社会的主导性道德

C. 职业道德的内容具有社会公共性和示范性

D. 职业道德的加强和改善对社会道德起到关键性的带动作用

E. 职业道德是一种职业规范，受到社会普遍的认可

三、情景案例题

金桑奶奶现年 76 岁，因中风住院，后在金桑奶奶的同意下，出院后将她转介到当地一家养老机构。轻度中风的后果是她的右半边行动不便，并且说话有些困难。尽管目前她的丈夫在护理她，为她准备所有餐饭，但这不是长久之计。金桑奶奶在退休前有一份全职工作，直到生病前，她每周都在一所本地学校做 2 天志愿工作。金桑奶奶曾是热衷读书的人，但现在阅读困难，只看电视她觉得非常厌烦。由于身体不便，不能参加志愿活动，社会参与受到严重影响。金桑奶奶承认有些抑郁，表示情绪低落。简易精神状态检查量表的得分是 29 分，只是画五角图的时候有些困难，她的时间感、空间感和对人的辨识能力都没问题。

1. 结合案例，针对金桑奶奶目前状况，为金桑奶奶制订一份照护计划。

2. 结合案例，谈谈老年照护人员应具备的人文关怀素质。

3. 结合案例，谈谈什么是"三老""五心"职业道德体系。

【任务实践记录表】

		班级： 姓名： 学号：				
		实践过程记录（时间及完成情况）				
序号	任务	📖	👁	👣	🌀	😊
		知识准备	熟悉流程	参考示范模板	在老师指导下拟订方案	单独拟订方案
1	职业生涯规划方案					
2	职业素质与能力养成方案					

2

工作领域二
照护服务组织

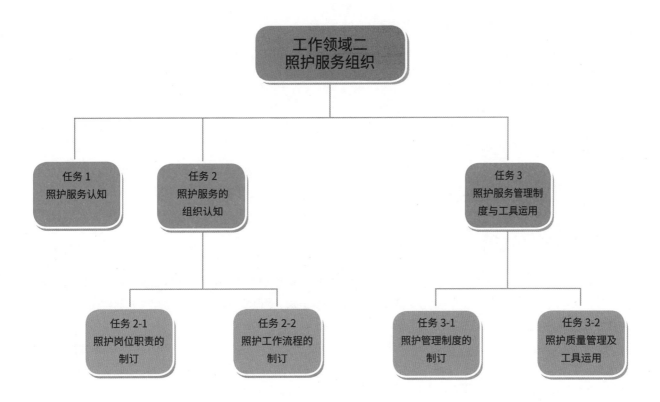

工作领域二
照护服务组织

任务 1
照护服务认知

任务 2
照护服务的
组织认知

任务 3
照护服务管理制
度与工具运用

任务 2-1
照护岗位职责的
制订

任务 2-2
照护工作流程的
制订

任务 3-1
照护管理制度的
制订

任务 3-2
照护质量管理及
工具运用

任务 1 照护服务认知

》【任务导入】

任务描述

张爷爷，62 岁。两年前从局级领导岗位退休后，不愿意参与社会活动。他有高血压病史 10 年，3 个月前突发脑出血，导致左侧肢体瘫痪，肌力 3 级，部分日常生活无法自主完成。请根据老年人的情况制订一份需求调查表进行调查并分析结果，为张爷爷选择照护服务模式。

任务目标

知识目标：

掌握老年人对照护服务的需求、掌握老年照护服务的模式。

技能目标：

能开展老年人需求调查并分析、根据需求调查选择服务模式。

素质目标：

沟通能力、观察能力、分析能力、归纳能力。

》【任务分析】

中国是步入老龄化社会较早的发展中国家，且老龄化状况具有人口规模大、发展速度快、老龄化程度高、超前于经济发展的特点。据测算，到 2020 年我国 60 岁以上的老年人口将达到 2.55 亿，2025 年将突破 3 亿，而且这样快速的老龄化进程将一直持续到 21 世纪中叶。

伴随着老龄化的进程，2020 年，高龄老年人将增加到 2 900 万人左右，独居和空巢老年人将增加到 1.18 亿人左右。在养老服务中，专业性的照护服务可提高老年人日常活动能力，促进、维持和增进老年人健康，预防和减少因急性和慢性疾病造成的残障，维持老年人直至生命终点的尊严与舒适。

一、老年人照护服务需求

随着老龄化的日益严重，老年人口持续增加，失能、半失能、慢性病老年人的数量也不断增长。在"老年期"这么一个特殊年龄阶段中，老年人在生理和心理方面都会出现较大的变化，对于养老照护的需求也日益凸显。世界卫生组织（WHO）积极倡导"健康老龄化"，中国政府也出台了健康老龄化规划。健康老龄化即老年人能够保持躯体、心理和社会生活的完好状态，将疾病或生活不能自理推迟到生命的最后阶段。根据这样的生活目标，应从生活、健康和心理三方面来调查老年人对照护服务的需求。

1. 生活照护需求

日常生活能力是人独立生存的基本功能，主要包括衣、食、住、行、个人卫生等方面，不仅可以衡量老年人的健康状况，也可以预测老年人的社会需求和生活质量。日常生活照护是满足老年人生存的基本照护需求，随着老龄化的加剧，传统的家庭照护不能满足老年人的日常生活照护的需求，更需要照护者来帮助完成这一基本需求。

2. 健康照护需求

老年期的典型特征就是"老"，即老化、衰老的意思，而人的老化首先就是从生理方面开始的，这种生理特征的变化不仅体现在老年人的外观形态上，还反映在人体内部的细胞、组织和器官以及身体各功能系统的变化上。形态上的变化包括细胞的变化、组织和器官的变化以及整体外观的变化。同时，老年人还是各种慢性疾病的高发人群，失能、半失能的老年人占老年人口总数的 19.0%，导致老年人对健康照护的需求大大增加，主要包括疾病照护和康复照护。

3. 心理照护需求

人在进入老年期后，由于身份角色的转换、经济状况的改变、身体功能的退化、慢性疾病的困扰、家庭生活的变化等，常常引发老年人心理适应不良，甚至出现性格改变或心理疾病，如固执、孤独、离退休综合征、老年抑郁等。老年人害怕孤独，渴望亲情和关爱，需要获得安全感和归属感。照护服务需要重视老年人的心理照护服务需求，为老年人心理健康提供专业服务，及时评估心理问题，提供保健和干预措施，促进老年人的心理健康。

二、老年人照护服务模式

《"十三五"国家老龄事业发展和养老体系建设规划》提出了我国养老服务体系的发展目标，"居家为基础、社区为依托、机构为补充、医养相结合的养老服务体系更加健全。养老服务供给能力大幅提高、质量明显改善、结构更加合理，多层次、多样化的养老服务更加方便可及"，在这样的养老服务体系中，老年照护人员可通过居家、社区、养老机构为老年人提供照护服务。

1. 居家养老照护服务模式

居家养老是目前我国最主要的养老模式，是指以家庭为核心，以专业化服务为依靠，为居住在家的老年人提供以解决日常生活困难为主要内容的社会化服务。服务内容包括生活照护与医疗服务以及精神关爱服务。主要形式有两种：由经过专业培训的服务人员上门为老年人开展照护服务；在社区创办老年人日间服务中心，为老年人提供日托服务。可以委派照护人员进入家庭，进行居家照护服务并指导、培训老年人的家庭成员学习基本照护知识和技术。此外，还可以组织和培训社区志愿者为老年人提供临时日间照顾；对于身体基本健康、生活能够自理的老年人，居家照护服务的重点应放在健康教育、健康咨询、饮食或用药指导上，使其能够形成正确的生活方式，自觉预防疾病，提高生命质量。

2. 社区养老照护服务模式

社区养老是指以家庭为核心，以社区为依托，以老年人日间照护、生活照护、家政服务和精神慰藉为主要内容，以社区日托为主要形式，并引入养老机构专业化服务方式的居家养老服务体系。主要内容是举办养老、敬老、托老福利机构，设立老年人购物中心和服务中心，开设老年人餐桌和老年人食堂，建立老年医疗保健机构，建立老年活动中心，设立老年婚介所，开办老年学校，设立老年人才市场，开展老年人法律援助、庇护服务等。完善的社区照护还可以整合亲属、朋友、邻里、各种志愿性组织以及政府公共服务部门、专业养老服务机构等各方面的资源，使老年人不离开社区，在熟悉的环境中得到专业化的照护。社区照护服务可以在居家照护服务的基础上，充分利用社区资源为老年人进行健康评估、生活照护、医院外延续性护理、康复护理等。

3. 机构养老照护服务模式

机构养老照护服务是指通过老年人集中居住养老机构，由机构中的专业照护者为老年人提供照护服务，包括饮食起居、清洁卫生、生活护理、健康管理和文体娱乐活动等综合性服务。目前我国的养老机构主要包括福利院、敬老院、养老院、老年公寓、养护院等形式。与传统的居家养老相比，机构养老可以通过提供社会化养老服务分担家庭的养老功能；与社区养老相比，机构养老可以为老年人特别是自理受限的老年人提供更为专业的照护服务。

≫ 【任务实施】

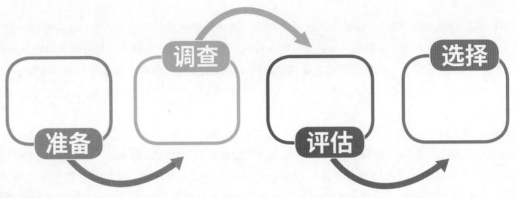

【实施流程】

准备	1. 了解老年人情况
	2. 制订调研表，包括老年人基本信息、家庭状况、健康状况、服务需求等
	3. 和老年人及家属沟通，约定调查时间和地点
调查	1. 照护员着装整齐，按时在约定地方开始调查
	2. 让老年人完成调查问卷，如果老年人因各种原因无法独立完成，可由亲属或照护人员协助完成
	3. 针对主要问题和老年人及家属进行访谈式调查
评估	1. 评估老年人生活能力
	2. 评估老年人健康状况
	3. 评估老年人服务需求
选择	1. 向老年人和家属分析评估结果
	2. 向老年人和家属介绍照护模式
	3. 根据老年人状况协助选择照护模式

≫ 【任务评价】

【操作流程考核表】

班级：	姓名：		学号：		成绩：		
项目	内　容	分值	评分要求	自评	互评	教师评价	
准备 （20分）	调查表结构合理、逻辑性强	5					
	调查问题通俗易懂	10					
	调查设计便于资料整理、统计	5					
调查 （30分）	良好的沟通能力	10					
	指导老年人填写问卷	10					
	通过其他方法收集信息	10					
评估 （30分）	评估老年人的健康状况	10					
	评估老年人的生活能力	10					
	分析老年人的照护需求	10					
选择 （20分）	选择合适的养老照护模式	10					
	说明原因	10					
总分		100					

》》【任务小结】

【知识点、技能点学习索引及测试】

照护服务认知知识点、技能点学习索引及测试

		姓名：	班级：	学号：

	学习索引	学生自测
知识点	照护服务需求	1. 照护服务需求包括：
		2. 最基本的照护服务需求：
	照护服务模式	目前我国主要的照护服务模式包括：
技能点	实施步骤	1.
		2.
		3.
		4.
		5.
		6.
		7.
		8.
		9.
		10.
		11.
		12.

≫【任务习题】

一、A1/A2 型试题

1. 老年人生存的基本照护需求为（　）
A. 生活照护
B. 健康照护
C. 心理照护
D. 康复照护
E. 精神照护

2. 目前我国最主要的养老照护服务模式是（　）
A. 居家养老照护
B. 社区养老照护
C. 机构养老照护
D. 医养结合养老照护
E. 日间照护

3. 最专业、功能最全的养老照护服务模式是（　）
A. 居家养老照护
B. 社区养老照护
C. 机构养老照护
D. 日间照护养老照护
E. 以房养老照护

二、A3/A4 型题

（1～3 题共用题干）李爷爷，60 岁，退休干部，患有高脂血症 5 年。李爷爷在工作期间属于娱乐、体育活动积极分子，现在天天在家，不愿外出参与活动，容易生气，经常对家人发脾气。

1. 你认为目前最需要关注的照护需求是（　）
A. 生活照护
B. 健康照护
C. 心理照护
D. 康复照护
E. 基础照护

2. 李爷爷最主要的心理问题是（　）
A. 老年抑郁
B. 离退休综合征
C. 疾病导致的心理问题
D. 老年孤独
E. 生理变化导致的心理问题

3. 你会建议李爷爷选择（　　）

A. 居家养老照护

B. 社区养老照护

C. 机构养老照护

D. 医养结合养老照护

E. 康养机构照护

三、情景案例分析题

牛爷爷，88岁，汉族，大学文化，"脑中风"后卧床1年，现瘫痪在床，能与人正常交流，吞咽功能正常，但无法自主翻身，大小便失禁，吃饭、穿衣、洗漱等日常生活活动均需要家人帮助。

任务要求：作为一名养老照护专业人员，您认为牛爷爷现在最需要哪方面的照护？您将如何制作调查表？您认为老年人应该采用哪种养老模式？

任务 2 照护服务的组织认知

任务 2-1 照护岗位职责的制订

》【任务导入】

任务描述

某养护中心预计 2019 年 12 月开业，现已完成楼面装修、设备安装、人员招聘等开业筹备事宜。中心内设综合管理部、社工部、照护部、膳食部四大职能部门。为了有计划地组织各项照护服务的开展，照护部下设部长、组长、照护员三级岗位。请结合岗位管理的相关知识，拟订照护员岗位职责。

任务目标

知识目标：

掌握岗位职责制定的原则与方法、熟悉岗位管理的主要内容。

技能目标：

能制订、修订照护岗位职责。

素质目标：

观察力、分析力、归纳力、文书写作能力。

》【任务分析】

一、照护岗位管理概述

照护服务作为各类养护机构的核心业务，直接关系到长者的生活质量与机构的生存发展。照护品质的好坏取决于管理者能否科学、有效、系统地组织并管理各类照护资源。作为照护服务组织的重要一环，岗位管理指的是依据机构具体照护工作任务，科学地进行岗位设置、岗位分析、岗位评价的过程，进而实现人岗匹配，提高照护服务效率。

1. 岗位设置

照护岗位管理的第一步是做好岗位设置。按照因事设岗的基本原则，在兼顾照护目标完成和人力成本控制的基础上，确定机构照护岗位类型和数量。岗位设置既不能太细（容易导致任务不饱满、人浮于事等现象），也不能太粗（容易导致管理不到位、效率降低等现象）。应以最少岗位、合理分工、职责明确、能有效达到组织目标为宜。按专业能力和责权大小，养护机构通常将照护岗区分为照护员、照护组长、照护部长三个大类，承担一线照护工作或照护管理工作。具体岗位数量，需要结合服务规模、护理工作方式及楼面布局等要素来确定。

2. 岗位分析

岗位分析是岗位管理的基础与核心。它通过全面系统的情报手段收集岗位资讯，形成岗位说明书。岗位说明书是岗位分析的书面结果，就岗位名称、岗位目的、工作任务、责权关系、任职条件等进行具体说明。岗位职责是其中最核心的内容。

3. 岗位评价

岗位评价是通过设计一套科学评价方法衡量不同岗位对组织的价值与贡献度，从而为岗位薪酬分级提供依据。养老照护职业评级就是进行岗位评价的重要手段之一。

二、照护岗位职责的制订

岗位职责指的是特定岗位所需要完成的工作内容及承担的责任。岗位职责的制订有助于照护人员明确自己的照护任务、履行的照护职责和上下级关系。避免因职务重叠而发生相互推诿的现象，规范操作行为，提高照护效率和质量。

1. 照护岗位职责制订的原则

（1）准确性：岗位职责必须能对该岗位涉及的工作领域和任务做出准确、具体的说明界定，特别是要与关联岗位形成明确区分。从而保证在同一工作场所，不会因为工作任务重叠而发生责任不清的现象。例如，在很多养护机构，倾向于将从事健康照护的照护员与从事基本生活照护的照护员做一定的岗位区分。

（2）协同性：设置不同岗位时需要考虑上下左右岗位之间实现有效配合，以保证照护目标的实现。因此，在界定某一照护岗位的岗位职责时，实际上是在整体参照系中摘取合适的职能赋予该岗位，各关联岗位职责应保证能有效涵盖所有老年人照护及管理需求，既相互独立，又彼此配合。

（3）稳定性：岗位职责的制订应保持相对的稳定性，如果朝令夕改，频繁更动，会造成管理上的混乱。当然，各岗位职责也不是一成不变的，会随着机构岗位调整等客观情况发生调整、增减等变化。

2. 照护岗位职责制订的方法

（1）"原创+试行+修订"的模式：原创模式通常需要上下贯通，全面了解。在上，须了解照护部长或主任在岗位设置过程中对不同岗位承担功能、责权范围的设计思路，明确岗位基本职责；在下，须通过观察或查看记录的方式，归纳总结一定周期内（一日或一周）某一岗位从事的全部工作任务。在此基础上，将同类事件合并归纳，形成初稿并试行。在试行过程中，若发现岗位职责重叠或空缺的情形，进行修订，如此循环往复。

（2）"借鉴+试行+修订"的模式：在机构组织结构及岗位设置大体相似的情况下，可借鉴采用他人已成型的岗位职责，在照护实践过程不断修订完善，形成具备自身特色、符合照护工作实际的岗位职责。

3. 照护岗位职责的描述方法

岗位职责的描述通常采用"表达权限和参与方式的动词"+"需要完成的工作或动词指向对象"的句式。例如，照护组长的岗位职责可做如下表述：在照护主管的领导下（上级），统筹安排、组织和管理好本班组各项照护工作，指导督促照护员（下级）按照照护标准和操作规范开展工作。

》》【任务实施】

作为中级养老照护员，在具备评估、制订和实施长者照护服务计划能力的基础上，可以参与制订一线照护员的岗位职责。

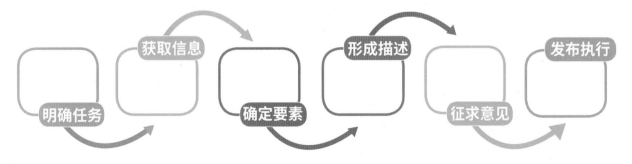

【实施流程】

明确任务	结合养护机构战略目标、部门职能和岗位目的，开发照护员岗位职责
获取信息	通过访谈法、观察法、参与法、关键事件法等获取岗位全面信息 1. 通过与照护部长或院长面谈，了解照护员岗位设置目的 2. 通过观察或直接参与照护员一天的工作，了解岗位工作领域和具体任务 3. 通过要求照护员描述照护过程中的关键事件，判断岗位任务的优先次序
确定要素	分析岗位信息，确定岗位要素 1. 明确岗位目的、职能及工作领域，注意划分与关联岗位的边界 2. 梳理罗列照护员工作任务，合并同类活动，保证不缺项 3. 区分核心类与支持类工作任务，进行主次排序
形成描述	掌握岗位职责描述方法，"表达权限和参与方式的动词"＋"需要完成的工作或动词指向对象"。以照护员岗位职责作参考： 1. 在护理班组长的指导下，认真做好老年人的生活护理工作 2. 遵守劳动纪律，按时上下班，坚守岗位，不迟到、不早退、不旷工 3. 严格按照工作流程和操作规范，增强专业水平和责任意识，严防差错事故 4. 认真执行交接班制度 5. 配合其他部门做好老年人的疾病预防、治疗和康复工作 6. 做好老年人家属及对外接待工作，礼貌和气，态度热情 7. 服从班组长的工作调配，大局为重
征求意见	岗位职责上交至护理部长、院长及专家等审阅，必要时组织召开研讨会。综合论证意见进行岗位职责修改补充
发布执行	报有关方面审查后发布执行

≫【任务评价】

【操作流程考核表】

班级： 姓名： 学号： 成绩：					
评分项	分值	自评	互评	教师评价	企业评价
工作任务归纳全面	20				
工作任务表达准确	20				
工作任务主次分明	20				
符合机构岗位设置要求	20				
语言表达规范简练	20				
总分	100				

》【任务小结】

【知识点、技能点学习索引及测试】

照护岗位职责的制订知识点、技能点学习索引及测试

姓名：		班级：	学号：
	学习索引	学生自测	
知识点	岗位管理的内容	1. 岗位设置的基本原则：	
		2. 岗位分析的书面结果：	
	岗位职责的制订原则	岗位职责制订需要遵循的原则：	
	岗位职责的制订方法	1. 岗位职责制订的两种模式：	
		2. 岗位职责的描述方式：	
技能点	实施步骤	1.	
		2.	
		3.	
		4.	
		5.	
		6.	
		7.	
		8.	
		9.	
		10.	
		11.	
		12.	

》【任务习题】

A1/A2 型试题

1. 养老机构的核心业务是（ ）

A. 照护服务

B. 膳食服务

C. 医疗服务

D. 精神文化服务

E. 心理咨询服务

2. 岗位设置的基本原则是（ ）

A. 最少岗位

B. 目标任务

C. 有效配合

D. 因事设岗

E. 责权相等

3. 岗位说明书是岗位分析的书面结果，岗位说明书的核心是（ ）

A. 岗位目的

B. 岗位职责

C. 责权关系

D. 任职条件

E. 岗位概况

任务 2-2 照护工作流程的制订

》【任务导入】

任务描述

某养护中心为专业失能失智照护型机构。为了降低日常照护风险，平衡各班次照护工作量，给老年人提供更细致周全的照护服务，拟安排各区照护组长，协同照护部长制订该中心每日照护工作流程。

任务目标

知识目标：

掌握照护工作流程制订的要求与方法、熟悉照护流程的意义及内涵。

技能目标：

能制订、修订照护工作流程。

素质目标：

观察力、分析力、归纳力、文书写作能力。

》【任务分析】

一、照护工作流程概述

1. 工作流程的定义

一般而言，工作流程是指为了完成某项任务或实现预期目标而确定的一系列有次序、有规律的活动和内容。

2. 照护工作流程的意义

照护工作流程指明了具体照护工作开展的顺序、步骤和方法，是规范照护操作、实现机构服务标准化、降低服务风险、提高服务品质的重要手段。凡是在照护过程中，反复出现的工作、事件都可以形成制度文件，实现流程化管理。

3. 照护工作流程的内涵

在养护机构中，照护工作流程内涵丰富。既包括照护员每日、每周、每月的服务流程，此类流程往往比较注重时间过程，条块较粗，也包括具体服务项目的操作流程，如协助老年人进餐流程、协助老年人穿脱衣流程等。工作流程通常用图或表的形式体现。

二、照护工作流程的制订

1. 制订要求

（1）时间节点全覆盖。

（2）关键事件无遗漏。

（3）重要细节有说明。

（4）实用、可操作。

(5) 科学、低风险。

(6) 符合老年人生活起居习惯。

(7) 符合照护组织管理要求。

2. 制订方法

(1) 在总结以往工作经验的基础上制订。以往工作经验及教训是一面镜子，反映出在照护服务组织实施过程中的成效及问题，总结经验教训可使制订出来的工作流程更具有实用性、操作性。

(2) 在充分听取员工意见的基础上制订。少数人草拟的制度往往只能涵盖部分经验，在广泛听取群众意见的基础上制订的流程将更加完善，也更容易被员工理解和接受。

(3) 在借鉴和参考同行经验的基础上制订。通过学习和借鉴同行经验制订的流程更具有先进性和实用性，规避了问题，节约了时间，但需要注意与机构实践相结合，避免照搬照抄。

》【任务实施】

失能失智老年人照护难度大、负荷重、风险高，在结合照护岗位设置和人员配置的前提下，制订完善的每日照护工作流程对于机构的风险管理十分关键。

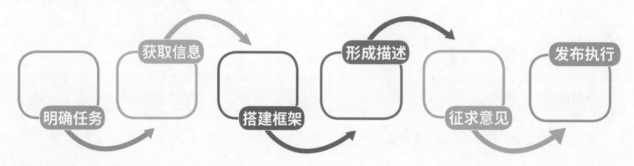

【实施流程】

明确任务	成立编写小组，制定机构每日照护工作流程
获取信息	通过访谈、观察、参与或查询工作日志、照护文书等方法，全面了解老年人一天的生活节律与照护需求，明确照护员一天的工作内容，关注照护重点（如卧床老年人的皮肤管理）、难点（可能耗时更长或需专业人士介入）、照护任务密集点（涉及人手调配与排班）、风控点（防跌倒、噎食、压疮等）等资讯
搭建框架	分析流程信息，编制人据此搭建流程框架，需关注以下要点： 1. 按照时间轴，梳理老年人一天生活内容 2. 区分相对固定项（进食、睡眠等）和相对活动项（洗澡、擦洗等） 3. 结合排班和人手情况确定活动项时间，保证繁忙时段人手充足（降低服务风险），比如，老年人洗澡应放在上午、下午还是晚上进行，就需要综合考虑多种要素
形成描述	进行流程描述时，编制人应按照时间顺序有逻辑地排列照护流程各环节，标注每一环节的时间间距，突出时间维度的连续性。在照护重点、难点、风控点上应有注意事项提醒。在此，以某养护机构日常照护工作流程作为参考

	时间	照护任务	注意事项
形成描述	6:00～7:00	协助老年人起床，做好晨间护理及整理床单位、房间卫生等有关卫生项目	转运过程中避免发生跌倒磕碰
	7:00～7:20	做好老年人的餐前准备工作	洗手、系围裙等
	7:20～8:00	做好早餐供应及协助老年人进餐	评估老年人咀嚼吞咽能力，注意速度，避免呛咳、噎食
	8:00～08:30	交接班，卧床或患病老年人床前交班	仔细查看卧床老年人的皮肤状况、患病老年人的病情变化等
	8:30～9:30	协助老年人如厕、洗澡	转运过程中避免发生跌倒、磕碰
	9:30～10:00	协助老年人喝水、吃零食	拍照上传家属群
	10:00～11:00	康复操、志愿者活动或社工活动	简单、节奏、持续、带动
	11:00～11:15	做好老年人餐前准备工作	查看是否有家属带菜
	11:15～12:00	协助老年人进餐	注意速度，避免呛咳、噎食
	12:00～14:30	老年人午休时间，照护员要做好巡视工作，及时更换纸尿裤及尿袋	
	14:30～15:00	协助老年人喝水、吃零食	拍照上传家属群
	15:00～16:00	康复操、志愿者活动或社工活动	简单、节奏、持续、带动
	16:00～17:00	做好晚间护理工作（主要是老年人的个人卫生，洗脚、会阴冲洗等）	注意擦洗到位
	17:00～18:00	餐前准备及协助老年人进餐	注意速度、避免呛咳、噎食
	18:00～19:00	协助老年人洗脸、刷牙、如厕	转运过程中避免发生跌倒、磕碰
	19:00～21:00	协助老年人上床睡觉（21:00关电视、熄灯）	
	21:00～次日6:00	做好巡视、协助如厕、协助翻身等基本的护理工作	避免跌倒、翻越护栏
征求意见	照护流程上交至护理部长、院长及专家等审阅，必要时组织召开研讨会。综合论证意见进行流程修改补充		
发布执行	报有关方面审查后，发布执行		

》【任务评价】

【操作流程考核表】

班级：　　　　姓名：　　　　学号：　　　　成绩：

评分项	分值	自评	互评	教师评价	企业评价
照护时段全覆盖	10				
关键事件无遗漏	15				
重要细节有说明	15				
实用可操作	15				
科学低风险	15				
符合老年人生活起居习惯	10				
符合照护组织管理要求	10				
语言表达规范简练	10				
总分	100				

≫【任务小结】

【知识点、技能点学习索引及测试】

照护工作流程制订知识点、技能点学习索引及测试

	姓名：	班级：	学号：

		学习索引	学生自测
知识点		工作流程的 意义与内涵	1. 工作流程的意义：
			2. 照护工作流程的内涵：
		工作流程制订 的要求	工作流程制订的要求：
		工作流程制订 的方法	工作流程制订的方法：
技能点		实施步骤	1.
			2.
			3.
			4.
			5.
			6.
			7.
			8.
			9.
			10.
			11.
			12.

》【任务习题】

一、A1/A2 型试题

以下照护工作流程，哪一项更加注重时间过程且条块较粗（　　）

A. 协助服药操作流程

B. 更换纸尿裤操作流程

C. 协助进餐操作流程

D. 每日照护工作流程

E. 口腔清洁操作流程

二、A3/A4 型试题

（1～3 题共用题干）晴天养老院是一所定位刚需的中端养老院。在每月不良事件总结会上，院长发现几乎所有的跌倒、走失事件发生在每天下午的 3～4 点。究其原因可能在于这个时段是楼层老年人洗澡以及家属探望的高峰期，由于人手有限，造成护理公共区域（含电梯）无人看管的现象。为此，院长决定组织照护部长、组长重新修订每日照护工作流程。

1. 请问以下哪一项不是执行照护工作流程带来的效果（　　）

A. 规范照护服务操作

B. 降低照护服务风险

C. 实现机构服务标准化

D. 明确各岗工作任务

E. 满足老年人照护需求

2. 每日照护工作流程的拟订，不需要考虑以下哪项因素（　　）

A. 老年人的生活节律

B. 照护岗位职责

C. 排班及人手配置

D. 照护服务重难点

E. 老年人的照护需求

3. 为保证照护工作流程各环节的连续性，应特别注意（　　）

A. 把握工作流程的关键点

B. 对重要细节进行说明

C. 符合老年人生活起居习惯

D. 在时间节点上全覆盖

E. 符合照护安全管理要求

任务 3 照护服务管理制度与工具运用

任务 3-1 照护管理制度的制订

》【任务导入】

任务描述

谢爷爷，80 岁，患多种慢性病，需长期服药。某日，一直负责照顾老年人的照护人员离职，由新的照护人员接任。由于新来的照护人员不熟悉情况，中午吃完饭后错将其他老年人的药拿给谢爷爷服用。所幸发现及时，立即请医生为谢爷爷催吐，已将服用药物全部吐出，身体无碍。但事发后老年人一直精神紧张，提心吊胆。家属得知情况后，要求索赔精神损失费 2 000 元。请协助该院制订相关照护管理制度以规避此类事件发生。

任务目标

知识目标：

掌握照护管理制度制订的原则与方法、熟悉照护管理制度的意义与内涵、了解制度与流程的异同。

技能目标：

能制订、修订照护管理制度。

素质目标：

安全意识、分析力、归纳力、文书写作能力。

》【任务分析】

一、制度概述

1. 制度的定义

制度指的是组织为达成工作目标，要求成员共同遵守的办事规程或行动准则。

2. 制度与流程的联系与区别

制度与流程的本质相同，都是管理或工作的标准文件。制度的编写若按照逻辑关系具体到每一个环节和步骤，就具备了流程的特性。反之，当流程以手册的形式出现，配以详细的流程说明文字描述，并作为管理要求在企业中强制执行，即流程制度化。

制度与流程的主要区别在于前者强调规范和规则，应做什么，不应做什么，能做什么，不能做什么。流程是对某活动的过程进行描述，强调逻辑性，先做什么，后做什么。此外，制度的适用范围更广，凡是需要约束与规范的问题、事项都可以拟订制度；而流程更多地针对活动，如业务流程或管理流程。

二、照护管理制度概述

1. 意义

照护管理制度建设是养老机构安全管理的重要内容。同岗位职责、工作流程一样，对规范照护操作行为、降低照护服务风险、保障老年人生命财产安全和机构的持续经营发展具有十分重要的意义。

2. 内涵

照护管理制度内涵广泛，凡是在照护过程中，容易出现差错事故的关键环节都可以拟订相关制度予以标准化管理。常见的照护管理制度包括：老年人出入院管理制度、护理等级评估制度、交接班制度、物品交接与管理制度、药品代保管代发放制度、老年人外出管理制度、护理安全管理制度等。

三、照护管理制度的制订

1. 制订原则

照护管理制度的拟定，应当遵循以下原则，这些原则既表达了制度拟订的依据，同时描述了制度应达到的效果。

（1）合法性原则：管理制度的拟订应合乎国家法律法规和行业规范的相关要求。与照护管理相关的国家法规包括《养老机构基本规范》《养老机构服务质量基本规范》《养老机构安全管理》《老年人能力评估》等。规章制度的制订者应当认真学习，深刻理解文件精神与具体要求，真正做到有法可依，有章可循。

（2）适用性原则：管理制度的制订要从照护实际出发，能解决实际问题即可。过分地提高管理要求或强调控制，可能影响员工对制度的认可度和执行力。适用性同时也体现在制度的数量和复杂程度，一切应当以满足机构实际照护工作需要为准，不可求多求繁。

（3）完整性原则：照护服务工作环节繁复琐碎，涉及多部门、多岗位、多班次的协同合作。拟订照护服务管理制度更是一项系统工程，要求所拟订的子制度全面、系统、配套，才能更好地满足管理的需要。

（4）科学性原则：伴随社会经济和科学技术的进展，照护工作内容和方式也发生着变化，许多人工操作带来的风险将被技术有效规避。因此，照护管理制度应当随宏观形势和机构实际不断进行修改和完善。

2. 制订方法

照护管理制度的制订是一个复杂的过程。广义而言，既包括制度的制订、修改和完善，也包括制度的贯彻、执行和评价。在草创阶段，制订者可通过学习文件、总结经验、集思广益、借鉴参考等方式收集制度核心要素，形成初稿。在试行和论证过程中不断修改完善，并最终能满足照护管理实际需要。制度建设的关键在贯彻落实。因此，管理者要带头遵守规章制度，坚持有法必依、执法必严、违法必究、常抓不懈，坚决维护制度的严肃性和权威性。

3. 描述方法

照护管理制度通常以条文、条款形式出现。内容严谨明确、条理清楚，行文简练规范、通俗易懂。在结构上，制度包括标题、正文和签署三个部分。正文采用通篇条文式样，将制度的全部内容都列入条文，包括根据、目的、意义、规定、执行要求等，逐条表达，形式整齐。签署包括制发机构单位名称和日期。

》【任务实施】

本任务是一起因错服药物导致的意外伤害事件。为了规避和降低此类风险，该机构有必要拟订定药品代保管、代发放制度。

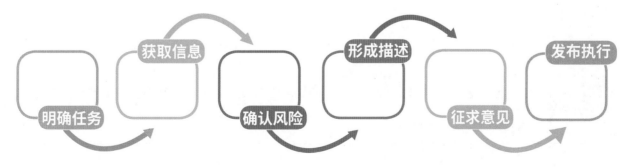

【实施流程】

明确任务	拟订药品代保管、代发放制度，减少药物在交接、保管、发放、服用过程中的意外事故，保障老年人健康及生命安全
获取信息	通过查阅文献、现场调研、案例分析等手段了解药品管理发放技术进展，获取机构该项目实施方法及评价信息，如不良事件报告
确认风险	以安全和效率为原则，梳理分析药物保管发放各环节中可能存在的风险要素并形成有效对策。例如，是否会存在老年人及家属要求自行服药的情形，如何规避风险？不同药品用哪种存储方法？药品过期如何处理？如何确保不摆错药？如何确保不喂错药？如何确保老年人服下药？缺药了，怎么办？
形成描述	组织有关力量，编写拟订药品代保管代发放制度的主要内容，注意行文条理清晰，措辞简明扼要，把握内在结构。可参考以下内容 《××养护机构药品代保管代发放管理制度》 为规范我院长者药品管理发放操作，减少或避免药品在交接、保管、发放、服用过程中的意外事故，保障长者用药安全，特制订本制度。 一、签署协议 长者入院后，自备药品如需自行保管和服用，应经由医生评估，确保老年人具备相应能力后，签署《长者自备药物自管自服风险告知书》。需委托机构对药品代为保管和发放的长者，应签署《长者药品代保管、代发放协议》。 二、药品交接 护士与长者或家属完成药品交接后，应在《长者药品交接表》上做好记录，注明药品名称、规格、功效、服药方法等，交长者或家属签字确认。新增药品应及时转录到《口服给药记录表》，交护理组长签字确认。 三、药品储存 各护理站应为每一位长者配备独立的药柜、药盒和药杯，做好药品分类。胰岛素应存放在2～6℃冰箱中冷藏，已开封的服用期限不超过7天。注射时，可提前0.5～2小时从冰箱取出，放置常温后再注射。 四、药品清点 护士应每周四做好药品清点。过期变质药品做医疗垃圾处理，有缺药情况及时做好缺药登记，并提醒长者家属及时补送药品。 五、用药安全 1.遵医嘱服药。 2.服药前，应询问长者药物过敏史。 3.服药前，应执行"三查八对一注意"。即操作前、操作中、操作后，查对服药长者床号、姓名、药名、剂量、浓度、时间、用法、批号，注意长者用药反应。 4.确认长者服药后，口腔内无残留。 5.吞咽功能障碍的长者，需将药品研磨成粉末状，置于温水或流食中服下。 6.护士摆药后必须经由另一人核对后方可执行。 …… ××养护机构 ××年××月××日
征求意见	管理制度上交至院长及专家审阅，必要时组织召开研讨会；综合论证意见进行制度修改完善
发布执行	报有关方面审查后，发布执行

》【任务评价】

【操作流程考核表】

	班级：	姓名：	学号：	成绩：	
评分项	分值	自评	互评	教师评价	企业评价
结构规范性	15				
逻辑清晰性	15				
措辞严谨性	15				
风险要素覆盖全面	20				
风险对策切实有效	20				
符合照护管理其他要求	15				
总分	100				

》【任务小结】

【知识点、技能点学习索引及测试】

照护管理制度的制订知识点、技能点学习索引及测试

	姓名：	班级：	学号：
	学习索引	学生自测
知识点	制度与流程的联系与区别	1. 制度与流程的联系： 2. 制度与流程的区别：
	照护管理制度的意义与内涵	1. 照护管理制度的意义： 2. 照护管理制度的内涵：
	照护管理制度的制订	1. 照护管理制度的制订原则： 2. 照护管理制度的制订方法：

续表

技能点	实施步骤	
	1.	
	2.	
	3.	
	4.	
	5.	
	6.	
	7.	
	8.	
	9.	
	10.	
	11.	
	12.	

》【任务习题】

一、A1/A2 型试题

1. 以下哪一项体现了照护管理制度拟订对于适用性的要求 （ ）

A. 应以能解决实际问题为标准，不求多求繁

B. 应全盘考虑各管理制度之间的系统与匹配

C. 应随着实际情况变化进行修改完善

D. 应合乎国家法律法规的相关要求

E. 应合乎行业规范的相关要求

2. 以下对制度与流程关系的描述错误的是 （ ）

A. 制度与流程本质相同，都为规范管理或操作服务

B. 流程的核心在于规范性和规则性，制度的核心在于逻辑性

C. 制度在企业的适用范围更广泛

D. 流程更多地针对活动，如业务流程

E. 制度如果具体到环节和步骤，就具备流程的特性

二、情景方案设计题

刘爷爷，85 岁，两个月前因中风导致左侧肢体偏瘫，坐轮椅，日常生活需要他人照顾，故入住某养老院。一日中午，照护人员在给刘爷爷喂饭后，欲推刘爷爷进房间午休。在将刘爷爷从轮椅转移到床上的过程中，因照护人员未将刹车全部刹好，且站立重心方向错误，导致扶抱无力，刘爷爷和照护人员双双跌倒。事发后，照护人员马上呼叫医生进行检查，所幸没有造成实质性伤害。请结合本案及相关知识，拟订机构跌倒防范管理制度，规避类似事件再次发生。

任务 3-2 照护质量管理及工具运用

》【任务导入】

任务描述

某养护机构已开业两年有余。为了迎接全省范围内的养老机构质量大检查，该机构已提前参照国家文件完成内部诊改。在诊改过程中发现，照护 5 区卧床老年人二度压疮发生率偏离正常值。请针对该问题，借助质量管理工具分析原因并拟订质量改进方案。

任务目标

知识目标：

掌握照护质量管理的基本方法、熟悉因果分析图和信息技术在质量管理中的应用、了解照护质量管理的内容。

技能目标：

能运用相关工具进行照护质量管理。

素质目标：

分析力、归纳力、信息技术基本素养。

》【任务分析】

一、照护质量管理概述

1. 意义

质量管理是老年人照护服务管理的核心。提供高品质的照护服务不仅关系到老年人晚年的生活质量，同时关系到机构的生存发展。好的品质是机构的生命线，是机构在市场竞争中屹立不倒的根基，是机构社会效益和经济效益的集中体现。

2. 内涵

照护质量管理，指的是为了确保和提高服务品质，依据照护质量方针与目标，开展质量策划、质量控制、质量评价、质量改进的一系列活动。

3. 范围

照护质量管理范围涉及照护服务环境管理、老年人基本生活护理、老年人心理护理、老年人康复护理、老年人临床护理、老年人安全护理管理等多个方面。

二、照护质量管理的方法

1. 基本方法

PDCA 循环是全面质量管理的基本方法，它将质量管理工作划分为计划（plan）、执行（do）、检查（check）、处理（act）四个阶段。以下根据 PDCA 逻辑来阐述照护质量管理的基本步骤。

（1）成立质量管理机构：养护机构应成立由院领导、职能部门和照护部门负责人组成的质量管理领导小组，负责设计和制订照护质量方针和具体目标、建立健全质量管理制度、实施措施和保障机制。

（2）拟订质量检查方案：质量检查方案拟订的核心在于形成一套标准化、可操作的质量评价清单（或称质控标准）与检查计划。评价清单需要对质控指标进行完整翔实的描述。可依据照护质控目标来选取关键质控点，如照护服务完成率、照护操作合格率、二度压疮发生率、不良事故发生率、入住满意度等。检查计划则需要对检查人员、检查时间、检查方法、检查步骤、检查结果分析等进行说明。

（3）动员对标实施：照护服务的实施依托于各层级照护单位（如院级—区域级—单元级）的具体执行。领导小组在确定质量检查方案后，应在全院范围内召开会议对质量检查具体要求进行解读，部署质量检查任务。此外，需完善照护管理相关制度，如岗位职责、工作流程等，方便执行层对标行动，有章可循。

（4）质量检查与改进：根据质量检查方案组织培训，保证质控员按统一评价标准进行质控检查。对于发现的不良问题及时予以诊改，或组织研讨会，或形成制度文件。每一次质量检查和处理都应对照护质量的改进起到真实有效的影响。

2. 质量管理工具的运用

（1）因果分析图：该方法特别适合于寻找事物间的因果关系。因为形似鱼骨，又被称为鱼骨图。在鱼骨图中，鱼头就是我们关注的质量问题，鱼骨即是和问题有关的原因（图 2-1）。在归因过程中，可采用头脑风暴法找出所有可能的原因，再归纳整理，明确原因间的从属关系，画出大鱼骨和小鱼骨。最后用特殊符号标识重要因素，即结合具体情境，分析确认的重要原因。

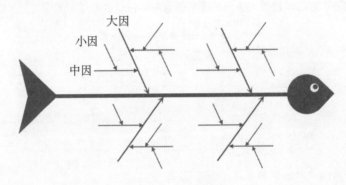

图 2-1 鱼骨分析

（2）信息技术的应用：信息技术，包含各类信息化设备和信息管理软件在照护机构的广泛应用，可以优化工作流程，提高管理效率，减少沟通延时。对于质量管理而言，其优势更体现在实现了服务过程的标准化、透明化及可溯源，同时信息化管理依托服务大数据进行统计分析，对于质量管理实施、监督、追踪与改进等都大有益处。作为中级养老照护员，应具备基本信息素养，学会使用各类信息设备和管理软件，利用信息技术提升专业服务与管理能力。

》》【任务实施】

本任务是照护 5 区二度压疮发生率偏离正常值的整改问题。为了规避和降低此类风险，该机构有必要借助质量管理工具分析原因并拟订质量改进方案。

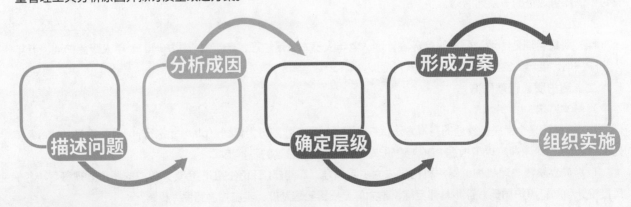

【实施流程】

描述问题	针对质量检查当中照护 5 区二度压疮发生率偏离正常值这一情形，进行原因分析和拟订质量改进方案
分析成因	1. 使用鱼骨分析法，利用头脑风暴，以压疮形成原因分析为例，列出全部可能因素 2. 结合具体情境，找出根本原因。在原因核实过程中，可能需要借助信息系统和监控系统、查阅文书资料等，逐一核实排查，直到找到根本原因
确定层级	通过类比其他照护区质控检查结果及原因分析，判断导致质量缺陷的问题层级 1. 楼层员工个人操作及素养问题：例如，对卧床老年人实施错误的按摩、未按时间规定翻身、翻身时使用蛮力造成皮肤损伤、不及时处理老年人大小便等 2. 机构员工培训问题：出现大面积的压疮问题，要考虑员工相关知识技能培训是否到位，问题究竟在于讲授方法不当还是组织时间不妥等，结合机构具体情况分析 3. 机构质量标准问题：机构是否具备明确的质量控制标准，如是否每日评估老年人的皮肤状况，发现有压红等异常是否及时报告处理；确保卧床老年人 2 小时翻身一次；补足老年人营养，及时喂水和维生素等
形成方案	在问题层级及具体原因分析基础上，形成针对性改进方案，要求方案务必有效可行
组织实施	组织实施纠错。注意纠错后仍然需要对照护过程进行检测，使得照护品质保持在新的控制水准上。一旦出现新的影响因素，还需要测量数据、分析原因并纠正，通过上述步骤形成封闭式质控流程

》【任务评价】

【操作流程考核表】

班级：　　　姓名：　　　学号：　　　成绩：

评分项	分值	自评	互评	教师评价	企业评价
是否具备质量问题描述	10				
是否借助工具进行原因分析	10				
原因分析是否全面与准确	30				
问题层级的界定是否准确	10				
改进方案是否具备有效性	15				
改进方案是否具备可行性	15				
是否体现了 PDCA 流程	10				
总分	100				

≫【任务小结】

【知识点、技能点学习索引及测试】

照护质量管理及工具运用知识点、技能点学习索引及测试

		姓名： 班级： 学号：	
	学习索引	学生自测	
知识点	照护质量管理意义、内涵及范围	1. 照护质量管理的意义：	
		2. 照护质量管理的内涵：	
		3. 照护质量管理的范围：	
	照护质量管理基本方法	PDCA 循环：	
	质量管理工具	1. 鱼骨图在质量管理中的用途：	
		2. 信息技术在质量管理中的用途：	
技能点	实施步骤	1.	
		2.	
		3.	
		4.	
		5.	
		6.	
		7.	
		8.	
		9.	
		10.	
		11.	
		12.	

》》【任务习题】

一、A1/A2 型试题

1. 以下对质量管理的说法中，错误的是（ ）

A. 质量管理是照护服务管理的核心

B. 质量管理的基本方法是 PDCA 循环

C. 质量管理是一项系统工程

D. 质量管理只需要通过阶段性实施便可达成效果

E. 质量管理可借助多种工具实施

2. 以下哪一项不属于 PDCA 循环（ ）

A. 计划

B. 执行

C. 检查

D. 控制

E. 处理

二、A3/A4 型试题

（1～3 共用题干）东风养老院是一所定位中低收入人群的中等规模养老院。自 2018 年 3 月开业至今，入住率一直停滞不前，仅维持在 25%，且近两月出现了明显的老年人退院现象。为稳定客户群体，提高入住率，机构院长带领办公室成员及各区护理组长成立了照护质控小组，着手开展机构照护质量管理工作。

1. 开展质量管理的第一步是（ ）

A. 拟订质量评价清单

B. 拟定质量检查计划

C. 完善质量管理制度

D. 改进评价反馈系统

E. 组织质量分析纠错

2. 拟订质量评价清单的主要依据是（ ）

A. 质量目标

B. 管理制度

C. 检查方案

D. 改进计划

E. 质量方针

3. 发现质量缺陷后，为分析原因并形成改进方案，可选用以下哪个工具（ ）

A. 鱼骨图

B.PDCA 循环

C.5S

D. 直方图

E.SWOT 分析

【任务实践记录表】

序号	任务	实践过程记录（时间及完成情况）				
		知识准备	熟悉流程	教师示范	教师指导制订	单独制订
1	拟订照护需求及照护模式调查方案					
2	制订照护岗位职责					
3	制订照护工作流程					
4	制订照护管理制度					
5	拟订质量分析改进方案					

3 工作领域三
照护服务实施

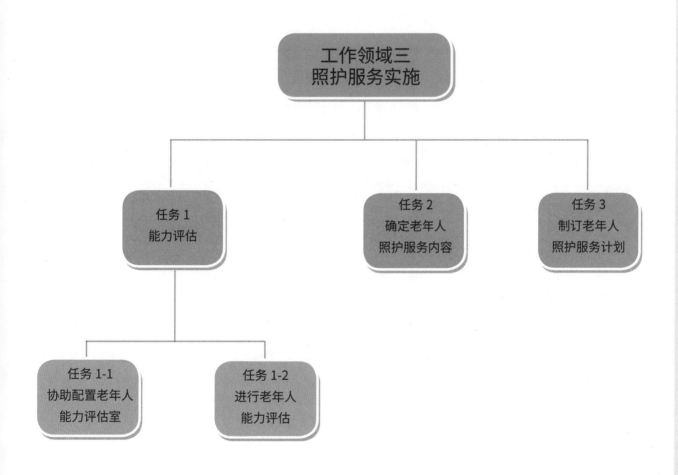

工作领域三
照护服务实施

任务1
能力评估

任务2
确定老年人
照护服务内容

任务3
制订老年人
照护服务计划

任务1-1
协助配置老年人
能力评估室

任务1-2
进行老年人
能力评估

任务 1 能力评估

任务 1-1 协助配置老年人能力评估室

》【任务导入】

任务描述

夕阳红老年公寓经过周密筹备即将收住老年人，并根据老年人的能力水平设置了不同的照护服务区。为完成老年人入住评估，照护人员应配置规范的老年人能力评估室，依照标准为老年人开展能力评估。

任务目标

知识目标：

熟知《老年人能力评估》MZ/T 039—2013 行业标准，掌握能力评估所需设备用物的用途。

技能目标：

协助配置老年人能力评估室，能合理使用评估工具。

素质目标：

具有对老年人身心整体照护的理念和责任心。

》【任务分析】

一、老年人能力评估的基本内容

2013 年民政部推荐发布的《老年人能力评估》MZ/T 039—2013 行业标准，是养老服务评估工作的主要依据。该标准为老年人能力评估提供了统一、规范和可操作的评估工具，规定老年人能力评估的对象、指标、实施及结果。在该标准中，老年人能力评估的主要内容包括日常生活活动、精神状态、感知觉与沟通、社会参与 4 个方面（表 3-1），分别从生理、心理、精神、社会方面对老年人能力进行全面的评估，最后进行综合评价，以判定老年人需求等级和相应的服务内容。

表 3-1 老年人能力评估的内容指标

一级指标	二级指标
日常生活活动	进食、洗澡、修饰、穿衣、大便控制、小便控制、如厕、床椅转移、平地行走、上下楼梯
精神状态	认知功能、攻击行为、抑郁症状
感知觉与沟通	意识水平、视力、听力、沟通交流
社会参与	生活能力、工作能力、时间 / 空间定向、人物定向、社会交往能力

二、老年人能力评估环境的要求

开展老年人能力评估最基本的评估环境（图3-1）应做到安静，整洁，光线明亮，空气清新，温度适宜，至少有3把椅子和1张诊桌、4～5个台阶（图3-2），以供评估使用。台阶的踏步深度不小于0.30米，踏步高度0.13～0.15米，台阶有效宽度不应小于0.9米。若条件许可，规范、全面的配置可包括"体征数据的测量""起居评估""行走评估""洗漱评估""饮食评估""精神状态、感知觉与沟通及社会参与评估"共六大功能区域。

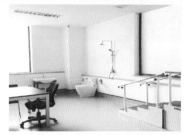
图 3-1 老年人能力评估室

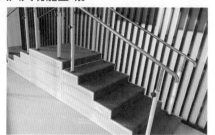
图 3-2 上下台阶

》【任务实施】

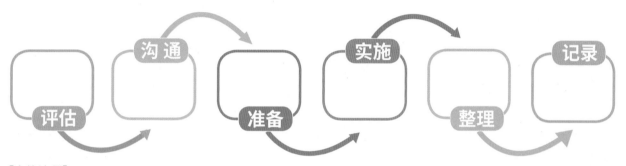

【实施流程】

评估	评估各评估区域布局、使用情况
沟通	与评估团队成员（如医生、社工、照护人员）共同设置并设计使用能力评估室
准备	做好各评估区域的布局规划，光线明亮，温度适宜，清点设备、用品
实施	1. 设置体征数据采集区：主要用于体征数据的测量和采集，一般需有体温表、听诊器、血压计、视力表、听力工具、体重秤、手电筒等器具，必要时需要覆盖老年人四肢、关节、心肺等所有体征数据的记录和测量，为定性、定量服务提供依据 2. 设置日常起居评估区：主要评估老年人穿衣、修饰、取物、床上起卧、床椅转移等日常生活起居的活动能力，一般需有上衣、裤子、鞋袜、床、柜、椅（轮椅）、穿鞋凳等器具 3. 设置行走评估区：主要测试老年人行走、上下楼梯等行走活动能力，一般需要行走45米的标尺地贴、上下阶梯等 4. 设置洗漱评估区：主要测试老年人洗澡、洗漱、如厕、大小便控制等日常生活活动能力，一般需要洗手盆、牙刷、牙膏、梳子、适老马桶、淋浴花洒、洗澡椅等 5. 设置饮食评估区：主要测试老年人日常进食的生活能力，一般需要餐具包括筷子、汤勺、碗、盘、水杯，必要时可配置适老餐具，如可折弯勺、叉以及吸盘、防滑碗盘等 6. 设置精神状态、感知觉与沟通及社会参与的评估区：主要测试老年人认知、沟通、社交等能力，一般需要能完成模拟老年人社交、认知、沟通等场景，从而完成对应指标的测试，如画钟、购物等
整理	场地、用品使用后整理、清洁，物品维护、更新
记录	能力评估室使用情况记录、人员记录

》【任务评价】

【操作流程考核表】

评分项	分值	自我评价	教师评价	企业评价
班级：	姓名：	学号：	成绩：	
评分项	分值	自我评价	教师评价	企业评价
评估环境布局合理	30			
环境清洁、明亮	15			
温度适宜	15			
物品齐全	20			
评估流程清晰	20			
总分	100			

》【任务小结】

【知识点、技能点学习索引及测试】

协助配置老年人能力评估室知识点、技能点学习索引及测试

	姓名：	班级：	学号：
	学习索引	学生自测	
知识点	能力评估的指标	一级指标包括：	
		二级指标包括：	
	能力评估室的要求	基本要求：	
技能点	实施前准备	评估准备包括： 1.	
		2.	
		3.	
		4.	
	实施步骤	1.	
		2.	
		3.	
		4.	

》【任务习题】

一、A1/A2 型试题

1. 民政部推荐为老年人能力评估和分级提供的科学、规范性依据是（ ）

A.《老年人能力评估》

B.《养老机构老年人健康评估规范》

C.《老年照护等级评估要求》

D.《长者健康及家居护理评估》

E.《养老服务标准体系建设指南》

2. 评估老年人行走活动能力时，需要具备的环境要求是（ ）

A. 备有床、凳、轮椅等

B. 备有洗手盆、牙刷、梳子等

C. 备有 45 米的标尺地贴、上下阶梯等

D. 备有筷子、汤勺、碗等

E. 备有体温表、听诊器等

3. 老年人能力评估的一级指标不包括（ ）

A. 日常生活活动

B. 精神状态

C. 感知觉与沟通

D. 社会参与

E. 认知功能

二、A3/A4 型题

（1～3 题共用题干）社区养老驿站计划设置一处老年人能力评估区域，照护人员小刘协助照护主管进行能力评估区域的规划布局与准备工作。

1. 设置老年人能力评估室的要求不包括（ ）

A. 环境安静、整洁、明亮

B. 空气清新、温度适宜

C. 配备桌、椅、上下台阶

D. 做好沟通请家属勿入

E. 评估中确保老年人安全

2. 属于老年人能力评估环境最基本的配置是（ ）

A. 台阶

B. 轮椅

C. 马桶

D. 餐具

E. 床

3. 照护人员经测量后在评估室地面贴上 45 米的标尺地贴，是为了评估老年人的（ ）

A. 日常起居情况

B. 行走活动能力

C. 日常进食状况

D. 沟通社交能力

E. 社会参与程度

任务 1-2 进行老年人能力评估

》【任务导入】

任务描述

张爷爷，76 岁，大学教授，3 个月前患脑梗，右侧轻度偏瘫，日常生活尚能自理。在女儿的陪同下，张爷爷来到夕阳红老年公寓，表达了入住愿望。照护人员依照工作流程对张爷爷进行能力评估。

任务目标

知识目标：

掌握老年人能力评估的基本内容，掌握老年人能力评估的标准。

技能目标：

能够评定老年人的能力级别。

素质目标：

尊重、关爱老年人，细心、耐心、有责任心。

》【任务分析】

一、老年人能力评估的内容

1. 日常生活活动

指一个人为了满足日常生活的需要每天所进行的必要活动，包括进食、修饰、洗澡、如厕、穿衣、大小便控制、床椅转移、平地行走、上下楼梯等日常生活活动的能力。日常生活活动是反映老年人健康状况及生活质量的最基本的重要指标。

2. 精神状态

包括认知功能、行为问题、抑郁症状 3 个方面。

（1）认知功能：是指熟练运用知识的能力，即利用所了解到的知识对事物的概括、计算和判断能力，包括记忆力、定向力、注意力、判断力、解决问题的能力等。

（2）行为问题：是指在行为过程中存在的问题，主要表现为攻击行为。可表现在具体行动上，也可以表现为语言、文字攻击，客观上使别人受到躯体或心理的伤害。

（3）抑郁症状：表现为情绪低落、不合群、离群、躯体不适、食欲不振、睡眠障碍等。

3. 感知觉与沟通

包括意识水平、视力、听力、沟通交流 4 个方面。

（1）意识水平：表现为神志清醒、嗜睡、昏睡、昏迷等不同水平。

（2）视力：老年人由于视神经的老化以及老年性白内障等疾病的影响，给视力带来一定程度的影响，从而影响其日常生活的独立性。

（3）听力：听力的下降以及老年性耳聋等疾病，使老年人对周围环境的适应能力下降，从而在一定程度上影响老年人日常生活的独立性。

（4）沟通交流：老年人能否准确表达自己的需求和感受，能否正确地理解他人的话语，对其生活有着直接影响。

4. 社会参与

社会参与包括生活能力、工作能力、定向力、社会交往能力。

（1）生活能力：指老年人在生活中自己照护自己的行为能力，如做饭、吃饭、卫生、购物、学习等。

（2）工作能力：指老年人的知识、技能及行为是否能够配合其工作。

（3）定向力：指老年人对时间、地点、人物以及自身状态的认识能力。

（4）社会交往能力：指老年人对周围环境适应、人际交往、待人接物的能力。

二、老年人能力评估的方法

1. 老年人能力评估标准

由若干表格（表 3-2～表 3-8）组成的，由 2 名评估人员通过观察、与老年人交流、与老年人主要照顾者交流、老年人亲身演示等方法，得到老年人近 1 个月的情况，逐项评分后，评定能力级别，并形成"老年人能力评估报告"。

2. 老年人能力评估为动态评估

在接受照护服务前进行初始评估；接受照护服务后，若老年人无特殊变化，每 6 个月定期评估一次；若老年人出现特殊情况导致能力发生变化时，应进行即时评估。

表 3-2　评估基本信息

A.1.1 评估编号	□□□□□□□□
A.1.2 评估基准日期	□□□□年 □□月 □□日
A.1.3 评估原因	1. 接受服务前评估□ 2. 接受服务后常规评估□ 3. 状况发生变化后的即时评估□ 4. 应评估结果有疑问进行的复评□

表 3-3　被评估者的基本信息

A.2.1 姓名		
A.2.2 性别		1 男　2 女　□
A.2.3 出生日期		□□□□年 □□月 □□日
A.2.4 身份证号		□□□□□□□□□□□□□□□□□□
A.2.5 社保卡号		□□□□□□□□□
A.2.6 民族		1 汉族　2 少数民族_____□
A.2.7 文化程度		1 文盲　2 小学　3 初中　4 高中 / 技校 / 中专　5 大学专科及以上　6 不详　□
A.2.8 宗教信仰		0 无　1 有_____□
A.2.9 婚姻状况		1 未婚　2 已婚　3 丧偶　4 离婚　5 未说明婚姻状况　□
A.2.10 居住情况		1 独居　2 与配偶 / 伴侣居住　3 与子女居住　4 与父母居住　5 与兄弟姐妹居住 6 与其他亲属居住　7 与非亲属关系的人居住　8 养老机构　□
A.2.11 医疗费用支付方式		1 城镇职工基本医疗保险　2 城镇居民基本医疗保险　3 新型农村合作医疗 4 贫困救助　5 商业医疗保险　6 全公费　7 全自费　8 其他_____□ / □ / □
A.2.12 经济来源		1 退休金 / 养老金　2 子女补贴　3 亲友资助　4 其他补贴_____□ / □ / □
A.2.13 疾病诊断	A.2.13.1 痴呆	0 无　1 轻度　2 中度　3 重度　□
	A.2.13.2 精神疾病	0 无　1 精神分裂症　2 双相情感障碍　3 偏执性精神障碍　4 分裂情感性障碍 5 癫痫所致精神障碍　6 精神发育迟滞伴发精神障碍　□
	A.2.13.3 慢性疾病	
A.2.14 近 30 天内 意外事件	A.2.14.1 跌倒	0 无　1 发生过 1 次　2 发生过 2 次　3 发生过 3 次及以上　□
	A.2.14.2 走失	0 无　1 发生过 1 次　2 发生过 2 次　3 发生过 3 次及以上　□
	A.2.14.3 噎食	0 无　1 发生过 1 次　2 发生过 2 次　3 发生过 3 次及以上　□
	A.2.14.4 自杀	0 无　1 发生过 1 次　2 发生过 2 次　3 发生过 3 次及以上　□
	A.2.14.5 其他	

表 3-4　信息提供者及联系人信息

A.3.1 信息提供者的姓名	
A.3.2 信息提供者与老年人的关系	1 配偶　2 子女　3 其他亲属　4 雇用照顾者　5 其他＿＿＿＿＿　□
A.3.3 联系人姓名	
A.3.4 联系人电话	

表 3-5　日常生活活动评估

内容	分值	条目
B.1.1 进食： 指用餐具将食物由容器送到口中，咀嚼、吞咽等过程	□分	10 分，可独立进食（在合理的时间内独立进食准备好的食物） 5 分，需部分帮助（进食过程中需要一定帮助，如协助把持餐具） 0 分，需极大帮助或完全依赖他人，或有留置营养管
B.1.2 洗澡	□分	5 分，准备好洗澡水后，可自己独立完成洗澡过程 0 分，在洗澡过程中需他人帮助
B.1.3 修饰： 指洗脸、刷牙、梳头、刮脸等	□分	5 分，可自己独立完成 0 分，需他人帮助
B.1.4 穿衣： 指穿脱衣服、系扣、拉拉链、穿脱鞋袜、系鞋带	□分	10 分，可独立完成 5 分，需部分帮助（能自己穿脱，但需他人帮助整理衣物、系扣、系鞋带、拉拉链） 0 分，需极大帮助或完全依赖他人
B.1.5 大便控制	□分	10 分，可控制大便 5 分，偶尔失控（每周 <1 次），或需要他人提示 0 分，完全失控
B.1.6 小便控制	□分	10 分，可控制小便 5 分，偶尔失控（每天 <1 次，但每周 >1 次），或需要他人提示 0 分，完全失控，或有留置导尿管
B.1.7 如厕： 包括去厕所、解开衣裤、擦净、整理衣裤、冲水	□分	10 分，可独立完成 5 分，需部分帮助（需他人搀扶去厕所，需他人帮忙冲水或整理衣裤等） 0 分，需极大帮助或完全依赖他人
B.1.8 床椅转移	□分	15 分，可独立完成 10 分，需部分帮助（需他人搀扶或使用拐杖） 5 分，需极大帮助（较大程度上依赖他人搀扶和帮助） 0 分，完全依赖他人
B.1.9 平地行走	□分	15 分，可独立在平地上行走 45 米 10 分，需部分帮助（因肢体残疾、平衡能力差、过度衰弱、视力等问题，在一定程度上需他人搀扶或使用拐杖、助行器等辅助用具） 5 分，需极大帮助（因肢体残疾、平衡能力差、过度衰弱、视力等问题，在较大程度上依赖他人搀扶，或坐在轮椅上自行移动） 0 分，完全依赖他人
B.1.10 上下楼梯	□分	10 分，可独立上下楼梯（连续上下 10～15 个台阶） 5 分，需部分帮助（需扶着楼梯、他人搀扶或使用拐杖等） 0 分，需极大帮助或完全依赖他人
B.1.11 日常生活活动总分	□分	上述 10 个项目的分之和
B.1 日常生活活动分级	□级	0 能力完好：总分 100 分 1 轻度受损：总分 65～99 分 2 中度受损：总分 45～60 分 3 重度受损：总分 ≤ 40 分

表 3-6　精神状态评估

内容	分值	条目
B.2.1 认知功能	测验	"我说三样东西，请您重复一遍，并且记住，一会儿我还会问您。苹果、手表、国旗。"
		(1) 画钟测验："请您在这儿画一个圆形的时钟，在时钟上标出 10 点 45 分。"
		(2)（回忆词语）"现在请您告诉我，刚才我请您记住的三样东西是什么？" 　答：＿＿＿＿、＿＿＿＿、＿＿＿＿（不必按顺序）
	□分	0 分，画钟正确（闭锁圆、指针准确），且能回忆出 2～3 个词
		1 分，画钟错误（圆不闭锁、指针不准确），或只能回忆出 0～1 个词
		2 分，已确诊为认知障碍，如老年痴呆
B.2.2 攻击行为	□分	0 分，无身体攻击行为（如打、踢、推、咬、抓、摔东西）或语言攻击行为（如骂人、语言威胁、尖叫）
		1 分，每月有几次身体攻击行为，或每周有几次语言攻击行为
		2 分，每周有几次身体攻击行为，或每日有语言攻击行为
B.2.3 抑郁症状	□分	0 分，无
		1 分，情绪低落、不爱说话、不爱梳洗、不爱活动
		2 分，有自杀念头或自杀行为
B.2.4 精神状态总分	□分	上诉 3 个项目得分之和
B.2 精神状态分级	□级	0 能力完好：总分为 0 分
		1 轻度受损：总分为 1 分
		2 中度受损：总分 2～3 分
		3 重度受损：总分 4～6 分

表 3-7　感知觉与沟通评估

内容	分值	条目
B.3.1 意识水平	□分	0 分，神志清醒，对周围环境警觉
		1 分，嗜睡，表现为睡眠时间状态过度延长，呼唤或推动肢体时可唤醒，并能进行正确的交谈或执行命令，停止刺激后又继续入睡
		2 分，昏睡，一般外界刺激不能使其觉醒，给予较强烈的刺激可有短时的意识清醒，醒后可简短回答提问，刺激减弱后很快进入睡眠状态
		3 分，昏迷、浅昏迷时对疼痛刺激有回避和痛苦表情；深昏迷时对刺激无反应（若评定为昏迷，直接评定为重度失能，可不进行以下项目的评估）
B.3.2 视力： 若平日戴老花镜或近视镜，应在佩戴眼镜的情况下评估	□分	0 分，能看清书报上的标准字体
		1 分，能看清楚大字体，但看不清书报上的标准字体
		2 分，视力有限，看不清报纸大标题，但能辨认物体
		3 分，辨认物体有困难，但眼睛能跟随物体移动，只能看到光、颜色、形状
		4 分，没有视力，眼睛不能跟随物体移动
B.3.3 听力： 若平日戴助听器，应在戴上助听器的情况下评估	□分	0 分，可正常交谈，能听到电视、电话、门铃的声音
		1 分，在轻声说话或说话距离超过 2 米时听不清
		2 分，正常交流有些困难，需在安静环境或大声说话才能听清
		3 分，讲话者大声说话或说话很慢，才能部分听见
		4 分，完全听不见
B.3.4 沟通交流： 包括非语言沟通	□分	0 分，无困难，能与他人正常沟通和交流
		1 分，能够表达自己的需要及理解别人的话，但需要增加时间或给予帮助
		2 分，表达需要或理解有困难，需频繁重复或简化口头表达
		3 分，不能表达需要或理解他人的话

内容	分值	条目
B.3 感知觉与沟通分级	□级	0 能力完好：意识清醒，且视力和听力评为 0 或 1，沟通评为 0
		1 轻度受损：意识清醒，但视力或听力中至少一项评为 2，或沟通评为 1
		2 中度受损：意识清醒，但视力或听力中至少一项评为 3，或沟通评为 2；或嗜睡，视力或听力评为 3 及以下，沟通评定为 2 及以下
		3 重度受损：意识清醒或嗜睡，但视力或听力中至少一项评为 4，或沟通评为 3；或昏睡、昏迷

表 3-8　社会参与评估

内容	分值	条目
B.4.1 生活能力	□分	0 分，除个人生活自理外（如饮食、洗漱、穿戴、大小便），能料理家务（如做饭、洗衣）或当家管理事务
		1 分，除个人生活自理外，能做家务，但欠好，家庭事务安排欠条理
		2 分，个人生活能自理；只有在他人帮助下才能做些家务，但质量不好
		3 分，个人基本生活事务能自理（如饮食、大小便），在督促下可洗漱
		4 分，个人基本生活事务（如饮食、大小便）需要部分帮助或完全依赖他人帮助
B.4.2 工作能力	□分	0 分，原来熟练的脑力工作或体力技巧性工作可照常进行
		1 分，原来熟练的脑力工作或体力技巧性工作能力有所下降
		2 分，原来熟练的脑力工作或体力技巧性工作明显不如以往，部分遗忘
		3 分，对熟练工作只有一些片段保留，技能全部遗忘
		4 分，对以往的知识或技能全部磨灭
B.4.3 时间/空间定向	□分	0 分，时间观念（年、月、日、时）清楚；可单独出远门，能很快掌握新环境的方位
		1 分，时间观念有些下降，年、月、日清楚，但有时相差几天；可单独来往于近街，知道现住地的名称和方位，但不知回家路线
		2 分，时间观念较差，年、月、日不清楚，可知上半年或下半年；只能单独在家附近行动，对现住地只知名称，不知道方位
		3 分，时间观念很差，年、月、日不清楚，可知上午或下午；只能在左邻右舍间串门，对现住地不知名称和方位
		4 分，无时间观念，不能单独外出
B.4.4 人物定向	□分	0 分，知道周围人们关系，祖孙、叔伯、姑姨、侄子、侄女等称谓的意义；可分辨陌生人的大致年龄和身份，可用适当称呼
		1 分，只知家中亲密近亲的关系，不会分辨陌生人的大致年龄，不能称呼陌生人
		2 分，只能称呼家中人，或只能照样称呼，不知其关系，不辨辈分
		3 分，只认识常同住的亲人，可称呼子女或孙子女，可辨熟人和生人
		4 分，只认识保护人，不辨熟人和生人
B.4.5 社会交往能力	□分	0 分，参与社会，在社会环境有一定的适应能力，待人接物恰当
		1 分，能适应单纯环境，主动接触人，初见面时难让人发现智力问题，不能理解隐喻语
		2 分，脱离社会，可被动接触，不会主动待人，谈话中很多不适词句，容易上当受骗
		3 分，勉强可与人交往，谈话内容不清楚，表情不恰当
		4 分，难与人接触
B.4.6 社会参与总分	□分	上述 5 个项目得分之和
B.4 社会参与分级	□级	0 能力完好：总分 0～2 分
		1 轻度受损：总分 3～7 分
		2 中度受损：总分 8～13 分
		3 重度受损：总分 14～20 分

≫【任务实施】

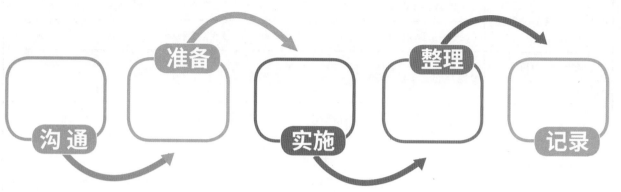

【实施流程】

沟通	与张爷爷及张爷爷的女儿沟通，告知老年人需要进行能力评估及评估的流程，征得老年人及家属的同意和配合 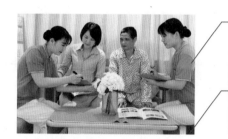 评估员与老年人及家属沟通 张爷爷，76岁，在女儿的陪同下来到老年公寓，表达入住意愿 两名评估人员接待老年人及家属，介绍入住流程，并说明需要进行能力评估
准备	1. 评估员：由两名评估人员组成评估组，备好"老年人能力评估标准表"，取得老年人及家属的理解和配合 2. 环境：能力评估环境安静，光线明亮，评估用品齐全
实施	1. 填写"老年人能力评估基本信息表"（表3-2、表3-3、表3-4）：通过询问可搜集老年人的基本信息，逐项填写表格中的具体内容，或在对应的选项序号上打"√"并将选项序号填在项目后面的"□"中 2. 评估老年人日常生活活动（依照表3-5进行）：老年人的进食、洗澡、修饰、穿衣、大便控制、小便控制、如厕、床椅转移共8个评估项目，可通过询问老年人本人或老年人主要照护者获得信息，进行评分；平地行走、上下楼梯进行现场评估，以老年人的实际表现评分；对不能下床的老年人，这两项为0分 3. 评估老年人精神状态（依照表3-6进行）：先对老年人进行认知功能测验，依据该项目中老年人的画钟测验和词语回忆测验的评分标准进行评分；通过咨询老年人的主要照护者，了解老年人近1个月的攻击行为、抑郁症状后进行评分 4. 评估老年人感知觉与沟通能力（依照表3-7进行）：现场评定老年人的意识水平，可通过询问老年人的主要照护者评定老年人日常的视力、听力和沟通交流的能力 5. 评定老年人的社会参与能力（依照表3-8进行）：可通过询问老年人、询问主要照护者了解老年人在生活能力、工作能力、时间/空间定向、人物定向、社会交往5项表现，按标准评分 6. 根据"老年人能力评估报告"中评分标准及等级变更条款（表3-9），将老年人的能力划分为能力完好、轻度失能、中度失能、重度失能四个级别
整理	整理评估使用物品，分类归位
记录	评估过程中做好评估表格记录，形成老年人能力评估报告（表3-9）；填写评估室使用记录

表 3-9 老年人能力评估报告

C.1 一级指标分级	C.1.1 日常生活活动：□级	C.1.2 精神状态：□级
	C.1.3 感知觉与沟通：□级	C.1.4 社会参与：□级
C.2 老年人能力初步等级	0 能力完好　1 轻度失能　2 中度失能　3 重度失能　　□	
C.3 等级变更条款	1 有认知障碍 / 痴呆、精神疾病者，在原有能力级别上提高一个等级 2 近 30 天内发生过 2 次及以上跌倒、噎食、自杀、走失者，在原有能力级别上提高一个等级 3 处于昏迷状态者，直接评定为重度失能 4 若初步等级确定为"3 重度失能"，则不考虑上述 1～3 中各情况对最终等级的影响，等级不再提高	
C.4 老年人能力最终等级	0 能力完好　1 轻度失能　2 中度失能　3 重度失能　　□	

评估员签名_____、_____　　　　日期_____年___月___日
信息提供者签名_____　　　　日期_____年___月___日

注：老年人能力初步等级划分标准

0 能力完好：
日常生活活动、精神状态、感知觉与沟通的分级均为 0，社会参与的等级为 0 或 1。

1 轻度失能：
日常生活活动分级为 0，但精神状态、感知觉与沟通中至少一项分级为 1 及以上，或社会参与的分级为 2；
或日常生活活动分级为 1，精神状态、感知觉与沟通、社会参与中至少一项的分级为 0 或 1。

2 中度失能：
日常生活活动分级为 1，但精神状态、感知觉与沟通、社会参与的分级均为 2，或有一项为 3；
或日常生活活动分级为 2，且精神状态、感知觉与沟通、社会参与中有 1～2 项的分级为 1 或 2。

3 重度失能：
日常生活活动分级为 3；
或日常生活活动、精神状态、感知觉与沟通、社会参与的分级均为 2；
或日常生活活动分级为 2，且精神状态、感知觉与沟通、社会参与中至有一项分级为 3。

》【任务评价】

【操作流程考核表】

项目	内　　容	分值	评分要求	自评	互评	教师评价
	班级：　　　　姓名：　　　　学号：　　　　成绩：					
沟通 (10分)	1. 主动接待老年人及家属	2.5	沟通少1项扣2.5分			
	2. 说明能力评估的目的	2.5				
	3. 告知能力评估的流程	2.5				
	4. 取得老年人及家属理解和配合	2.5				
准备 (5分)	1. 评估区域环境清洁、明亮	1	物品不齐、未检查少1项 扣1分，超过3项不得分			
	2. 检查评估设施、用品齐全，符合要求	2				
	3. 备好能力评估表、记录纸、笔	2				
实施 (55分)	1.《老年人能力评估基本信息表》填写完整	5	依据表格记录，缺少1项 扣2分 漏项补填1项扣1分			
	2. 询问老年人本人或老年人主要照护者，评估老年人的进食、洗澡、修饰、穿衣、大便控制、小便控制、如厕、床椅转移能力	10				
	3. 现场评估老年人平地行走、上下楼梯能力	10				
	4. 为老年人进行画钟测验和词语回忆测验，评定认知功能	10				
	5. 询问老年人照顾者，评估老年人的攻击行为、抑郁症状	5				
	6. 现场观察老年人的意识水平	5				
	7. 现场测试或询问老年人的主要照护者，评定老年人日常的视力、听力和沟通交流的能力	5				
	8. 询问老年人主要照护者，了解老年人在生活能力、工作能力、时间/空间定向、人物定向、社会交往的能力	5				
整理 (5分)	评估物品整理归位	5	物品归位遗漏1项扣1分			
记录 (20分)	1. 能力评估表逐项填写完整	5	填写项目缺1项扣1分			
	2. 各项能力级别评分准确	5	一级指标评分不正确扣2分			
	3. 能力报告准确、完整	10	能力级别评定不正确扣10分			
整体评价 (5分)	1. 评估流程合理、流畅、全面	2	评估项目缺1项扣1分			
	2. 与老年人及家属沟通耐心、态度和蔼	2	态度生硬不得分			
	3. 体现尊老、爱老，有责任心	1				

》【任务小结】

【知识点、技能点学习索引及测试】

进行老年人能力评估知识点、技能点学习索引及测试

		姓名： 班级： 学号：	
	学习索引	学生自测	
知识点	能力评估的内容	日常生活活动：	
		精神状态：	
		感知觉与沟通：	
		社会参与：	
	能力评估的方法	方法：	
技能点	实施前准备	1.	
		2.	
		3.	
		4.	
	实施步骤	1.	
		2.	
		3.	
		4	
		5.	
		6.	

≫ 【任务习题】

一、A1/A2 型试题

1. 评估老年人"修饰、穿衣"的能力归属于（ ）

A. 日常生活活动

B. 精神状态

C. 感知觉与沟通

D. 社会参与

E. 意识水平

2. 对于不能下床的老年人，"B.1.9 平地行走"一项指标评分为（ ）

A. 不评分

B.15 分

C.10 分

D.5 分

E.0 分

3. 询问老年人是否能够料理家务，是为了评定老年人的（ ）

A. 生活能力

B. 工作能力

C. 时间 / 空间定向

D. 人物定向

E. 认知功能

4. 某老年人能力评估后初步等级为"轻度失能"，在近一个月内不小心摔倒 1 次，则该老年人能力的最终等级应为（ ）

A. 能力完好

B. 轻度失能

C. 中度失能

D. 重度失能

E. 不能确定

二、A3/A4 型题

（1～3 题共用题干）吴奶奶，82 岁，在老伴 1 年前去世后一直与儿子一家同住，因儿子、儿媳工作比较忙，吴奶奶希望能入住养老机构。于是在儿子、儿媳的陪同下，吴奶奶来到幸福养老院，表达了入住的愿望。照护人员热情接待，并请吴奶奶及家人来到能力评估室，按工作流程进行能力评估。

1. 可通过询问吴奶奶本人或儿子、儿媳进行评分的项目是（ ）

A. 老年人进食、洗澡、穿衣

B. 老年人行走、上下楼梯

C. 老年人的意识水平

D. 老年人的词语回忆测验

E. 老年人的画钟测验

2. 询问吴奶奶的儿子、儿媳得知，吴奶奶在老伴去世后一直情绪低落，跟之前相比不爱说话、不爱活动。评估员在吴奶奶"抑郁症状"一项中应评定（　　）

A.0 分

B.1 分

C.2 分

D.3 分

E. 不确定

3. 经综合评估后，吴奶奶的能力初步等级为"轻度失能"，但在一个月内吴奶奶出现过 1 次噎食，吴奶奶的能力最终等级为（　　）

A. 能力完好

B. 轻度失能

C. 中度失能

D. 重度失能

E. 无法确定

任务 2　确定老年人照护服务内容

》【任务导入】

任务描述

夕阳红老年公寓在开业之初，计划向生活基本自理的老年人群提供服务，但经过一年的运行，发现真正有入住需求的是自理能力存在不同程度受限的老年人。老年公寓决定重新布局，将按老年人的能力级别分成不同的照护区。作为照护人员，需要根据老年人的能力级别确定老年人的照护服务内容。

任务目标

知识目标：

掌握老年人照护服务的内容。

技能目标：

依据老年人的能力级别，确定老年人的照护服务范围。

素质目标：

尊老敬老，具有爱心、耐心、责任心。

》【任务分析】

一、日常生活照护

日常生活照护主要是指向老年人提供饮食、清洁、睡眠、排泄、日常起居与活动等照护服务的过程。依据老年人日常生活自理的能力，给予自立与支援的服务提供，不仅确保老年人享有舒适、有尊严的生活质量，还有助于失能老年人尽可能恢复自理的能力。

1. 老年人进食照护

照护人员应评估老年人的饮食习惯及就餐能力，与老年人共同探讨、设计老年人饮食管理方案，掌握老年人进餐标准，熟悉帮助老年人进食的技能及各种助餐辅具的使用，帮助老年人满足就餐的需要，使其身心处于最佳状态。进食照护包括食物制作、体位和餐食摆放、辅助用餐工具使用以及帮助老年人进食等。

2. 老年人清洁照护

照护人员应评估老年人的清洁状况、清洁习惯及清洁能力，与老年人共同探讨、设计帮助老年人保持清洁的管理方案，如身体清洁卫生和居住环境的清洁服务方案。掌握老年人身体和居室环境的清洁标准，熟悉帮助老年人身体清洁技能及各种助洁仪器设备（如洗头车、洗澡机等）的使用等，帮助老年人满足清洁的需要。

3. 老年人排泄照护

照护人员评估老年人的大小便状况、如厕习惯、如厕能力及如厕风险。排泄活动是每个人生活中最隐私的部分，如厕的心理负担会导致老年人性情改变，易怒或沉默。因此与老年人共同探讨、设计帮助老年人排泄的管理方案是必需的。掌握老年人如厕的清洁标准，熟悉辅助老年人排泄的相关技能及各种如厕仪器设备的使用，帮助老年人满足如厕的需要。

4. 老年人睡眠照护

照护人员评估老年人的睡眠状况、睡眠习惯、睡眠风险等。睡眠是人体基本生理需要，良好的睡眠可以帮助老年人消除疲劳，保护大脑神经细胞的生理功能，稳定神经系统的平衡，延缓衰老，保持身体健康。因此应与老年人共同探讨、设计帮助老年人睡眠的管理方案，掌握老年人睡眠的标准，熟悉帮助和改善老年人睡眠的相关技能，以满足老年人睡眠的需要，使其身心处于最佳状态。

5. 老年人日常起居照护

照护人员应评估老年人着装与自我修饰等能力，如穿脱衣服、系扣、拉拉链、穿脱鞋袜、系鞋带，以及洗脸、刷牙、梳头、刮脸等。满足老年人对仪容仪表美观、整洁、舒适、得体的基本要求，是保证老年人身心健康的重要方面。照护人员应根据老年人的能力水平给予指导和必要的协助，帮助老年人完成日常的起居生活。

6. 老年人活动照护

老年人的日常活动能力，如床椅转移、平地行走、上下楼梯等，是老年人维持日常生活活动的重要基础。因此，照护人员应与老年人及其照顾者共同探讨、设计老年人的安全活动方案，掌握协助老年人身体活动的技巧和方法，为老年人提供指导和帮助，以满足老年人的日常生活活动的需要。

二、老年照护

老年照护服务需要具备与健康问题密切相关的专业护理知识与技能，才能为不同健康水平的老年人实施健康保健、疾病护理、促进康复、安宁疗护一体化的健康照护服务。

1. 一般性护理服务

是指由专业性护理人员或在专业性护理人员指导下开展的护理服务。

（1）护理评估：包括初次健康评估、社区活动评估、护理和治疗效果评估、各种危险因素的评估以及病情评估（如监测体温、脉搏、呼吸、血压、体重、肢体循环、24 小时出入量、呕吐物、大小便等）等，以便及时发现问题。

（2）安全防护：以预防为主，采取适当的安全措施，达到避免或减少老年人发生跌倒、坠床、噎食、误吸、走失、烫伤、猝死等意外。安全防护包括设计安全的环境、保障安全的设施、落实安全的措施等。

（3）预防感染：严格执行感染预防的制度和措施，并对为老年人提供服务的各类人员进行经常性预防感染的培训，如手消毒、垃圾分类、通风、一次性物品使用等。

（4）健康指导：为老年人提供医疗、护理、康复方面的咨询，定期监测老年人的各项体征以及疾病相关知识的指导，包括饮食、生活习惯、生活方式等健康指导与教育。

（5）协助康复：在康复专业人员指导下，帮助老年人坚持康复训练，如老年人肢体功能障碍和认知功能障碍的康复训练、老年人慢性病（如心肺疾病、糖尿病等）引发的功能障碍的康复训练等。

（6）安宁照护：安宁照护包括减轻临终期老年人的疼痛，提高老年人的生活质量，做好临终期老年人的心理护理、死亡教育和家属的心理支持。

2. 与诊疗技术相关的护理服务

老年人群体中普遍存在着健康问题或疾病状况，需要由具有护士执业资格的护理人员有针对性地为老年人提供具有诊疗技术规范的护理服务。

（1）病情观察：根据老年人的病情需要或遵照医嘱要求，准确观察和测量体温、脉搏、呼吸、血压等生命体征，准确判断老年人的意识状态、心理状态、特殊检查和治疗的情况，为老年人进一步诊疗提供依据。

（2）给药护理：严格执行医嘱，为老年人进行口服给药、注射给药、静脉输液、外用药物等治疗与护理。

（3）预防并发症：应用护理专业知识，有效地预防坠积性肺炎、预防泌尿系感染、预防皮肤感染，适当进行活动／移动功能训练防止肢体功能退化等。

（4）皮肤伤口、造口的护理：如压疮创面的护理、伤口的护理、烫伤／烧伤的护理等。

（5）治疗性管道的护理：如老年人鼻饲管、胃肠造瘘管、留置导尿管、伤口引流管、人工气道等的日常维护及更换，观察记录管道及引流情况，预防感染和并发症。

三、紧急救援

照护人员应掌握并培训普及紧急救援知识和技能。

1. 心搏骤停急救

一旦发现老年人心搏骤停，必须争分夺秒，按照基础生命支持（CPR）操作流程，就地抢救。基本抢救流程是：判断意识和呼吸—胸外心脏按压—开放气道—进行人工呼吸—判断复苏效果。

2. 噎食急救

老年人在进食中突然发生严重呛咳、呼吸困难、面色青紫等症状，照护者应立即想到噎食，即刻采取急救措施。如果老年人能够咳嗽，鼓励其咳嗽将食物咳出；如果咳嗽无效、不能咳嗽或者意识不清，立即施行海姆立克法急救。

3. 外伤救护

当发现老年人发生外伤时，在确保周边环境安全的前提下，暂时勿移动老年人，判断老年人意识是否清楚。有外伤、出血者应立即进行止血、包扎；可能发生骨折、脑卒中等情况时，不要随便搬动、扶起；若呼吸心跳停止，即刻进行心肺复苏急救。在现场救护的同时，尽快拨打急救电话。

4. 烫伤处理

当老年人发生烫伤后，首先立即脱离热源，Ⅰ度、Ⅱ度烫伤即刻采取浸泡在冷水中、冲冷水、冷敷等冷却疗法，Ⅲ度烫伤或伤处水疱已破，则用清洁的敷料覆盖，迅速就医。特别注意，在去除烫伤处衣物时，应在冷却后小心剪开衣物，慢慢剥离，严禁直接脱衣物而加重皮肤组织损伤。

四、精神慰藉

精神慰藉服务是指为高龄、独居老年人提供关怀访视、生活陪伴、情感交流、心理咨询、健康生活指导、不良情绪干预等服务。照护人员为老年人提供社会化、专业化的精神慰藉服务，通过招募心理慰藉志愿者、定期陪老年人聊天、为老年人读报、节日慰问、帮助整理人生经历、开展社会活动等，让老年人不再孤独，帮助老年人解开心结、快乐生活。

五、社会参与

老年人社会参与，就是在健康状况允许的前提下，老年人为满足其自身的生活、情感需要，实现自我价值而与社会接触互动，参与一切有益于社会的活动，以建立"老有所乐"的社会的过程。照护人员应从老年人主动参与的角度，探索切实可行的老年人社会参与途径。"老有所养、老有所医"是老年人参与社会的基础和保障，"老有所教、老有所学"是老年人能够且愿意参与社会的动力，"老有所为、老有所乐"是老年人保持健康活力的方向。

》》【任务实施】

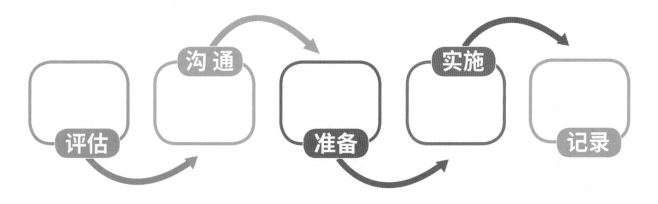

【实施流程】

评估	评估照护区内老年人的构成、能力级别、服务需求等
沟通	与照护团队成员沟通，梳理工作，合理分工
准备	确认照护服务的人员配备、岗位职责、工作要求
实施	1. 评估老年人的能力等级、年龄、失智程度、意识状况和使用辅具情况 2. 根据老年人的特点划分照护服务级别与服务重点内容 老年人照护服务级别划分如下：
记录	根据照护服务区域设置方案，确定老年人的照护服务级别，形成照护级别记录单

照护服务级别	老年人特点	照护服务需求
三级照护	能力完好或轻度失能，没有特殊健康问题，年龄小于 80 岁	在日常生活照护、老年护理中需求较少，更多的需求集中于精神慰藉、康复服务和健康养生方面
二级照护	中度失能或轻度失能伴有 1～2 项特殊健康问题，或年龄在 80 岁以上	照护内容集中于康复服务、精神慰藉和健康养生方面，但在日常生活照护中的需求有所提高
一级照护	重度失能或中度失能伴有多项健康问题，或年龄在 90 岁以上	照护内容集中于生活照护、老年护理、康复服务和精神慰藉方面，对健康养生方面的需求有所降低
专门照护	重度失能伴有多项健康问题，需 24 小时不间断护理服务的老年人	照护内容多集中于日常生活照护、老年护理及疾病专科护理方面，在精神慰藉、康复治疗和健康养生方面需求较少

3. 设置照护工作有分工侧重的服务区，如一级、二级、三级照护区（或不同的命名，如颐养区 / 自理区、康养区 / 介助区、护养区 / 介护区），以及专门照护区、安宁照护室等
4. 确定不同老年人的照护服务级别，入住不同的照护服务区

》【任务评价】

【操作流程考核表】

班级：		姓名：	学号：	成绩：	
评分项	分值	自我评价	教师评价	企业评价	
评估老年人照护服务需求	20				
确定照护服务级别	20				
确定重点服务内容	20				
照护服务分工合理	20				
照护服务级别记录	20				
总分	100				

【知识点、技能点学习索引及测试】

确定老年人照护服务内容知识点、技能点学习索引及测试

姓名：	班级：	学号：

	学习索引	学生自测
知识点	日常生活照护	
	社会参与	
技能点	准备	评估准备包括： 1. 2. 3. 4.
	实施步骤	1. 2. 3. 4.

【知识点、技能点学习索引及测试】

》【任务习题】

1. 在老年人日常生活照护中，要特别关注老年人隐私的活动是（ ）

 A. 进食

B. 如厕

C. 修饰

D. 活动

E. 睡眠

2. 具有诊疗技术规范的护理服务是（ ）

A. 预防跌倒

B. 协助康复

C. 静脉输液

D. 噎食急救

E. 健康指导

3. 发现老年人可能发生心搏骤停，第一步要做的是（ ）

 A. 判断意识和呼吸

B. 胸外心脏按压

C. 开放气道

D. 进行人工呼吸

E. 呼叫救护车

二、A3/A4 型题

（1～3 题共用题干）吴奶奶，82 岁，刚刚经过能力评估后入住养老院。吴奶奶的能力等级为"轻度失能"，在一个月内曾出现过 1 次噎食。

1. 评估吴奶奶的目前状况，一般应给予的照护级别为（ ）

A. 三级照护

B. 二级照护

C. 一级照护

D. 专门照护

E. 无法确定

2. 依据对吴奶奶的评估信息，照护人员日常生活照护中应特别注意（ ）

A. 进食照护

B. 清洁照护

C. 排泄照护

D. 睡眠照护

E. 活动照护

3. 照护人员重点加强了急救培训，噎食急救流程正确的是（ ）

A. 意识清楚—鼓励咳嗽—海姆立克法

B. 意识清楚—鼓励说话—海姆立克法

C. 严重呛咳—拍打背部—海姆立克法

D. 意识不清—鼓励咳嗽—海姆立克法

E. 意识不清—拍打背部—海姆立克法

任务 ③ 制订老年人照护服务计划

≫【任务导入】

任务描述

夕阳红老年公寓迎接了一位新入住的老年人。张爷爷，76岁，大学教授，3个月前患脑梗，右侧轻度偏瘫，日常生活活动评估80分（进食5分、穿衣5分、如厕5分）；精神状态评估1分（画钟圆未闭合，说出2个词语）；感知觉与沟通评估项中，因有白内障评估视力2分；社会参与评估5分（生活能力2分、工作能力2分、时间/空间定向1分）。照护人员应为老年人制订照护服务计划。

任务目标

知识目标：

掌握制订照护计划的原则和方法。

技能目标：

能为老年人制订个体化照护计划，能实施照护计划并做好记录。

素质目标：

具有对老年人身心整体照护的理念和责任心。

≫【任务分析】

一、照护服务计划制订原则

1. 安全性原则

老年人生理上的机能退化、患病率增加以及存在不服老、不愿意麻烦别人的心态，都有可能增加老年人出现意外伤害的危险性，因此在制订照护服务计划时应以安全性为首要原则，提高风险防范意识，预防为主，加强风险防范措施，确保老年人的安全。

2. 全面性原则

对老年人群体而言，应注意关注不同健康水平、不同能力级别的老年人；对老年人个人而言，照护服务是促进老年人生理、心理及社会适应能力全方位的健康；此外，照护服务过程的全面性，应建立从健康保健、疾病预防、治疗期住院、康复期护理、稳定期生活照护、安宁疗护一体化的照护服务。

3. 自立支援的原则

基于支持老年人自立和提高生命质量的理念，鼓励老年人坚持力所能及的活动，最大限度地维持老年人的留存功能，有助于保持老年人的自理能力，增强老年人生活的信心及自尊心，提高生活质量。

4. 共同参与的原则

制订照护计划时，老年人与照护人员一起参与共同制订，以便于更好地沟通和了解，制订出符合老年人实际情况的可行性强的照护计划，提高执行力和依从性。

5. 平等性原则

尊重老年人平等享有健康的权利，充分利用现有的人力、物力，制订切实合理的照护服务计划，使老年人得到公正平等的照护服务。

二、照护服务计划的内容

经过对老年人全方位能力评估后，根据能力等级确定老年人的照护级别，制订照护计划以老年人各方面的能力水平为最重要依据。此外还应多方面考虑，不仅要整合照护团队，包括营养、医疗、康复、物业、社会工作等服务资源，还应依据老年人的健康水平以及家庭照护情况进行。在照护过程中，应做好即时评估和照护记录，并根据老年人的能力变化及时调整照护计划。

》【任务实施】

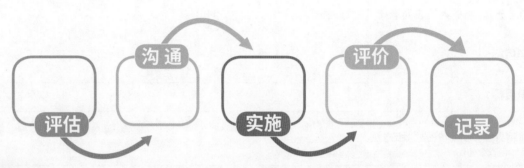

【实施流程】

评估	评估老年人的能力水平，确定老年人的照护级别。依据任务描述中张爷爷的评估情况，老年人的 4 个一级指标均为 1 级，能力等级为"轻度失能"
沟通	1. 向老年人及家属了解老年人日常的生活习惯、希望得到的照护服务内容、接受服务的意愿等 2. 向老年人介绍服务环境、照护团队人员、可提供的照护服务，取得老年人的理解和配合
实施	1. 照护计划的首页是《老年人基本信息表》，其中不仅有老年人的基本信息，包括性格特点和沟通、兴趣爱好，还要有家庭照顾人对老年人服务的经验体会，如日常生活起居习惯、照顾须知等 2. 按照老年人日常生活活动、精神状态、感知觉和沟通、社会参与等各项的评估等级，制订个性化的照护目标和照护措施，一般可以按表格形式呈现（表 3-10） 3. 确保照护团队实施照护计划。合理分工合作、鼓励老年人参与，做好照护记录等，将照护措施按要求实施 4. 实施后要做好服务时间、内容、效果和人员的记录（表 3-11），记录要求及时、准确、真实、重点突出 5. 照护计划实施后再评估，根据老年人的照护需求，动态调整照护计划
评价	检查评价照护计划落实情况 1. 新接受服务的老年人：2 周内应关注的是老年人的情绪、对食宿环境的适应性以及照护等级服务到位情况 2. 重点老年人：一般指身体出现不适情况以及出现重点事件和重点交班的老年人，应关注的是老年人不适状态的进展情况，以确定新的照护措施 3. 特殊老年人：一般指需要特殊关照的老年人，要给予足够的关怀，以得到足够的心理满足
记录	照护计划信息完整、有持续评估和评价，照护服务记录单完整、及时

表 3-10　张某某老年人照护服务计划

时间	评估等级	照护目标	照护措施	评价	签名
20××-×-×	日常生活活动（轻度）	1. 7 天内自持餐具进餐及如厕自理 2. 能保持现有功能和步行状态	1. 照护：选择合适的餐具，锻炼自持餐具进餐；穿松紧带裤子，锻炼左手提拉裤子 2. 康复：纠正行走姿势和作业练习手指关节，2 次 / 日		
20××-×-×	精神状态（轻度）	1. 3 天能记住自己的房间 2. 7 天内会做防失智操 3. 能保持现有精神状态	1. 照护：介绍和演示环境和房间开关；在其房门口摆其喜欢的物品，观察心理反应；教会防失智操 2. 社工：合唱团、音乐欣赏 2 次 / 周 3. 观察沟通心理疏导 1 次 / 日		
20××-×-×	感知觉与沟通（轻度）	能保持现有视力及功能状态	照护：鼓励积极参与活动，提醒滴治疗白内障的眼药水		
20××-×-×	社会参与（轻度）	1. 7 天内能整理房间卫生 2. 2 周内会使用手机微信聊天功能 3. 3 周内能参加照护区内老年人活动	1. 照护：①宣传房间卫生的要求，演示整理床单位被子折叠法；②演示房间家具清洁方法及老年人整理床单位；③看护老年人整理房间卫生；④教老年人手机微信聊天功能；⑤鼓励老年人自己整理房间和微信聊天 2. 社工活动及照护积极动员家属陪伴参与活动，并介绍与本照护区的老年人认识		
20××-×-×	健康管理	1. 3 天内生命体征稳定 2. 1 个月内无异常症状发生	1. 护理：连续测体温、脉搏、呼吸、血压 3 天，2 次 / 日，以后 1 次 / 周，并记录 2. 医疗：连续查房 3 天，以观察状态，以后查房 1 次 / 周 3. 建立健康档案		

表 3-11　夕阳红老年公寓照护服务记录单

老年人姓名：张某某　　　性别：男　　　年龄：76　　　照护级别：二级

日期	时间	记录	签名
20××-5-1	9:00AM	在女儿的陪同下，老年人入住康养区 205 室 介绍外环境和房间内环境，演示电灯电器的开关 老年人对环境满意	张 ×
	11:30AM	进食照护： 选择合适的餐具，协助自持餐具进餐 老年人进食顺利，表示满意	王 ×

》》【任务评价】

【操作流程考核表】

项目	内 容	分值	评分要求	自评	互评	教师评价
评估和沟通（10分）	1. 和老年人沟通	2.5	评估少1项扣2.5分			
	2. 评估老年人的能力等级、年龄、失智程度、意识状况和使用辅具情况	5				
	3. 了解老年人对接受照护服务的意愿和期待	2.5				
实施（60分）	1. 根据老年人的能力表现，制订照护服务计划，至少制订覆盖4个一级能力指标的措施	40	针对4个能力指标的计划少一项扣10分			
	2. 体现老年人照护需求，照护服务目标适宜可行	10	目标、措施不符合或缺失1项扣2分			
	3. 照护措施具体、有针对性	10				
评价（10分）	1. 确定照护服务计划实施的评价方法	5	不符合1项扣5分			
	2. 确定照护服务计划重点评价内容	5				
记录（10分）	照护服务记录填写及时、全面，重点突出	10	不符合1项扣2分			
整体评价（10分）	照护服务计划符合安全性、全面性、自立支援、共同参与、平等性原则	10	不符合1项扣2分			

表头：班级：　　　姓名：　　　学号：　　　成绩：

》》【任务小结】

【知识点、技能点学习索引及测试】

制订老年人照护服务内容知识点、技能点学习索引及测试

姓名：　　　班级：　　　学号：

	学习索引	学生自测
知识点	照护服务计划制订原则	
	照护服务计划的重点内容	

技能点	准备	1.
		2.
		3.
		4.
	实施步骤	1.
		2.
		3.
		4.
		5.
		6.

》》【任务习题】

一、A1/A2 型试题

1. 为老年人制订照护服务计划时，首要原则是（　　）

A. 安全性

B. 全面性

C. 平等性

D. 参与性

E. 自立性

2. 为提高老年人执行力和依从性，制订照护服务计划时与老年人沟通商议，体现了（　　）

A. 安全性原则

B. 全面性原则

C. 自立支援的原则

D. 共同参与的原则

E. 平等性原则

3. 制订老年人照护服务计划最重要的依据是（　　）

A. 老年人的能力水平

B. 老年人的个人愿望

C. 老年人家属的愿望

D. 照护人员的工作安排

E. 照护服务的分区设置

二、A3/A4 型试题

（1～3 题共用题干）75 岁的冯奶奶有高血压病多年，生活基本可以自理，她与子女商量后与社区日间照护中心签订了照护服务协议。

1. 冯奶奶所选择的养老照护服务模式在我国养老服务体系中为（　　）

A. 基础

B. 依托

C. 补充

D. 结合

E. 发展

2. 在签订照护服务前，照护人员依常规对冯奶奶进行能力评估，询问老年人家"今天是几月几日？现在时间是几点？家住在哪里？"是为了评定冯奶奶的（　　）

A. 生活能力

B. 工作能力

C. 时间 / 空间定向

D. 人物定向

E. 活动能力

3. 在日间照护服务中，照护人员鼓励冯奶奶坚持进行力所能及的活动，符合（　　）

A. 安全性原则

B. 全面性原则

C. 自立支援的原则

D. 共同参与的原则

E. 平等性原则

三、情景案例分析题

刘奶奶，76 岁，丧偶，2 年前确认为老年期认知障碍，目前为中度。近 3 个月无意外事件发生。因子女无法照顾，由儿子吴浩陪伴申请入住养老机构。你和张玲作为评估员，今天为刘奶奶进行入住初始评估，4 个一级指标的评定结果为：日常生活活动总分 70 分；精神状态总分 3 分；感知觉和沟通中，意识清醒，视力 1 分，听力 0 分，沟通 2 分；社会参与总分 11 分。

问题：

1. 请判断刘奶奶 4 个一级指标的分级。

2. 出具一份刘奶奶的能力评估报告，并解释说明。

四、情景方案设计题

张爷爷，76 岁，大学教授，3 个月前患脑梗死，右侧轻度偏瘫，日常生活活动评估 80 分（进食 5 分、穿衣 5 分、如厕 5 分）；精神状态评估 1 分（画钟圆未闭合，说出 2 个词语）；感知觉与沟通评估中，因患有白内障，视力评估 2 分；社会参与评估 5 分（生活能力 2 分、工作能力 2 分、时间 / 空间定向 1 分）。

问题：

1. 依据评估结果，判定张爷爷的服务等级。

2. 依据评估结果和服务等级，制订一份照护服务计划。

【任务实践记录表】

序号	任务	实践过程记录（时间及完成情况）				
		知识准备	熟悉流程	观摩教师讲授、示范操作	操作训练（在老师指导下）	单独操作
1	协助配置老年人能力评估室					
2	进行老年人能力评估					
3	确定老年人照护服务内容					
4	制订老年人照护服务计划					

班级：　　　　姓名：　　　　学号：

4

工作领域四
用药照护

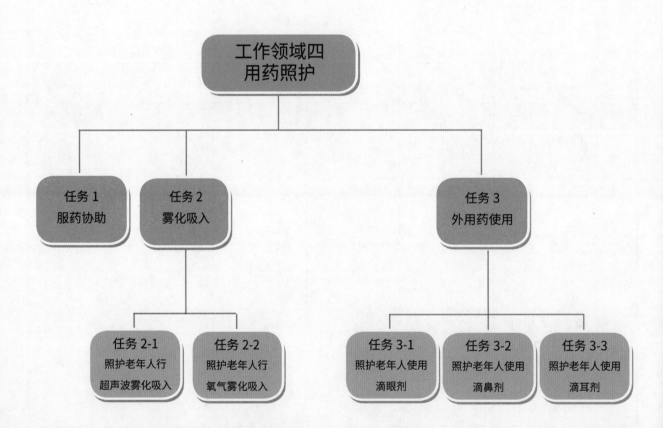

任务 1 服药协助

》【任务导入】

任务描述

秦爷爷，72 岁，患高血压 5 年，平日记性不好，总不记得按时服用降压药，前天开始秦爷爷感觉头痛、眩晕、心悸，去医院测血压为 160/100mmHg，医嘱予以硝苯地平 10 毫克，口服，每天 2 次，并嘱其坚持规律用药。

任务目标

知识目标：

掌握协助老年人口服用药的原则、老年人用药后不良反应的处理，熟悉影响老年人用药的常见原因、各类口服药使用后观察要点、常见的用药后不良反应，了解常用口服药剂型。

技能目标：

熟悉协助老年人服药的操作流程，能实施协助用药的操作，能观察用药后反应并初步处理。

素质目标：

尊老敬老，以人为本；爱岗敬业，吃苦耐劳；遵章守法，自律奉献。

》【任务分析】

随着年龄的增长，老年人常常患有多种疾病，需要服用多种药物进行治疗。由于衰老所致的记忆力减退、思维意识障碍以及躯体活动障碍等因素的影响，老年人遵医嘱正确用药的比例很低，需要照护人员协助老年人正确使用药物。在此之前，照护人员应了解常用口服药剂型，掌握口服药用药原则，督促、协助老年人按时用药，并注意观察老年人用药后的反应，确保安全用药。

一、常用口服药剂型

口服药是指需经口吞服或舌下含服的药物。老年人常用口服药有溶液、片剂、丸剂、胶囊、合剂、散剂等剂型，如图 4-1 所示。

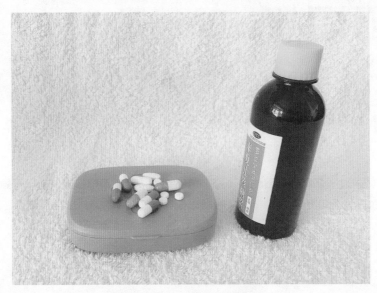

图 4-1　老年人常用口服药剂型

二、用药原则

1. 遵医嘱用药

严格遵医嘱协助老年人使用药物，不擅自更改；如有疑问应先确认清楚，不盲目给药；如给错药需及时上报，并观察老年人用药反应。

2. 认真查对

协助给药前仔细核对老年人姓名、给药途径、剂量、浓度、时间，检查药物质量。

3. 准确用药

药物分发下来后，及时协助老年人服下，保证用药人、给药途径、剂量、浓度、时间五要素准确。

4. 观察和记录

观察药物疗效和不良反应，做好记录，及时报告。

三、影响老年人准确服药的原因分析

1. 用药方案复杂

老年人常患多种疾病，服药种类多，服药方案复杂，老年人普遍记忆力减退，常常出现漏服或服错药物。用药种类和服药次数越多，方法越复杂，疗程越长，用药依从性就越低。

2. 药物剂型、规格、包装不当

药片过大难以吞咽、过小不便抓取、标签字迹太小看不清楚、瓶盖及外包装难以打开等因素都会导致老年人服药困难。

3. 药物不良反应

老年人在使用药物过程中，可出现不同程度的不良反应，常因难以忍受，出现私自减量甚至停药的行为。

4. 缺乏用药指导

部分老年人文化程度低、理解能力差，看不懂或无法阅读药物使用说明书，不知如何用药，需要他人指导服药。

5. 药物吞咽困难

（1）生理性原因：消化液分泌减少，尤其是唾液减少；吞咽运动障碍，吞咽无力，咽下困难；食管肌肉蠕动减慢；反射迟钝，吞咽反射、收缩、蠕动不同步。

（2）病理性原因：脑血管病变后遗症，反流性食管炎、食管裂孔、食道狭窄或肿瘤压迫等消化系统疾病。

（3）心理因素：精神过度紧张，抑郁症；思维、精神异常；情绪激动、躁动，情绪过于悲伤、思虑。

（4）其他因素：服药速度过快、种类多，服药体位不合适等。

四、老年人服药照护方法

1. 对有吞咽障碍及神志不清的老年人，一般通过鼻饲管给药。

2. 对神志清楚但有吞咽障碍的老年人，咨询医生、得到许可后研碎做成糊状物后再给予。未经医生许可不可研碎、掰开或嚼碎服用。

3. 对有肢体功能障碍的老年人，帮助用健侧肢体服药，严重者送药到口。

4. 对精神疾患、痴呆老年人，送药到口，张嘴确认咽下再离开。

五、老年人用药后反应观察与处理

照护人员协助给药前应了解老年人的病情、药物作用以及可能出现的不良反应，用药后及时询问老年人的感受，观察老年人异常反应并及时报告处理。

1. 各类口服药用药后观察要点

（1）心血管系统疾病药物：观察老年人心前区疼痛、胸闷、心慌等自觉症状是否减轻，服用利尿剂要观察记录尿量；服用降压药应注意有无头晕、乏力、晕厥等。

（2）呼吸系统疾病药物：观察老年人咳嗽的频率、程度及伴随症状；观察痰液的颜色、量、气味以及有无咯血；监测体温变化，了解感染控制情况。

（3）消化系统疾病药物：观察老年人食欲，恶心、呕吐程度，腹痛、腹泻、发热症状，有无尿少、口渴、皮肤黏膜干燥等脱水现象，准确记录入水量、进食量、尿量、排便量、呕吐量及出汗情况。

（4）泌尿系统疾病药物：观察老年人排尿次数、尿量、颜色以及有无浑浊，有无尿频、尿急、尿痛等尿路刺激症状。

（5）血液系统疾病药物：观察老年人面色，有无头晕、耳鸣、疲乏无力、活动后心悸、气短等贫血表现，有无皮肤黏膜瘀点、瘀斑及消化道出血等情况。

（6）内分泌及代谢疾病药物：服用降糖药时要观察老年人有无心慌、出汗、嗜睡或者昏迷等低血糖症状；服用治疗代谢病的药物要观察身体异常（如突眼、毛发异常、身体外形异常、情绪变化）是否逐渐改善。

（7）风湿性疾病药物：观察老年人关节疼痛与肿胀、关节僵硬及活动受限情况。

（8）神经系统疾病药物：观察老年人头疼、头晕程度及变化，是否出现呕吐、神志变化、肢体抽搐等伴随症状，有无嗜睡、昏睡、昏迷等情况，观察发音困难、语音不清、语言表达不清等言语障碍程度及变化，观察肢体随意活动能力。

2. 常见用药后不良反应

（1）胃肠道反应：恶心、呕吐、腹痛、腹泻、便秘等。

（2）泌尿系统反应：血尿、排尿困难、肾功能下降等。

（3）神经系统反应：烦躁不安、头痛、乏力、头晕、失眠、抽搐、大小便失禁等。

（4）循环系统反应：心慌、面色苍白、眩晕、血压改变等。

（5）呼吸系统反应：胸闷、心悸、喉头堵塞感、呼吸困难、哮喘发作等。

（6）皮肤反应：皮炎、荨麻疹。

（7）全身反应：过敏性休克。

3. 处理措施

查看药物说明书，了解不良反应及处理方法，情况严重时应做如下处理。

（1）立即停药，马上通知医生和家属。

（2）协助老年人平卧，头偏向一侧，保持呼吸道通畅，防止其呕吐时窒息。

（3）如果发生心跳呼吸骤停，立即就地抢救，进行心肺复苏，有条件时给予吸氧。

（4）观察病情并记录：密切观察老年人呼吸、心跳、意识、尿量，做好病情变化的动态记录。注意保暖。

（5）及时送往医院。

》【任务实施】

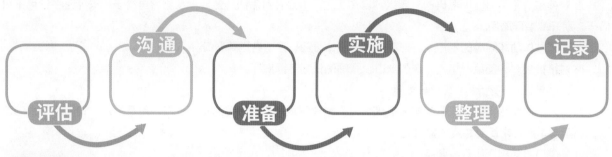

【实施流程】

评估	1. 与老年人沟通交流，评估老年人年龄、病情、意识状态、自理水平，了解有无影响服药的因素及用药需求 2. 解释服药目的，取得老年人的配合 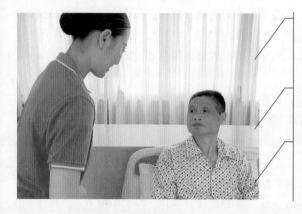 秦爷爷，72岁，患高血压5年，头痛、眩晕、心悸、血压160/100mmHg，意识清晰，能自理 经分析，影响秦爷爷用药的因素有：记忆力下降，缺乏用药指导 服药目的：口服降压药经胃肠道吸收入血，经血液循环到达全身，达到降低和控制血压目的。为平稳控制血压，需严格遵医嘱服药
沟通	

协助服药评估和沟通

准备	1. 照护人员：照护着装整洁，洗净双手，操作时戴口罩 2. 老年人：老年人理解、配合，取舒适体位 3. 环境：安静、整洁，通风良好 4. 物品准备：药物、药杯、水杯、吸管、温开水、服药单、洗手液 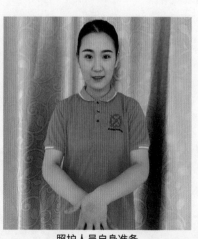 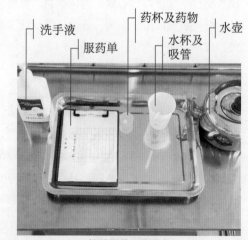 洗手液　药杯及药物　水壶 服药单　水杯及吸管

照护人员自身准备　　协助服药用物准备

实施	1. 严格遵医嘱给药，核对姓名、药名、剂量、给药时间、途径，检查药品质量，备齐用物带至老年人床旁 2. 核对老年人姓名，向老年人解释（如服药的时间、药物、服用方法、可能出现的不良反应及应对方法等） 3. 体位：坐位时，坐正直、上身稍前倾，头略低，下颌微向前；半坐卧位时，抬高床头30°～50°，头面向照护人员或坐起，背后垫软枕 4. 协助自理老年人服药时，老年人先喝一口温水，协助老年人将药放入口，再喝水约100毫升，将药物咽下，确认是否吞服；协助不能自理老年人服药时，用吸管或汤匙给水，置药于老年人口内，再给水吞药，确认是否吞服；如遇拒绝服药老年人，要耐心解释，多沟通，解除思想顾虑，督促服药 5. 协助老年人擦净口周围，取舒适的体位 6. 服药后再次查对所服药物是否正确，记录 7. 指导准确服药：可借助分药盒、定制闹钟等途径指导老年人按时按量服药 8. 用药后观察药物疗效和不良反应，发现异常及时报告 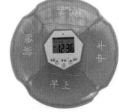 分药盒及闹钟 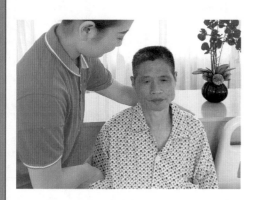 服药体位：坐位　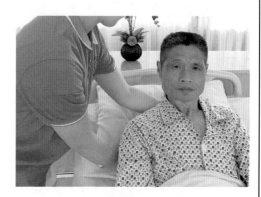 服药体位：半坐卧位 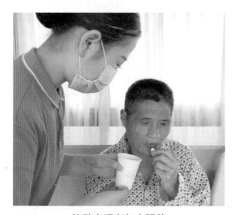 协助自理老年人服药　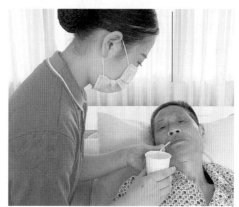 协助不能自理老年人服药
整理	整理物品，将物品放回原处，药杯洗净
记录	1. 记录老年人姓名、药名、剂量、给药时间、给药途径、不良反应以及给药者签名 2. 老年人未服药时，应及时报告并做记录

≫【任务评价】

【操作流程考核表】

项目	内　　容	分值	评分要求	自评	互评	教师评价
评估和沟通（10分）	1. 与老年人沟通交流，评估老年人的年龄、病情、意识状态、自理水平，了解有无影响服药的因素及用药需求	5	评估少1项扣1分			
	2. 解释服药的目的，取得老年人配合	5				
准备（10分）	1. 照护人员：着装整洁，洗净双手，操作时需戴口罩	2.5	缺1项用物扣0.5分，直至分值扣完			
	2. 老年人：理解、配合，取舒适体位	2.5				
	3. 环境：安静、整洁，通风良好	2.5				
	4. 物品准备：洗手液，药物、药杯、温开水、服药单	2.5				
实施（60分）	1. 核对医嘱，检查药品质量，携用物至老年人床旁	5				
	2. 核对老年人姓名，向老年人解释（服药时间、药物、服用方法，可能出现的不良反应及应对方法等）	10				
	3. 体位准备：取坐位或半坐卧位	5				
	4. 协助服药，确认是否吞服 （1）自理老年人：协助老年人先喝一口温水，将药放入口，再喝水约100毫升，将药物咽下 （2）不能自理老年人：协助老年人用吸管或汤匙给水，置药于老年人口内，再给水将药吞下	15				
	5. 协助老年人擦净口周围，取舒适的体位	5				
	6. 再次查对所服药物是否正确，做记录	10				
	7. 健康宣教：指导老年人准确服药	10				
整理用物（5分）	1. 整理物品，将物品放回原处	1.5				
	2. 药杯洗净	1.5				
	3. 洗手	2				
记录（5分）	1. 观察药物疗效及不良反应	3				
	2. 记录	2				
口述注意事项（5分）	1. 严格遵医嘱给药	2				
	2. 对拒绝服药老年人，要耐心解释，多沟通，解除思想顾虑，督促服药	1				
	3. 老年人未服药时，应及时报告并做记录	1				
	4. 用药后观察药物疗效和不良反应，发现异常及时报告、就诊	1				
整体评价（5分）	1. 老年人对所给予的解释和护理表示理解和满意	2	缺乏沟通技巧和人文关怀酌情扣分			
	2. 操作规范、安全，达到预期目标	3				

表头：班级：　　　姓名：　　　学号：　　　成绩：

》【任务小结】

【知识点、技能点学习索引及测试】

服药协助知识点、技能点学习索引及测试

	学习索引	学生自测
姓名：		班级：　　　　　　　学号：

	学习索引	学生自测
知识点	协助老年人 用药原则	协助老年人用药原则： 1. 2. 3. 4.
	老年人服药 照护方法	1. 2. 3. 4.
	老年人用药后 观察与常见 不良反应处理	1. 2. 3. 4.
技能点	实施 步骤	1. 2. 3. 4. 5. 6. 7. 8. 9. 10. 11. 12.
	操作注 意事项	1. 2. 3. 4.

》【任务习题】

一、A1/A2 型试题

1. 照护人员在协助老年人服药时，应注意核对，以下不属于核对内容的是（　　）

A. 老年人姓名

B. 给药途径

C. 药物名称

D. 药物剂量

E. 药物作用

2. 老年人服药照护方法不正确的是（　　）

A. 对神志不清有且吞咽障碍的老年人可以多喂水吞入

B. 对神志清楚且有吞咽障碍的老年人，经医生许可可研碎做成糊状物后再给予

C. 对有肢体功能障碍的老年人，帮助用健侧肢体服药，严重者送药到口

D. 对精神疾患、痴呆老年人，送药到口，张嘴确认咽下再离开

E. 注意观察老年人用药后的反应

3. 协助老年人服药不符合要求的是（　　）

A. 根据医嘱给药

B. 做好心理护理

C. 鼻饲患者暂缓发药

D. 老年人提出疑问须重新核对

E. 非自理老年人要喂服

二、A3/A4 型试题

（1～3 共用题干）罗奶奶，78 岁，患高血压多年，总是不记得按时服用降血压药，导致血压波动较大。

1. 分析罗奶奶未遵医嘱服药的原因是（　　）

A. 用药方案复杂

B. 药物剂型、规格、包装不当

C. 药物不良反应难以忍受

D. 记忆力下降

E. 药物吞咽困难

2. 指导罗奶奶服药时应特别注意（　　）

A. 劝其服药

B. 介绍药物的作用

C. 针对容易忘记服药这点，帮助老年人设置服药闹钟提醒

D. 解除思想顾虑

E. 介绍药物不良反应

3. 照护罗奶奶服药后应特别注意观察（　　）

A. 咳嗽的程度和伴随的症状

B. 血压值，注意有无头晕、乏力、晕厥等现象发生

C. 食欲，恶心、呕吐程度

D. 尿量、排尿次数、尿色

E. 心慌、出汗、嗜睡或者昏迷等低血糖症状

三、情景案例题

罗奶奶，69岁，患多种慢性疾病，遵医嘱需服用多种药物治疗，因记忆力不好，也看不清商标，总是漏服错服。今天早上照护人员在协助老年人服药时，罗奶奶发脾气，诉药物太多，吃不下，吃了太难受，没什么效果，拒绝吃药。

问题：

（1）分析罗奶奶不能遵医嘱服药的原因。

（2）照护人员该如何处理？

任务 2 雾化吸入

任务 2-1 照护老年人行超声波雾化吸入

》【任务导入】

任务描述

吕爷爷，67 岁，吸烟 30 余年，每日吸烟量 20 支左右，间断咳嗽、咳痰 5 年，3 天前受凉后出现咳嗽、咳痰，量多，黏稠不易咳出，精神食欲差，烦躁不安。医嘱予以庆大霉素 8 万单位 +α 糜蛋白酶 4000 单位 + 生理盐水 20 毫升，超声波雾化吸入治疗，一天 2 次。

任务目标

知识目标：

掌握超声波雾化吸入的方法，熟悉超声波雾化吸入注意事项，了解雾化吸入给药的目的。

技能目标：

掌握超声波雾化吸入操作，能指导并帮助老年人使用超声波雾化器进行治疗。

素质目标：

尊老敬老，以人为本；爱岗敬业，吃苦耐劳；遵章守法，自律奉献。

》【任务分析】

随着年龄的增长，老年人的呼吸系统器官功能出现退行性改变，加上免疫功能下降、季节变化等因素影响极易诱发呼吸系统疾病，出现咳嗽、咳痰、喘息以及呼吸困难等症状，而雾化吸入治疗作为一种简单易行、效果良好、不良反应小的治疗手段常常被医生采用，因此照护老年人进行雾化吸入是照护人员必备的一项技能。

一、雾化吸入概述

雾化吸入给药法是指应用雾化装置将药液分散成细小的雾滴并以气雾状喷出，经鼻、口吸入到呼吸道和肺部，从而达到治疗效果的给药方法。目前常用的雾化吸入法有超声波雾化吸入法、氧气雾化吸入法和压缩空气雾化吸入法等。

二、超声波雾化吸入器

超声波雾化吸入器及其配件如图 4-2 和图 4-3 所示，能将电能转化成超声波声能，将药液变成细微的气雾，随深而慢的吸气到达末支气管及肺泡，从而达到治疗目的。其特点是雾化液温暖舒适，雾滴小而均匀，雾量大小可调。

三、雾化吸入给药的目的

1. 预防、治疗呼吸道感染，消除炎症和水肿；

2. 控制支气管痉挛，通畅气道，改善通气功能；

3. 湿化气道，稀化痰液，祛痰。

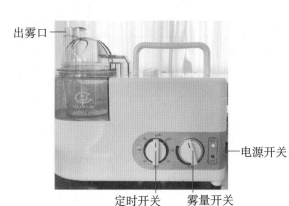

图 4-2 超声波雾化吸入器

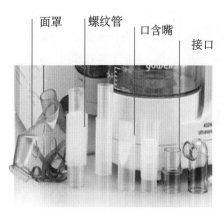

图 4-3 超声波雾化吸入器配件

四、雾化吸入常用药物

1. 抗生素：如庆大霉素、卡那霉素等；

2. 支气管解痉药物：如氨茶碱、舒喘灵等；

3. 稀化痰液、祛痰药物：糜蛋白酶、痰易净、沐舒坦等；

4. 减轻水肿药物：地塞米松等。

》【任务实施】

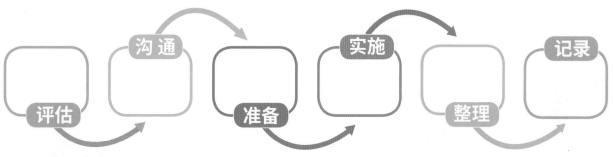

【实施流程】

评估	1. 与老年人沟通交流，评估老年人年龄、呼吸道状况、意识状态、合作程度 2. 解释雾化吸入的目的，取得老年人配合
	吕爷爷，67岁，咳痰，量多，黏稠不易咳出，精神食欲差，烦躁不安，能配合
沟通	雾化吸入的目的是消除炎症和水肿；解除支气管痉挛；稀化痰液帮助祛痰，改善通气功能
	指导老年人学会用嘴深吸气，呼气时用鼻子呼气，以利于药液的吸收

超声雾化吸入评估和沟通

准备	1. 照护人员：着装整洁，剪指甲、洗净双手，操作时戴口罩 2. 老年人：老年人理解、配合，取舒适体位 3. 环境：安静、整洁，通风良好，无干扰 4. 物品准备：毛巾、水壶、冷蒸馏水、超声波雾化器、无菌盘（内放纱布、20 毫升注射器、螺纹管、口含嘴）、医嘱雾化用药、洗手液 毛巾　无菌盘　　超声波雾化器　　水壶 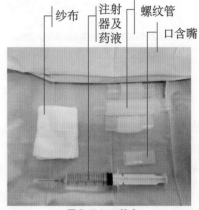 纱布　注射器及药液　螺纹管　口含嘴 雾化吸入物品准备　　　　　　雾化吸入无菌盘
实施	1. 雾化器水槽注入适量冷蒸馏水，浸没透声膜，水量在最高和最低水位之间 2. 雾化罐放入水槽中，严格遵医嘱抽取药液，将药液倒入雾化罐内，旋紧罐盖 3. 携物品至老年人旁，核对老年人姓名，帮助老年人取舒适体位（坐位或半坐卧位），毛巾围于颌下 4. 接通电源，指示灯亮，预热 3 分钟 水槽内加入足够的冷蒸馏水，使用过程中水温超过50℃，应调换冷蒸馏水 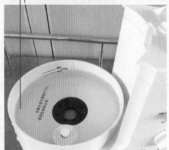 水槽内加冷蒸馏水 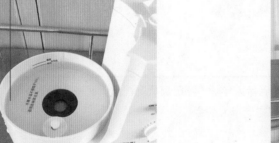 雾化罐内加药液 如果是连续使用超声雾化机，中间应间歇 30 分钟 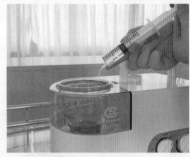 老年人雾化体位准备　　　　接通电源，预热 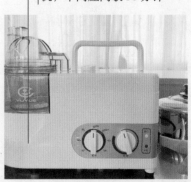

实施	5. 调节定时开关，设定雾化时间，一般为 15 ～ 20 分钟 6. 调节雾量大小 7. 将面罩罩住老年人口鼻或是放置好口含嘴，指导老年人用嘴深吸气，用鼻子呼气，以利于药液吸入 8. 雾化结束，取下面罩或口含嘴，先关雾化开关，再关电源开关 9. 协助老年人漱口，用毛巾擦干脸部，取舒适卧位，整理床单位 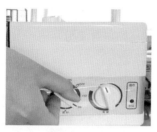 调节定时开关　　　　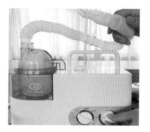 调节雾量大小 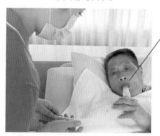 指导雾化吸入　　雾化过程中密切观察老年人反应，有痰时协助排出，告知如有不适时，及时通知照护人员 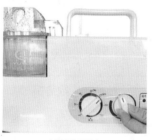 关雾化开关　　　　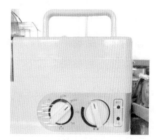 关电源开关
整理	1. 倒掉水槽的水，擦干、盖好罐盖 2. 将储药罐、口含嘴、螺纹管和面罩在消毒液内浸泡 30 分钟，洗净，晾干 口含嘴、螺纹管和面罩每次使用后均要消毒，专人专用　　操作和清洗时注意动作轻柔，保护透声膜和电晶片 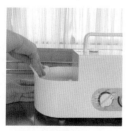 清理水槽　　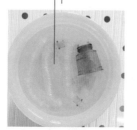 消毒用物图　　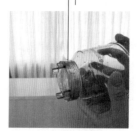 保护透声膜
记录	记录老年人姓名、雾化药物、雾化方式、雾化时间、雾化后反应，操作者签名

》【任务评价】

【操作流程考核表】

项目	内　　容	分值	评分要求	自评	互评	教师评价
评估和沟通（10分）	1. 与老年人沟通交流，评估老年人年龄、呼吸道状况、意识状态、合作程度	5	评估少1项扣1分			
	2. 解释雾化吸入的目的，取得老年人的配合	5				
准备（10分）	1. 照护人员：着装整洁，洗净双手，操作时戴口罩	2				
	2. 老年人：理解、配合，取舒适体位	2				
	3. 环境：安静、整洁，通风良好	2				
	4. 物品准备：毛巾、水壶、冷蒸馏水、超声雾化器、无菌盘（内放纱布、20毫升注射器、螺纹管、口含嘴）、医嘱雾化用药、洗手液	4	缺1项用物扣0.5分，直至分值扣完			
实施（60分）	1. 雾化器水槽注入适量冷蒸馏水，浸没透声膜，水量在最高和最低水位之间	5	水量过多过少扣全分			
	2. 核对医嘱，抽取药液，将药液倒入雾化罐内	5	未核对药物扣全分			
	3. 携物品至老年人旁，核对老年人姓名，帮助取舒适体位，毛巾围于颌下	5				
	4. 雾化器置入床头柜上，接通电源，打开开关，预热3分钟	5	未预热扣3分			
	5. 接好口含嘴或面罩，调节雾化时间，15～20分钟	6				
	6. 调节雾量，将面罩罩住老年人口鼻或是放置好口含嘴	6	雾量不合适酌情扣分			
	7. 指导老年人雾化吸入：用嘴深吸气，用鼻呼气	6				
	8. 观察雾化时反应，有痰时协助排出	6				
	9. 雾化结束，取下面罩或口含嘴	5				
	10. 先关雾化开关，再关电源开关	6				
	11. 漱口，擦净面部，取舒适卧位，整理床单位	5				
整理用物（5分）	1. 倒掉水槽的水，擦干、盖好罐盖	1.5				
	2. 将储药罐、口含嘴、螺纹管和面罩在消毒液内浸泡30分钟，洗净，晾干	1.5				
	3. 洗手	2				

项目	内　　容	分值	评分要求	自评	互评	教师评价
记录 (5分)	1. 观察老年人雾化后反应	3				
	2. 记录	2				
口述注意事项 (5分)	1. 严格查对制度	1				
	2. 水槽内加入足够的冷蒸馏水，使用过程中水温超过 50℃，应调换冷蒸馏水	1				
	3. 动作轻柔，保护透声膜和电晶片	1				
	4. 操作过程中注意观察老年人的反应，如老年人不适应立即停止	1				
	5. 口含嘴、螺纹管和面罩每次使用后均要消毒，专人专用	0.5				
	6. 连续使用超声雾化机应间歇 30 分钟	0.5				
整体评价 (5分)	1. 老年人对所给予的解释和护理表示理解和满意	2	缺乏沟通技巧和人文关怀酌情扣分			
	2. 操作规范、安全，达到预期目标	3				

》【任务小结】

【知识点、技能点学习索引及测试】

照护老年人行超声波雾化吸入知识点、技能点学习索引及测试

姓名：	班级：	学号：	
	学习索引	学生自测	
知识点	雾化吸入方法	雾化吸入的方法有：	
		雾化吸入的目的：	
	超声波雾化注意事项	查对内容：	
		水温控制要求：	
		装置处理要求：	
	常见药物及作用	常见药物：	
		1.	
		2.	
		3.	
技能点	操作前准备	1.	
		2.	
		3.	
		4	
	实施步骤	1.	
		2.	
		3.	
		4.	
		5.	
		6.	
		7.	
		8.	
		9.	
		10.	
		11.	
		12.	

》》【任务习题】

一、A1/A2 型试题

1. 为老年人稀释痰液做雾化吸入，药物首选（ ）

A. 卡那霉素

B. 地塞米松

C. α- 糜蛋白酶

D. 氨茶碱

E. 舒喘灵

2. 使用超声波雾化吸入器，水槽内应加（ ）

A. 冷蒸馏水

B. 自来水

C. 温水

D. 热水

E. 5% 葡萄糖溶液

3. 超声波雾化器在使用中，水槽内水温超过一定温度应调换冷蒸馏水，此温度是（ ）

A. 30℃

B. 40℃

C. 50℃

D. 60℃

E. 70℃

二、A3/A4 型试题

（1～3 题共用题干）刘奶奶，72 岁，上呼吸道感染 3 天，咳嗽、咳黏痰。医嘱予以庆大霉素 8 万单位 +α糜蛋白酶 4000 单位 + 生理盐水 20 毫升超声雾化吸入，一天 2 次。

1. 使用庆大霉素雾化的目的是（ ）

A. 减轻水肿

B. 抗炎

C. 祛痰

D. 解痉

E. 湿化气道

2. 照护老年人做超声雾化吸入时，以下注意事项哪项是正确的（ ）

A. 水槽内加温水

B. 药液用温水稀释后加入雾化罐

C. 先开雾化开关，再开电源开关

D. 停用时先关电源开关

E. 清洗雾化罐时动作轻柔，保护透声膜

3. 照护老年人做超声雾化吸入时，不正确的操作是（ ）

A. 注意查对老年人的姓名、药名、浓度和剂量

B. 操作前检查各连接部件有无松动、脱落

C. 口含嘴专人使用，用后清水冲洗待干备用

D. 正确控制水温

E. 连续使用超声雾化机应间歇 30 分钟

任务 2-2 照护老年人行氧气雾化吸入

》【任务导入】

任务描述

刘爷爷，72 岁，患慢性支气管炎 20 余年，近期又发作，出现咳嗽、咳痰、喘息，精神状态较差。医嘱予以庆大霉素 8 万单位 +α 糜蛋白酶 4000 单位 + 生理盐水 5 毫升，氧气雾化吸入治疗，一天 2 次。

任务目标

知识目标：

掌握氧气雾化吸入的方法，熟悉氧气雾化吸入注意事项。

技能目标：

掌握氧气雾化吸入操作，能指导并帮助老年人进行氧气雾化吸入治疗。

素质目标：

尊老敬老，以人为本；爱岗敬业，吃苦耐劳；遵章守法，自律奉献。

》【任务分析】

氧气雾化吸入法是利用高速氧气气流使药液形成雾状，经鼻、口吸入呼吸道和肺部，达到治疗目的。其特点是药液直接到达终末支气管和肺泡，起效快，效果好，药量少，不良反应小，尤其适用于老年人和儿童，因此照护老年人进行雾化吸入是照护人员必备的一项技能。

》【任务实施】

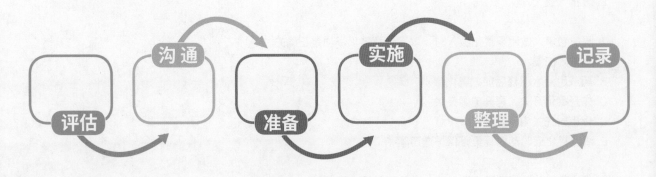

评估 → 沟通 → 准备 → 实施 → 整理 → 记录

【实施流程】

评估	1. 与老年人沟通交流，评估老年人年龄、呼吸道状况、意识状态、合作程度 2. 解释雾化吸入的目的，取得老年人的配合

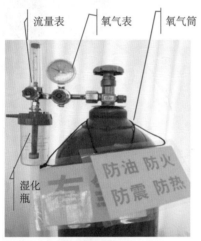

刘爷爷，72岁，咳嗽、咳痰、喘息，精神状态较差，能配合

雾化吸入的目的是消除炎症和水肿；解除支气管痉挛；稀化痰液帮助祛痰，改善通气功能

指导老年人学会用嘴深吸气，呼气时用鼻子呼气，以利于药液吸收

氧气雾化吸入评估和沟通

沟通	

准备	1. 照护人员：着装整洁，剪指甲、洗净双手，操作时戴口罩 2. 老年人：老年人理解、配合，取舒适体位 3. 环境：安静、整洁，温湿度适宜，无易燃易爆物品，禁止明火 4. 物品准备：氧气雾化吸入器1套（专人专用）、氧气瓶或管道氧气装置、注射器、医嘱用药、毛巾、洗手液

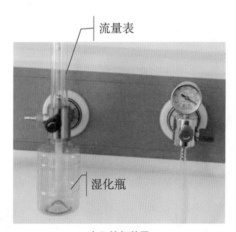

流量表　氧气表　氧气筒

湿化瓶

氧气筒给氧装置

流量表

湿化瓶

中心给氧装置

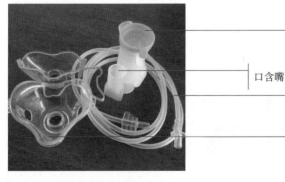

雾化杯及湿化杯

口含嘴

连接管

面罩

氧气雾化吸入器及配件

实施	1. 携物品至老年人旁，核对老年人姓名 2. 协助老年人取坐位或半坐卧位，毛巾围于颌下 3. 核对医嘱，正确配置药液，注入氧气雾化器内 4. 连接雾化器和给氧装置，检查氧气雾化吸入装置是否完好，检查管道有无漏气 5. 打开氧气开关，调节氧气流量为 6～8 升 / 分钟 6. 指导老年人手持雾化器，深吸气，呼气时拿开面罩，如此反复，直至药液全部喷完 7. 雾化时间结束，取下面罩或口含嘴，关闭氧气开关和流量开关 8. 协助老年人漱口，用毛巾擦脸，取舒适卧位，整理床单位 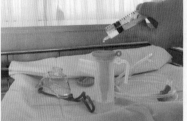 氧气雾化器内加药液 氧气湿化瓶内不放水，以防液体进入雾化器内稀释药液，降低药液的浓度和疗效 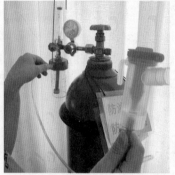 连接雾化器和给氧装置 使用氧气时应注意易燃易爆物品，严禁吸烟 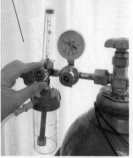 打开氧气开关，调节氧流量 雾化过程中随时观察老年人呼吸情况，及时协助排痰，发现异常立即停止雾化 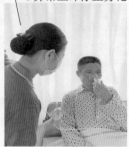 指导老年人雾化 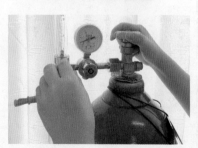 关闭流量开关和氧气开关
整理	整理用物，将氧气雾化器、连接管在消毒液内浸泡 30 分钟，洗净，晾干，洗手
记录	记录老年人姓名、雾化药物、雾化方式、雾化时间、雾化后反应，操作者签名

》》【任务评价】

【操作流程考核表】

项目	内　　容	分值	评分要求	自评	互评	教师评价
	班级：　　　　姓名：　　　　学号：　　　　成绩：					
评估和沟通（10分）	1. 与老年人沟通交流，评估老年人年龄、呼吸道状况、意识状态、合作程度	5	评估少1项扣1分			
	2. 解释雾化吸入的目的，取得老年人的配合	5				
准备（10分）	1. 照护人员：着装整洁，洗净双手，操作时戴口罩	2				
	2. 老年人：理解、配合，取舒适体位	2				
	3. 安静、整洁，温湿度适宜，无易燃易爆物品，禁止明火	2				
	4. 物品准备：氧气雾化吸入器1套、氧气瓶或管道氧气装置、10毫升注射器、医嘱用药、毛巾、洗手液	4	缺一项用物扣0.5分，直至分值扣完			
实施（60分）	1. 携物品至老年人旁，核对老年人姓名	6				
	2. 协助老年人取坐位或半坐卧位，毛巾围于颌下	6				
	3. 核对医嘱，正确配置药液，注入氧气雾化器内	7	未核对药物扣全分			
	4. 检查氧气雾化吸入装置是否完好，连接雾化器和给氧装置，检查管道有无漏气	7				
	5. 打开氧气开关和流量开关，调节氧气流量6～8升/分钟，氧气湿化瓶内不放水	7				
	6. 指导老年人手持雾化器，深吸气，呼气时拿开面罩，如此反复，直至药液全部喷完	7				
	7. 雾化过程中观察老年人的呼吸情况，及时协助排痰，发现异常立即停止雾化	7				
	8. 雾化时间结束，取下面罩或口含嘴，先关氧气开关，再关流量开关	7				
	9. 协助老年人漱口，用毛巾擦干脸部，取舒适卧位，整理床单位	6				
整理用物（5分）	1. 整理用物	1.5				
	2. 将氧气雾化器、连接管在消毒液内浸泡30分钟，洗净，晾干	1.5				
	3. 洗手	2				
记录（5分）	1. 观察老年人雾化后反应	3				
	2. 记录	2				
口述注意事项（5分）	1. 严格查对制度	1				
	2. 雾化器专人专用	1				
	3. 使用前检查氧气雾化吸入器与氧气装置连接是否完好，有无漏气	0.5				
	4. 氧气湿化瓶内勿放水，以防液体进入雾化器内稀释药液，降低药液的浓度和疗效	0.5				
	5. 雾化吸入过程中注意易燃易爆物品，严禁吸烟	1				
	6. 操作过程中注意观察老年人的反应，如老年人不适应立即停止	1				
整体评价（5分）	1. 老年人对所给予的解释和护理表示理解和满意	2	缺乏沟通技巧和人文关怀酌情扣分			
	2. 操作规范、安全，达到预期目标	3				

≫【任务小结】

【知识点、技能点学习索引及测试】

照护老年人行氧气雾化吸入知识点、技能点学习索引及测试

姓名：		班级：	学号：
学习索引		学生自测	
知识点	雾化吸入方法	雾化吸入的方法：	
		雾化吸入的目的：	
	氧气雾化注意事项	查对内容：	
		水温控制要求：	
		装置处理要求：	
		用物处理要求：	
	常见药物及作用	常见药物及作用： 1. 2.	
技能点	操作前准备	1.	
		2.	
		3.	
		4.	
	实施步骤	1.	
		2.	
		3.	
		4.	
		5.	
		6.	
		7.	
		8.	
		9.	
		10.	

》》【任务习题】

1. 氧气雾化吸入，氧流量应调节为（　）

A.0.5 升 / 分钟

B.1 ～ 2 升 / 分钟

C.2 ～ 4 升 / 分钟

D.5 ～ 6 升 / 分钟

E.6 ～ 8 升 / 分钟

2. 协助老年人使用口含嘴式氧气雾化吸入时，正确的做法是（　）

A. 氧气湿化瓶内少量放水

B. 调节至氧气流量 4 升 / 分钟

C. 张开口唇深吸雾化药液

D. 用鼻子呼气

E. 如老年人雾化过程中感觉疲劳，鼓励其坚持

3. 为老年人作雾化吸入，为缓解支气管痉挛，下列药物首选（　）

A. 卡那霉素

B. 地塞米松

C. α- 糜蛋白酶

D. 氨茶碱

E. 舒喘灵

任务 3 外用药使用

任务 3-1 照护老年人使用滴眼剂

》【任务导入】

任务描述

吴爷爷，77 岁，昨天起眼睛开始发红、痒、痛、畏光、流眼泪，医生诊断为结膜炎，予以左氧氟沙星滴眼液滴眼，一次 1～2 滴，一天 3 次。

任务目标

知识目标：

熟悉眼部外用药，掌握眼部外用药的使用方法和注意事项。

技能目标：

掌握眼部外用药使用操作，能帮助老年人使用滴眼剂、眼药膏。

素质目标：

尊老敬老，以人为本；爱岗敬业，吃苦耐劳；遵章守法，自律奉献。

》【任务分析】

外用给药是指以贴、涂、洗、擦、敷等方式作用于皮肤或五官，经局部吸收，发挥药物作用的给药方法。常见的外用药有皮肤用药、滴耳剂、滴鼻剂、滴眼剂、腔道用药等类型。老年人常患有眼、耳、鼻疾患，因此照护老年人使用外用药是照护人员必备的一项技能。

一、使用外用药的基本要求

1. 外用药均为灭菌制剂，保存时应盖紧药瓶，置于通风、阴凉处。

2. 操作前注意手卫生，按规范洗手，必要时戴医用手套。

3. 遵医嘱用药，认真核对姓名、药名、用法、给药途径、给药时间、药品质量和有效期。若药物污染或变质，严禁使用。

4. 用药前，指导老年人配合方法。

5. 用药时，注意药剂开口不要触及老年人身体或非无菌物品，以免污染药物。

6. 数种药同时使用时，中间须间隔 5～10 分钟。

7. 用药后观察用药局部及全身反应。

二、滴眼剂

滴眼剂是指供滴眼用的药物制剂，眼膏和眼用凝胶也属于这一范畴。为了增加眼部用药与眼的接触时间，可选用眼膏或眼用凝胶。在角膜受损时用眼膏可起到润滑和衬垫作用，缓解眼部的刺激。

》【任务实施】

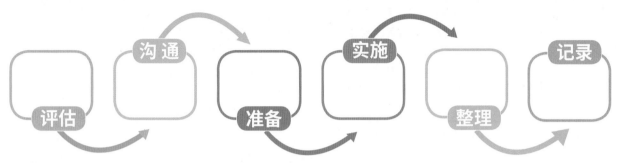

【实施流程】

评估 沟通	1. 与老年人沟通交流，评估老年人年龄、身体及患眼状况、意识状态、合作程度 2. 解释滴眼药剂的目的，取得老年人的配合 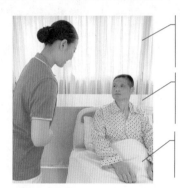 吴爷爷，77岁，眼睛发红、痒、痛、畏光、流眼泪、诊断为结膜炎。神志清楚，能配合 滴眼药水的目的是局部使用抗炎药，治疗眼部感染，缓解眼部症状 指导老人配合做眼睛上看、下看、闭眼、转动眼球等动作 照护老年人使用滴眼药评估和沟通
准备	1. 照护人员：着装整洁，剪指甲、洗净双手，戴口罩 2. 老年人：理解、配合，取舒适体位 3. 环境：安静、整洁，通风良好 4. 物品准备：洗手液、给药单、治疗盘内放眼药水或眼药膏、消毒棉球或棉签、污物桶 洗手液　给药单　眼药水　棉球　棉签 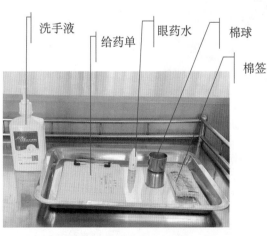 照护老年人使用滴眼剂用物准备

实施	1. 检查核对：核对老年人姓名、药品名称、给药途径、用法、给药时间、药品质量和有效期，确认是左眼、右眼还是双眼用药 2. 帮助老年人取坐位或仰卧位 3. 清洁眼部：先用棉签拭净眼部分泌物，嘱老年人头略后仰，眼往上看；打开瓶盖；瓶盖内面或侧面朝上 4. 悬滴药液：照护人员左手（或用干净棉签）向下轻轻拉下眼睑并固定，右手持眼药水瓶、摇匀，距眼 2～3 厘米，将眼药水滴入下结膜内 1～2 滴，轻提上眼睑，使结膜囊内充盈药液 5. 涂眼药膏：左手（或用干净棉签）向下轻轻拉下眼睑并固定，右手垂直向下挤少许药膏呈细直线状，从外眼角方向顺眼裂水平挤在下睑结膜与眼球结膜交界处，即下穹隆，先使下睑恢复原位，再轻提上眼睑，使结膜囊内充盈药膏 6. 嘱老年人闭上眼睛，轻轻转动眼球，用干净棉签为老年人拭去眼部外溢药剂，棉签放入污物桶 7. 询问、观察老年人有无不适 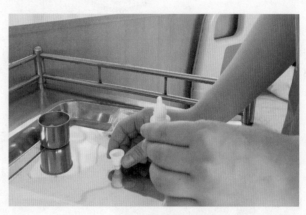 打开瓶盖 使用眼药水前应先混匀药液；上药动作应轻柔，避免损伤黏膜；防止交叉感染，双眼都用药时，应先健侧眼、后患侧眼；先病情较轻侧、后病情较重侧　　白天宜用滴眼剂，眼膏宜临睡前涂敷，不影响生活且药物附着眼壁时间长，可维持有效浓度 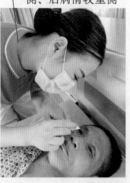　　　　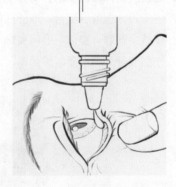 悬滴药液　　　　　　　　　　　涂眼药膏
整理	1. 整理用物，清理污物 2. 洗净双手
记录	记录老年人姓名、药物名称、给药方式、给药剂量、时间、用药后反应，操作者签名

》【任务评价】

【操作流程考核表】

项目	内　容	分值	评分要求	自评	互评	教师评价
班级：　　　姓名：　　　学号：　　　成绩：						
评估和沟通（10分）	1. 与老年人沟通交流，评估老年人年龄、身体及患眼状况、意识状态、合作程度	5	评估少1项扣1分			
	2. 解释滴眼药水的目的，取得老年人的配合	5				
准备（10分）	1. 照护人员：着装整洁，剪指甲，洗净双手，戴口罩	2				
	2. 老年人：理解、配合，取舒适卧位	2				
	3. 环境：安静、整洁，通风良好	2				
	4. 物品准备：给药单、治疗盘内放眼药水或眼药膏、消毒棉球或棉签、污物杯	4	缺一项用物扣0.5分，直至分值扣完			
实施（60分）	1. 携物品至老年人旁，检查核对：核对老年人姓名、药品名称、给药途径、用法、给药时间、药品质量和有效期，确认是左眼、右眼还是双眼用药	6	未核对药物扣全分			
	2. 帮助老年人取坐位或仰卧位	6				
	3. 清洁眼部：先用棉签拭净眼部分泌物，嘱老年人头略后仰，眼往上看	6				
	4. 打开瓶盖：将瓶盖侧面或瓶盖口向上，放置于一张干净纸上或器皿上	6				
	5. 悬滴药液或涂眼膏（1）滴眼药水：照护人员左手（或用干净棉签）向下轻轻拉下眼睑并固定，右手持眼药水瓶、摇匀，距眼2～3厘米，将眼药水滴入下结膜内1～2滴；轻提上眼睑，使结膜囊内充盈药液（2）涂眼药膏：照护人员左手（或用干净棉签）向下轻轻拉下眼睑并固定，右手垂直向下挤少许药膏呈细直线状，从外眼角方向顺眼裂水平挤在下睑结膜与眼球结膜交界处，即下穹隆，先使下睑恢复原位，再轻提上眼睑，使结膜囊内充盈药膏	20				
	6. 嘱老年人闭上眼睛，轻轻转动眼球，用干净棉签为老年人拭去眼部外溢药剂，棉签放入污物桶	8				
	7. 询问、观察老年人有无不适	8				
整理用物（5分）	1. 整理用物，清理污物	2.5				
	2. 洗净双手	2.5				
记录（5分）	1. 观察药物疗效和不良反应	3				
	2. 记录	2				

项目	内　　容	分值	评分要求	自评	互评	教师评价
口述注意事项（5分）	1. 严格查对制度	1				
	2. 白天宜用滴眼剂，眼膏宜临睡前涂敷	1				
	3. 使用眼药水前应先混匀药液	1				
	4. 上药动作应轻柔，避免损伤黏膜	1				
	5. 防止交叉感染，双眼都用药时，应先健侧眼、后患侧眼；先病情较轻侧、后病情较重侧	1				
整体评价（5分）	1. 老年人对所给予的解释和护理表示理解和满意	2	缺乏沟通技巧和人文关怀酌情扣分			
	2. 操作规范、安全，达到预期目标	3				

》【任务小结】

【知识点、技能点学习索引及测试】

照护老年人使用滴眼剂知识点、技能点学习索引及测试

姓名：		班级：	学号：
	学习索引	学生自测	
知识点	眼部外用药种类	1.	
		2.	
		3.	
	眼部外用药使用要求		
技能点	实施步骤	1.	
		2.	
		3.	
		4.	
		5.	
		6.	
		7.	
		8.	
		9.	
		10.	
		11.	
		12.	
	操作注意事项	1.	
		2.	
		3.	
		4.	

≫【任务习题】

一、A1/A2 型试题

1. 照护老年人使用滴眼药，为防止双眼交叉感染，应采取的措施是（ ）

A. 核对评估

B. 应先健侧眼

C. 先患侧眼

D. 先病情较重侧

E. 无所谓哪侧

2. 照护人员帮老年人滴眼药水时，操作错误的是（ ）

A. 先用棉签拭净眼部分泌物

B. 让老年人头略后仰，眼往上看

C. 左手拇指和食指将上下眼睑轻轻分开并固定

D. 将眼药水滴入后，让老年人睁开眼睛

E. 观察滴药后的反应

二、A3/A4 型试题样例

（1～3 题共用题干）范奶奶，82 岁，眼睛红、肿、痒、痛、畏光、流眼泪，医生诊断为结膜炎，嘱左氧氟沙星滴眼液滴眼，一次 1～2 滴，一天 3 次。

1. 该药物的保存方法不正确的是（ ）

A. 用后盖紧药瓶

B. 置于光线充足处保存

C. 注意不要打湿标签

D. 药剂开口不要触及其他物品，以免污染

E. 注意不要超过有效期使用

2. 照护人员在帮助范奶奶使用眼药水之前应仔细核对，以下哪项不是核对的内容（ ）

A. 老年人姓名

B. 药物不良反应

C. 药品名称

D. 有效期

E. 左眼、右眼还是双眼用药

3. 以下照护措施中不正确的是（ ）

A. 协助老年人取仰卧位或坐位

B. 棉签拭净眼部分泌物

C. 打开药物瓶盖，将瓶盖口向下放在桌子上

D. 干净棉签轻轻拉下眼睑并固定

E. 右手持眼药水瓶，距眼 2～3 厘米，将眼药水滴入下结膜内 1～2 滴

三、情景方案设计题

黄奶奶，63 岁，双眼感染，现右眼红肿、畏光、视物模糊，医嘱予以红霉素眼膏睡前使用。

（1）请制订一份操作流程图。

（2）请完成一份操作注意事项说明。

任务 3-2 照护老年人使用滴鼻剂

》【任务导入】

任务描述

王爷爷，62岁，有近10年过敏性鼻炎史。前天鼻炎再次发作，鼻痒、鼻塞、流鼻涕、头痛，医嘱予以富马酸酮替芬滴鼻液滴鼻，一次2滴，一日3次。

任务目标

知识目标：

熟悉鼻部外用药，掌握鼻部外用药的使用方法和注意事项。

技能目标：

掌握鼻部外用药使用操作，能帮助老年人使用滴鼻剂。

素质目标：

尊老敬老，以人为本；爱岗敬业，吃苦耐劳；遵章守法，自律奉献。

》【任务分析】

滴鼻剂是在鼻腔内使用，经鼻黏膜吸收而发挥局部和全身作用的制剂，常见的滴鼻剂有滴剂和喷雾剂。老年人鼻腔的老化使其更容易患鼻部疾病，照护人员应该掌握照护老年人使用滴鼻药的操作技术，更好地为老年人服务。

》【任务实施】

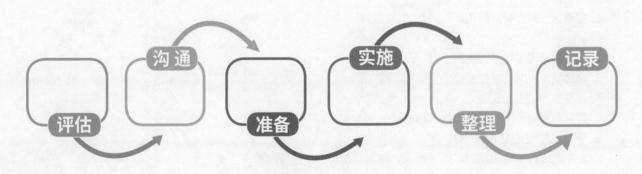

【实施流程】

评估	1. 与老年人沟通交流，评估老年人年龄、身体及鼻部状况、意识状态、合作程度 2. 解释滴鼻剂的目的，取得老年人的配合 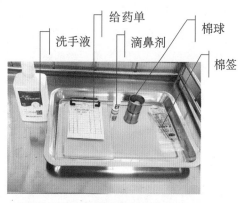 王爷爷，62岁，过敏性鼻炎，鼻痒、鼻塞、流鼻涕、头痛，神志清楚，能配合
沟通	使用滴鼻剂的目的是局部使用药物，经鼻黏膜吸收而发挥局部和全身作用，治疗疾病，缓解症状 指导王爷爷操作中的体位配合 照护老年人使用滴鼻剂评估和沟通
准备	1. 照护人员：着装整洁，剪指甲、洗净双手，戴口罩 2. 老年人：理解、配合，取舒适体位 3. 环境：安静、整洁，通风良好 4. 物品准备：洗手液、给药单、滴鼻剂、消毒棉球或棉签、污物桶 给药单　棉球 洗手液　滴鼻剂　棉签 照护老年人使用滴鼻剂的用物准备
实施	1. 检查核对：携用物至老年人身旁，核对老年人姓名、药品名称、给药途径、用法、给药时间、药品质量和有效期，确认是左鼻腔、右鼻腔还是双侧鼻腔用药 2. 帮助老年人取仰卧位 3. 清洁鼻腔：滴药前，照护人员先协助老年人将鼻涕等分泌物排出，并擦拭干净，鼻腔内如有干痂，先用温盐水清洗浸泡，待干痂变软取出后再滴药 4. 滴入鼻腔：协助老年人平卧位头尽量向后仰，嘱咐老年人先吸气，滴入药液2滴（或遵医嘱），瓶口不要碰到鼻黏膜 5. 轻揉鼻翼：轻轻地揉按鼻翼两侧，使药液能均匀地渗到鼻黏膜上 6. 询问、观察老年人有无不适 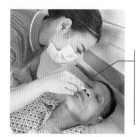 滴药后保持仰位1～2分钟，有利于药物吸收；如果药液流入口腔，可将其吐出 滴入鼻剂
整理	1. 整理用物，清理污物 2. 洗净双手
记录	记录老年人姓名、药物名称、剂量、用法、时间、用药后反应，操作者签名

≫【任务评价】

【操作流程考核表】

项目	内　容	分值	评分要求	自评	互评	教师评价
评估和沟通（10分）	1. 与老年人沟通交流，评估老年人年龄、身体及鼻部状况、意识状态、合作程度	5	评估少1项扣1分			
	2. 解释滴鼻剂的目的，取得老年人的配合	5				
准备（10分）	1. 照护人员：着装整洁，剪指甲、洗净双手，戴口罩	2	未洗手、戴口罩各扣0.5分			
	2. 老年人：理解、配合，舒适体位	2				
	3. 环境：安静、整洁，通风良好	2				
	4. 物品准备：给药单、滴鼻剂、消毒棉球或棉签、污物桶、洗手液	4	缺一项扣0.5分，直至分扣完			
实施（60分）	1. 携物品至老年人旁，核对姓名、药品名称、给药途径、用法、给药时间、药品质量和有效期，确认是左鼻腔、右鼻腔还是双侧鼻腔用药，解释用药目的	8	未核对姓名和药物扣全分			
	2. 帮助老年人取仰卧位	6				
	3. 清洁鼻腔：协助老年人将鼻涕等分泌物排出，并擦拭干净	8				
	4. 滴入鼻剂：协助老年人平卧位，头尽量后仰，嘱咐老年人先吸气，滴入药液2～3滴，瓶口不要碰到鼻黏膜	20	药水滴入过多或过少扣5分			
	5. 轻揉鼻翼：轻轻地揉按鼻翼两侧，使药液能均匀地渗到鼻黏膜上	10				
	6. 询问、观察老年人有无不适	8				
整理用物（5分）	1. 整理用物，清理污物	2.5				
	2. 洗净双手	2.5				
记录（5分）	1. 观察药物疗效和不良反应	3				
	2. 记录	2				
口述注意事项（5分）	1. 鼻腔内如有干痂，先用温盐水清洗浸泡，待干痂变软取出后再滴药	2				
	2. 滴药后保持仰位1～2分钟，有利于药物吸收	2				
	3. 如果药液流入口腔，可将其吐出	1				
整体评价（5分）	1. 老年人对所给予的解释和护理表示理解和满意	2	缺乏沟通技巧和人文关怀酌情扣分			
	2. 操作规范、安全，达到预期目标	3				

班级：　　　　姓名：　　　　学号：　　　　成绩：

≫【任务小结】

【知识点、技能点学习索引及测试】

照护老年人使用滴鼻剂知识点、技能点学习索引及测试

	姓名:	班级:	学号:
	学习索引	学生自测	
知识点	鼻部外用药种类	1.	
		2.	
	外用药使用要求	鼻部外用药使用要求	
技能点	实施步骤	操作步骤 1.	
		2.	
		3.	
		4.	
		5.	
		6.	
		7.	
		8.	
		9.	
	操作注意事项	1.	
		2.	
		3.	

≫【任务习题】

1. 照护老年人使用滴鼻剂时，下列正确的操作是（　）

A. 帮助老年人取侧卧位

B. 滴药时头尽量向后仰

C. 趁呼气时滴入

D. 瓶口紧贴鼻黏膜

E. 滴入药液 5 ～ 10 滴

2. 照护老年人使用滴鼻剂的操作注意事项中，不对的是（　）

A. 遵医嘱用药

B. 鼻腔内如有干痂，先用温盐水清洗浸泡

C. 滴药后保持仰位 10 分钟，有利于药物吸收

D. 如果药液流入口腔，可将其吐出

E. 观察老年人的反应

3. 照护老年人使用滴鼻剂时，有助于药物吸收的措施不包括（　）

A. 用药前清洁鼻腔

B. 准确滴入药物 1 ～ 2 滴

C. 滴药后轻轻揉按鼻翼两侧

D. 用药后保持头后仰位 1 ～ 2 分钟

E. 吐出由鼻腔流入口腔的药液

任务 3-3 照护老年人使用滴耳剂

》【任务导入】

任务描述

吴爷爷，65 岁，近几日诉右耳耳鸣、耳痛，有淡黄色分泌物流出，医嘱予以氧氟沙星滴耳液滴耳，一次 5～10 滴，一日 3 次。

任务目标

知识目标：

熟悉耳部外用药，掌握耳部外用药的使用方法和注意事项。

技能目标：

掌握耳部外用药使用操作，能帮助老年人使用滴耳液。

素质目标：

尊老敬老，以人为本；爱岗敬业，吃苦耐劳；遵章守法，自律奉献。

》【任务分析】

滴耳剂是用于耳道内的液体药剂，主要用于治疗耳道感染或局部疾患。老年人免疫力低下，容易发生耳部感染，照护人员需掌握照护老年人使用滴耳剂的操作技术，更好地为老年人服务。

》【任务实施】

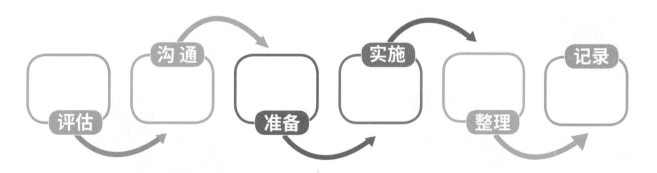

【实施流程】

评估	1. 与老年人沟通交流，评估老年人年龄、身体及耳部状况、意识状态、合作程度 2. 解释滴耳剂的目的，取得老年人的配合 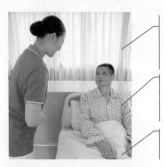 吴爷爷，65岁，右耳耳鸣、耳痛，有淡黄色分泌物，神志清楚，能配合 使用滴耳药的目的是局部使用药物，经吸收而发挥局部作用，治疗疾病，缓解症状 指导老年人滴耳液过程中体位配合
沟通	照护老年人使用滴耳药评估和沟通
准备	1. 照护人员：着装整洁、剪指甲、洗净双手、戴口罩 2. 老年人：理解、配合，舒适体位 3. 环境：安静、整洁，通风良好 4. 物品准备：洗手液、给药单、滴耳液、消毒棉球或棉签、污物桶 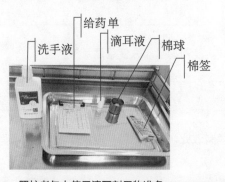 给药单　滴耳液　棉球 洗手液　　　　　棉签 照护老年人使用滴耳剂用物准备
实施	1. 严格遵医嘱用药，核对老年人姓名、药品名称、给药途径、用法、给药时间、药品质量和有效期，确认是左耳、右耳还是双侧耳用药 2. 帮助老年人取坐位或半坐卧位，头偏向一侧，患侧耳在上，健侧耳在下 3. 清洁耳道：照护人员用棉签将耳道分泌物反复清洗至干净，用干棉签擦干 4. 滴入药液：左手轻轻牵拉老年人耳廓后上方，使耳道变直，右手持药瓶，掌根轻靠耳旁，沿耳道后壁滴5～10滴（或遵医嘱）药液入耳道 5. 轻揉耳廓：轻轻压住耳屏，使得药液充分进入中耳，或用消毒棉球塞入外耳道口，以避免药液流出 6. 询问、观察老年人有无不适 老年人如有耳聋、耳道不通或耳膜穿孔时，不应使用滴耳剂，需询问医生　　　滴药后嘱老年人保持原体位1～2分钟，以利于药物吸收 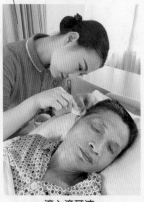 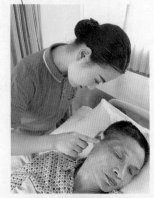 滴入滴耳液　　　　　　　　　轻揉耳廓

整理	1. 整理用物，清理污物 2. 洗净双手
记录	记录老年人姓名、药物名称、剂量、用法、时间、用药后反应，操作者签名

》》【任务评价】

【操作流程考核表】

<table>
<tr><td colspan="4" style="text-align:left">班级：　　　　　　姓名：　　　　　　学号：　　　　　　成绩：</td><td></td><td></td><td></td></tr>
<tr><td>项目</td><td>内　容</td><td>分值</td><td>评分要求</td><td>自评</td><td>互评</td><td>教师评价</td></tr>
<tr><td rowspan="2">评估和沟通
(10分)</td><td>1. 与老年人沟通交流，评估老年人年龄、身体及耳部状况、意识状态、合作程度</td><td>5</td><td rowspan="2">评估少1项扣1分</td><td></td><td></td><td></td></tr>
<tr><td>2. 解释滴耳剂目的，取得老年人的配合</td><td>5</td><td></td><td></td><td></td></tr>
<tr><td rowspan="4">准备
(10分)</td><td>1. 照护人员：着装整洁，剪指甲，洗净双手，戴口罩</td><td>2</td><td>未洗手、戴口罩各扣0.5分</td><td></td><td></td><td></td></tr>
<tr><td>2. 老年人：理解、配合，舒适体位</td><td>2</td><td></td><td></td><td></td><td></td></tr>
<tr><td>3. 环境：安静、整洁，通风良好</td><td>2</td><td></td><td></td><td></td><td></td></tr>
<tr><td>4. 物品准备：给药单、滴耳液、消毒棉球或棉签、污物桶、洗手液</td><td>4</td><td>缺1项用物扣0.5分，直至分值扣完</td><td></td><td></td><td></td></tr>
<tr><td rowspan="6">实施
(60分)</td><td>1. 携物品至老年人旁，核对老年人姓名、药品名称、给药途径、用法、给药时间、药品质量和有效期，确认是左耳、右耳还是双侧耳用药</td><td>8</td><td>未核对姓名、药物扣全分</td><td></td><td></td><td></td></tr>
<tr><td>2. 帮助老年人取坐位或半坐卧位，头偏向一侧，患侧耳在上，健侧耳在下</td><td>8</td><td>未协助老年人取合适体位扣4分，老年人滴耳药时，患侧在下滴药水扣4分</td><td></td><td></td><td></td></tr>
<tr><td>3. 清洁耳道：用棉签将耳道分泌物反复清洗至干净，用干棉签擦干</td><td>8</td><td></td><td></td><td></td><td></td></tr>
<tr><td>4. 滴入滴耳液：左手轻轻牵拉老年人耳廓后上方，使耳道变直，右手持药瓶，掌根轻靠耳旁，沿耳道后壁滴5～10滴（或遵医嘱）药液入耳道</td><td>20</td><td>未将耳廓向后上方牵拉扣5分，耳道未变直扣5分，药水滴入过多或过少扣5分</td><td></td><td></td><td></td></tr>
<tr><td>5. 轻揉耳廓：轻轻压住耳屏，使得药液充分进入中耳，或用消毒棉球塞入外耳道口，以避免药液流出</td><td>8</td><td></td><td></td><td></td><td></td></tr>
<tr><td>6. 询问、观察老年人有无不适</td><td>8</td><td></td><td></td><td></td><td></td></tr>
<tr><td rowspan="2">整理用物
(5分)</td><td>1. 整理用物，清理污物</td><td>2.5</td><td></td><td></td><td></td><td></td></tr>
<tr><td>2. 洗净双手</td><td>2.5</td><td></td><td></td><td></td><td></td></tr>
<tr><td rowspan="2">记录
(5分)</td><td>1. 观察药物疗效和不良反应</td><td>3</td><td></td><td></td><td></td><td></td></tr>
<tr><td>2. 记录</td><td>2</td><td></td><td></td><td></td><td></td></tr>
<tr><td rowspan="3">口述注意事项
(5分)</td><td>1. 仔细核对瓶签，防止差错，检查药水有无过期、变色、浑浊、沉淀</td><td>2</td><td></td><td></td><td></td><td></td></tr>
<tr><td>2. 为老年人滴耳药前应洗净双手，防止交叉感染</td><td>1</td><td></td><td></td><td></td><td></td></tr>
<tr><td>3. 老年人如有耳聋、耳道不通或耳膜穿孔时，不应使用滴耳剂，需询问医生</td><td>2</td><td></td><td></td><td></td><td></td></tr>
<tr><td rowspan="2">整体评价
(5分)</td><td>1. 老年人对所给予的解释和护理表示理解和满意</td><td>2</td><td rowspan="2">缺乏沟通技巧和人文关怀酌情扣分</td><td></td><td></td><td></td></tr>
<tr><td>2. 操作规范、安全，达到预期目标</td><td>3</td><td></td><td></td><td></td></tr>
</table>

》【任务小结】

【知识点、技能点学习索引及测试】

照护老年人使用滴耳剂知识点、技能点学习索引及测试

姓名：		班级：	学号：
	学习索引	学生自测	
知识点	滴耳剂	滴耳剂的作用：	
	外用药使用要求	耳外用药使用要求：	
技能点	实施步骤	1.	
		2.	
		3.	
		4.	
		5.	
		6.	
		7.	
		8.	
		9.	
	操作注意事项	1.	
		2.	
		3.	

【知识点、技能点学习索引及测试】

》》【任务习题】

一、A1/A2 型试题

1. 使用滴耳剂时，为使耳道变直，应将老年人耳廓轻轻牵拉向 （ ）

A. 上方

B. 下方

C. 后上方

D. 前上方

E. 对侧

2. 为老年人滴耳药时，应协助老年人 （ ）

A. 俯卧位

B. 头偏向患侧

C. 滴入 10 ～ 15 滴

D. 用手指按压耳屏数次后用棉球塞入外耳道，以避免药液流出

E. 滴药完成后可立即走开

二、A3/A4 型试题

（1 ～ 3 题共用题干）王奶奶，66 岁，前几日洗头不小心耳朵进水，今天诉左耳疼痛、有黄脓样分泌物流出，医嘱予以氧氟沙星滴耳液滴耳，一次 5 ～ 10 滴，一日 3 次。

1. 照护人员告诉王奶奶使用滴耳液的目的是 （ ）

A. 消肿

B. 消炎

C. 清洗耳道

D. 减少分泌物

E. 经皮肤吸收，发挥局部作用

2. 照护王奶奶使用滴耳液时正确的体位是 （ ）

A. 平卧位

B. 站立位

C. 坐位，头偏向一侧，患侧耳在上，健侧耳在下

D. 半坐卧位，头偏向一侧，健侧耳在上，患侧耳在下

E. 不限体位

3. 照护王奶奶使用滴耳液的操作注意事项中，下列哪项不正确 （ ）

A. 仔细核对瓶签、姓名等

B. 检查药水有无过期、变色、浑浊、沉淀

C. 应洗净双手，防止交叉感染

D. 老年人出现耳膜穿孔时，可继续使用滴耳剂

E. 滴药后嘱老年人保持原体位 1 ～ 2 分钟，以利于吸收

【任务实践记录表】

序号	任务	实践过程记录（时间及完成情况）				
		知识准备	熟悉流程	观摩教师讲授、示范操作	操作训练（在老师指导下）	单独操作
1	服药协助					
2	照护老年人行超声波雾化吸入					
3	照护老年人行氧气雾化吸入					
4	照护老年人使用滴眼剂					
5	照护老年人使用滴鼻剂					
6	照护老年人使用滴耳剂					

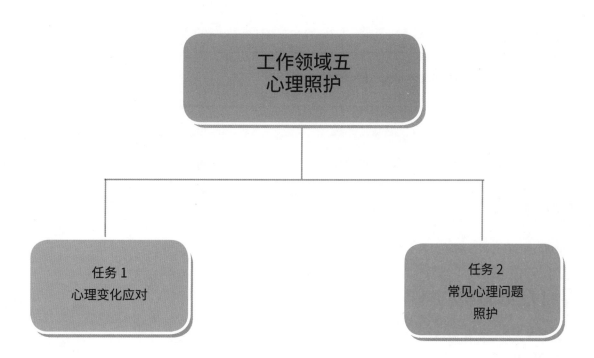

工作领域五
心理照护

任务1
心理变化应对

任务2
常见心理问题
照护

任务 1 心理变化应对

》【任务导入】

任务描述

黄奶奶，64 岁，退休教师。她个性开朗外向，为人和善，在从事教育工作的 30 年时间里，工作十分敬业，并且有较好的人际关系，得到同事领导的一致好评。老伴几年前因为脑出血去世，黄奶奶当时由于工作忙并没有太多的不适，但自从退休后便产生了强烈的失落感和孤独感，常常自感身体不舒服，其儿子、儿媳带老太太多次去医院检查，但没有查出大的问题，黄奶奶常常要求儿子陪伴，由此导致儿子与儿媳之间发生矛盾，儿子为此非常烦恼。

任务目标

知识目标：

分析老年人心理变化的特点和老年人心理健康的标准。

技能目标：

根据老年人心理变化的特点及心理健康的标准，掌握老年人的心理应对及处理。

素质目标：

发扬爱老敬老的职业精神，具有细心、耐心和责任心。

》【任务分析】

一、老年人心理变化分析

1. 老年人记忆变化的特点

（1）意义识记尚好，机械识记减退。识记是记忆过程的一个基本环节，通常指反复地去感知某一事物，以便在头脑中形成巩固联系的过程。老年人对自己不理解的材料或无内在联系的材料识记较差，如，老年人对地名、人名、电话号码很难牢固记忆，但对推理、意义识记尚好。

（2）在限定时间内的速度记忆衰退。老年人在限定的时间内完成某项识记效果不如年轻人，这主要是由于神经生理反应减慢导致老年人记忆减退和动作迟缓。

（3）再认知能力不如青少年。再认是记忆的基本过程，指的是过去感知过的事物重新出现在眼前时，可以辨认出来。老年人对具体图形、抽象图形和词三种材料的再认能力均比其他年龄段受试者要差，而再现能力（事物不在眼前要回忆起来）衰退更加明显。

（4）短时记忆保持较好，长时记忆能力逐渐减退。现代心理学把保持一分钟以内的记忆称为短时记忆，把保持的时间从一分钟到数十年不等的记忆称为长时记忆。老年人能把刚发生的事情或才阅读过的资料马上复述出来，记忆准确率与青少年相差无几。但如果让老年人将耳闻目睹的事物隔一段时间再复述，记忆准确率明显下降，即所谓的不记近事。

2. 老年人智力变化的特点

（1）液态智力下降，晶态智力反而提高。液态智力是指人对图形、物体、空间关系等形象思维能力有关的智力。实验证明，随着老年人的中枢神经系统衰退，与之关系密切的液态智力也在下降。晶态智力指人对语言、文字、观念、逻辑推理等抽象思维能力有关的智力。随着年龄的增加，老年人阅历、经验和知识日益丰富，综合分析、推理判断能力更娴熟，可使老年人保持较高的晶态智力水平。

（2）缺乏自信心影响老年人智力水平的提高和发挥。老年人对自己的智力水平往往估计过低，有意无意地做消极的"自我暗示"。由于缺乏自信，致使老年人在行为和心理上大都采取放弃或退却，难以激发自己潜在的智力，圆满地达到预期目标。

3. 老年人情绪变化的特点

（1）自尊感与自卑感共存。所谓自尊感是指他人的言行满足尊重自己的需要所产生的一种情感。凡是自我评价积极、自我肯定、自我尊重的人，其自尊感比较强。老年人一般都有较强的自尊感。这是一种积极的情绪，可以起自我约束、自我激励的作用。例如，不少老年人并不愿意别人处处对自己小心照顾，因为那样反而容易让他产生无能感和衰老感；当自尊感的需要不能得到应有的满足时，老年人往往会以愤怒的情绪表现出来，或者产生自卑感。所谓自卑感，是指个体过低地评价自己或自尊感得不到满足而产生的一种情感。对于老年人而言，更多的是因自尊需求得不到满足而产生自卑感。部分老年人离退休后，失去了原先的工作关系，就认为权力缩小、权威性和影响力降低或消失，因别人不再尊重自己而开始自卑起来；有些老年人发现自己无法跟上日新月异的科技进步的步伐，无法适应市场经济的激烈竞争，在生产技术、管理经验方面的优势日渐丧失，也容易产生自卑感。

（2）空虚感与孤独感共生。所谓空虚感是指个体在空闲状态对时间高估，不知如何打发而产生的一种内心体验。老年人离退休或子女长大离家后，可支配的时间增多，如果没有新的内容来充实，缺乏自己感兴趣的活动，就会感到百无聊赖，时间难熬。空虚感是一种消极情绪，容易引起老年人失眠、不宁、对周围事物丧失兴趣，甚至对人生意义悲观失望。所谓孤独感，是指个体由于社会交往需求未得到满足而产生的一种内心体验。它往往给人带来寂寞、冷落，甚至被遗弃的体验。个体进入老年期以后，社会环境变化比较明显，离退休、遭受丧偶、故友亲朋离世、子女分居等容易使老年人产生离群后的空虚感。孤独感是老年期较常见的一种消极情绪，严重的孤独感易导致老年人人格变态，有碍健康，甚至影响寿命。

（3）焦虑感与抑郁感相伴。焦虑感是指个体在面临现实存在的或预计会出现的对自身会产生某种威胁的客观事物时所引起的一种心理体验。老年期是角色转变最频繁的时期，有些老年人或因不适应新角色或因没有及时退出旧角色而引起角色冲突，手足无措，产生焦虑感；有些老年人或因退休后收入减少经济窘迫，或因担心自尊心受到损害而产生焦虑感。从积极方面看，焦虑感起到增强老年人改变现状紧迫性的作用；在更多的情况下焦虑感给老年人带来消极作用。抑郁感是指个体因目标追求受挫折而悲观失望时所产生的一种心理体验。老年人在漫漫的人生道路上经历过种种坎坷，对社会上某些不尽如人意的现象忧心忡忡，对自己身体的某些不适迟迟不能排除而担忧疑惑，对得不到子女和周围人的理解和体谅而郁闷伤感。轻度的抑郁，使得老年人对周围的一切不予关注，缺乏兴趣，或常有莫名的烦恼和不快，但这些现象只要不再受到新的刺激会自行消失。患严重的抑郁症应及时求医治疗。

（4）衰老感和怀旧感同现。衰老感是指个体面临正常生理衰老现象或因退休、丧偶等生活事件而产生的"老不中用了"的心理体验。它使老年人受消极自我暗示的影响，加剧大脑功能的衰老甚至病变，从而产生短期记忆明显下降，临时遗忘显著；在态度和行为方面变得固执、怪僻，过度关注自身的生理变化，自我封闭；严重的衰老感甚至会引发濒死感。怀旧感是指个体面对老年期的处境而产生的对年轻时代或故人、故物怀念、留念的一种心理体验。大多数老年人有这种心理状态。有些老年人将其作为同衰老抗衡的心理自慰方法；有些老年人喜欢用老眼光看待新问题，不容易从现实困惑中解脱出来；还有些老年人过分怀旧，尤其是个别丧偶的老年人，常沉浸在对已故亲人的极度思念之中，难免心绪忧伤，悲观失望。经常回忆过去的一切，多愁善感，留恋过去的一切，并沉迷其中。这种怀旧心理无疑会影响老年人身心健康。

4. 老年人人格变化的特点

人格是个体区别于他人的稳定而统一的心理特征的总和，是构成一个人的思想、情感、行为的特有统合模式。总体来说，老年人人格特质主要有四个表现。

（1）自我关心：由于跟外界接触减少，对别人的关注和兴趣也降低，相对较关心与自己有关的事，这也是精神能力有限而进行再分配困难的结果。

（2）警戒怀疑：由于感知觉下降，体力及应付外界的能力降低，老年人加强自我保护，并以胡乱猜测、嫉妒、乖僻的形式表现出来。有时还表现为过分地关注自己的身体，对外界事物漠不关心、自我意识丧失。

（3）墨守固执：较为固执而缺乏应变力，对新事物的接受降低，坚持传统和老办法，讨厌新奇的东西，偏爱旧的习惯和想法，原因是记忆力减退和学习能力下降。

（4）还童幼稚：退回到年幼时的单纯、天真无邪的幼稚心，这是一种心理自卫现象。

另外，老年人还会产生衰老感以及怕死等心理活动。这些人格特质表现并不全是伴随正常的衰老而产生。精神衰老直接立足于生物学变化之上，但生物学衰老所造成的人格变化，对于在正常衰老过程中的老年人来说没有太大意义，而非生物学因素，即衰老的自我感觉、社会和文化的因素、脱离社会等环境因素，会给他们带来更大影响。能够顺利适应非生物学因素的老年人，其基本人格不会有多大变化的。

二、老年人心理健康标准

心理健康，最概括、最一般地说，是指人的心理，即知、情、意活动的内在关系协调，心理的状况与客观世界保持统一，并据此能促使人体内外环境平衡和个体与社会环境相适应的状态，并由此不断地发展健全的人格，提高生活质量，保持旺盛的精力和愉快的情绪。

老年人心理健康的评定标准，主要内容如下：

1. 感、知觉尚好，稍有衰退者，可通过戴眼镜、助听器等方法弥补，判断事物不常发生错觉。

2. 记忆良好，能轻松地记住一读而过的 7 位数字，说明记忆良好。

3. 逻辑思维健全，说话不颠三倒四，回答问题条理清晰。

4. 想象力丰富，不拘泥于现在的条条框框，做梦常新奇有趣。

5. 情感反应适度，积极的情绪多于消极的情绪，对事物能泰然处之。

6. 意志坚强，办事有始有终，能经得起悲伤和挫折。

7. 态度和蔼可亲，能知足常乐，能制怒。

8. 人际关系良好，乐于助人，也受他人欢迎。

9. 保持学习的兴趣，能坚持在某一方面不倦地学习。

10. 有正当的业余爱好，如养鱼、下棋、种花等喜好。

11. 与大多数人的心理活动基本保持一致。

12. 保持正常的行为，能坚持正常的生活、学习、工作，能有效地适应社会环境变化。

》【任务实施】

一、增进老年人心理健康的具体方法

1. 维持心理上的适度紧张

过度紧张有害于身心健康，但无所事事、百无聊赖、没有适度紧张也有害于身心健康。

（1）必须树立生活目标，不断增强求新动机，心情愉快，满怀信心地去生活。

（2）生活起居节律化，对自己决不姑息迁就。古语云"起居无节，半百而衰"，老年人都应引以为戒。

（3）要做工作，而且要做自己乐意做又有数量、质量要求的工作，在工作中和晚年的劳动中体验人生的价值和意义。在愉快的、紧张的活动中可以延缓衰老，益寿延年。正如孔子所说："发愤忘食，乐而忘忧，不知老之将至。"

（4）要参加力所能及的家务劳动，要尽力坚持自我服务性劳动。尤其是儿孙满堂的老年人更要注意这个问题。俗语云："有儿四十即先老，无儿八十正当年。"这很值得体味。

（5）坚持体育锻炼。适度的体育锻炼不仅能增进身体健康，而且有助于维持心理上的适度紧张。

2. 加强自我调节，创造愉快心境

（1）做情绪的主人：在生活中，尽力培养积极情绪，尽力减少消极情绪的发生。"笑一笑，十年少；愁一愁，白了头"，这不无道理。古人歌诀："世人欲知卫生道，喜怒有常嗔怒少；心诚意正思虑除，顺理修身去烦恼。"看来，今日尚可借鉴。

（2）遇有矛盾挫折，尽快主动摆脱，不要钻牛角尖，不要任消极情绪折磨并摧残自己。要分清"利与身孰重"，要做到"转念冰解"。

（3）加强自我积极暗示，克服消极暗示：自我积极暗示可以使人精神振奋，心情愉快，朝气蓬勃，有利于健康；自我消极暗示可以使人疑神疑鬼，心神不安，情绪低落，精神萎靡，有害于身心健康。比如，"我老了，记忆不好了"，有了这个心理准备，记忆就会越来越不好；"我老了，腿脚不灵了""我老了，头脑不清了""我老了，性生活不行了""我老了，身体虚弱了"……这些都会像紧箍咒一样把自己束缚得死死的，以致心境不佳，精神不爽，包袱沉重，危害健康。

3. 家庭和美，心理相容

老夫老妻更要相亲相爱，全家人敬老爱幼，互相关心，互相爱护，亲密无间，团结和睦。

4. 重建新的人际关系

要结识新朋友，心里有话能有处说。常言道，同龄相嬉，乐而忘老。

5. 趣味盎然

可以养花、养鱼，可以书写、绘画，也可以定时收听广播，还可以从事点儿有趣的体力劳动。这样可以填满生活时间，陶冶性情，调节神经系统，延缓衰老。

6. 患病不惊

老年人有病同样要"既来之，则安之"，不可胡思乱想，防止自我消极暗示。

二、老年人心理健康的训练——渐进式肌肉放松训练

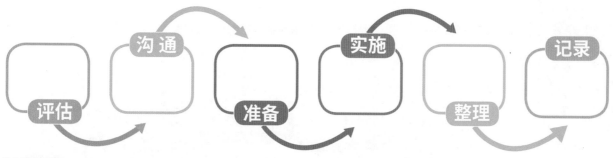

【实施流程】

评估	和老年人沟通，评估老年人的情绪和心理状态，告知渐进性肌肉放松训练的目的、方法，取得老年人的支持和配合
沟通	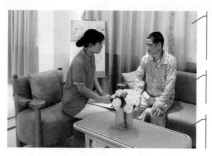　沟通与评估　　赵爷爷，72岁。退休工人，妻子多年前因病去世，子女不在身边；老人情绪低落，长期睡眠障碍，个性较压抑　　渐进式肌肉放松运动的目的是释放压抑的情绪，改善睡眠，促进心理健康　　指导老人学会正确地配合，交代注意事项

准备	1. 照护人员：着装干净整洁、态度亲近、举止端庄 2. 老年人：老年人理解和配合 3. 环境：整洁安静，通风良好，光线柔和 4. 物品准备：一张舒适的床或者沙发
实施	1. 现在我们开始进行肌肉放松训练，请深呼吸三下。每一次吸入后，尽可能忍气不呼出，并全身紧张，握紧拳头，这一过程是让你体会到紧张。在每一次忍受不住时，再将气缓缓呼出，尽可能导引自己有"如释重负"之感，这一过程是让你体会到松弛的感觉。尽量感受紧张的不适感与松弛的舒适感的强烈对比，领受松弛的妙处 2. 按身体部位逐一发布"松弛催眠命令"。这些部位依次序是手指及掌、前臂、手臂、头皮、前额、眼、口、鼻、下腭、颈、膊、背、前胸、后腰、肚、臀、耻骨及生殖器、大腿、小腿、脚和脚趾。依循这些部位的次序，发布以下的命令："放……松……松……弛……我发现感到非常舒畅，我的（部位）现在是非常的松弛，我明显地感觉到这个部位有一种沉重而舒服的感觉。"在发布这些命令的同时，老年人要体验全身松弛的感受 3. 当完成手指到脚趾的松弛过程，想象一股暖流，由头顶缓缓地流向你的头、胸、肚、腿以及脚尖。这暖流带来的舒适，会大大地加深全身的松弛度 4. 静静地躺在床或沙发上，尽情享受这难得的松弛，体会这状态的美好 放松要点及注意事项： 1. 除了第 4 步没有时间限制外，前面由手至脚整个逐步放松的过程需时 6～7 分钟，如果老年人在不到 6 分钟的时间完成，说明老年人还未达到松弛状态，若时间和环境不许可，应该"弹性"变通一下 2. 保证在这段时间内没有外界干扰 3. 坚持练习一周，每天 2 次，就能较好地掌握渐进式肌肉放松运动 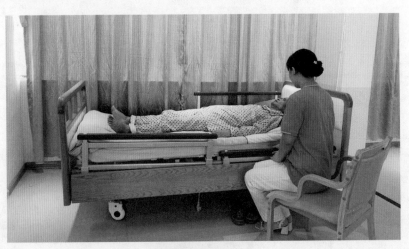 渐进性肌肉放松训练
整理	1. 整理沙发 2. 协助老年人取舒适体位，结束后引导老年人离开 3. 做健康宣教
记录	正确记录并签名，内容包括训练结果、训练过程中的问题与处置等

》》【任务评价】

【操作流程考核表】

项目	内　　容	分值	评分要求	自评	互评	教师评价
班级：　　　　姓名：　　　　学号：　　　　成绩：						
评估和沟通（10分）	1. 和老年人沟通，评估老年人的年龄、身体状态、心理状况等	2.5	评估少1项扣2.5分			
	2. 告知肌肉放松运动的目的	2.5				
	3. 告知肌肉放松运动的方法	2.5				
	4. 取得老年人的理解和配合	2.5				
准备（10分）	1. 照护人员：衣着干净、整洁	2.5	准备少1项扣2.5分			
	2. 环境：安静整洁，通风良好，光线柔和	2.5				
	3. 老年人：衣着干净、整洁、宽松	2.5				
	4. 用物：床或沙发干净、舒适	2.5				
实施（60分）	1. 实施过程中照护人员的语音、语速、语调	20	语言不当扣5～10分			
	2. 语言的引导和节奏的正确性	20	引导和节奏不当扣5分			
	3. 告知老年人按操作步骤，在家训练的方法及操作注意事项	20	告知不详细扣5分			
整理用物（5分）	1. 收拾整理床或沙发	2				
	2. 引导老年人离开	3				
记录（5分）	训练结果，训练过程中老年人出现的问题及处置等	5				
整体评价（10分）	1. 老年人对训练的满意度	5	缺乏沟通技巧和人文关怀酌情扣分			
	2. 操作规范、达到预期目标	5				

》【任务小结】

【知识点、技能点学习索引及测试】

老年人心理变化应对知识点、技能点学习索引及测试

姓名：		班级：	学号：

	学习索引	学生自测
知识点	老年人心理变化的特点	1. 老年人记忆变化的特点：
		2. 老年人智力变化的特点：
		3. 老年人情绪变化的特点：
		4. 老年人人格变化的特点：
	老年人心理健康的标准	1.
		2.
		3.
		4.
		5.
		6.
		7.
		8.
		9.
		10.
		11.
		12.
技能点	增进老年人心理健康的具体方法	操作步骤 1.
		2.
		3.
		4.
		5.
		6.
	渐进性肌肉放松训练	1. 评估与沟通：
		2. 准备：
		3. 实施：
		放松要点及注意事项：

》【任务习题】

一、A1/A2 型试题

1. 老年人常常表现出喜欢藏东西，又常常忘记而怀疑他人，这是因为（ ）

A. 老年人的人格常常表现为自我关心

B. 老年人的人格常常表现为警戒怀疑

C. 老年人的人格常常表现为墨守固执

D. 老年人的人格常常表现为还童幼稚

E. 以上选择项全部正确

2. "老了，不中用了"的心理体验是（ ）

A. 衰老感

B. 怀旧感

C. 焦虑感

D. 抑郁感

E. 自卑感

3. 过去经历过的场景、看到过的人再次出现在老年人面前，老年人不能识别出来，主要是因为（ ）

A. 记忆能力减退

B. 再认能力减退

C. 近事记忆能力减退

D. 老年人自信心不足

E. 老年人的智力减退

4. 63 岁的王局长赋闲在家后总是失落、怀旧，感到自己老了就没用了，这种表现是（ ）

A. 空巢综合征

B. 退休综合征

C. 高楼住宅综合征

D. 亲子冲突

E. 老年抑郁症

5. 刘爷爷 76 岁了，最近家人觉得老年人变成了"老顽童"，这种表现主要是因为（ ）

A. 情绪变化

B. 退休综合征

C. 人格变化

D. 亲子关系变化

E. 家庭空巢综合征

二、A3/A4 型试题

（1～3 题共用题干）吴爷爷，79 岁，半年前老伴去世，仅有一子在外地工作定居。老人家目前独居，经济状况良好，但生活自理能力较低。平时身体健康，半年来体重下降 6 千克，医院体检无明显器质性病变。居家照护人员询问老年人平时生活情况，吴爷爷表示自老伴去世后极少外出，无所适从，没有食欲，也没有饥饿感。

1. 分析吴爷爷的表现，对老年人家影响最大的事件是（　　）

A. 独子在外地工作

B. 半年前老伴去世

C. 生活自理能力低

D. 经济状况良好

E. 体重下降

2. 照护人员评估吴爷爷目前体验最强烈的情绪是（　　）

A. 愤怒

B. 悲伤

C. 内疚

D. 孤独

E. 抑郁

3. 针对吴爷爷的情绪反应，照护人员在心理照护方面最有效的做法是（　　）

A. 鼓励老年人家建立新的生活方式

B. 建议老年人家尽早前往医院就诊

C. 帮助老年人家处理好人际关系

D. 鼓励参加义工或志愿者活动

E. 建议老年人再找一个配偶

三、情景案例分析题

王奶奶，63 岁，退休在家，性格开朗，之前一直在居委会工作，平常没少给邻居们帮忙，深受大家的尊敬。王大妈有一儿一女，都早已成家，只剩下王大妈和老伴两个人。退休后她总感觉没事可做很没意思，本来想参加老年舞蹈队，跳跳舞锻炼身体，可她的腿不给力，经常感觉疼，有时感觉喘不过气来，加之最近隔三岔五地忘记带钥匙、关煤气炉等事情，因此情绪变得很低落，经常唉声叹气地说"唉，老了，没用了"。

问题：

1. 王奶奶出现了哪些心理问题？其主要表现有哪些？

2. 照护员如何对王奶奶进行心理疏导，帮助王奶奶走出心理困惑？

任务 2　常见心理问题照护

》【任务导入】

任务描述

龚奶奶，83岁，在养老院里被评估为二级护理老年人，日常生活基本能够自理，头脑比较清楚，也比较积极参加院内组织的各种活动，与其他老年人和照护人员相处很好，为人和善，易沟通，与同在养老院入住的老伴相亲相爱。但老伴身体有病需要长期卧床，龚奶奶无微不至地照顾着老伴。老人家有两个儿子，大儿子由于患有糖尿病，很少来养老院看望老人；二儿子则因为离异，还要照顾有精神障碍的女儿，也没有精力来养老院看望老人。

时隔不久，龚奶奶老伴由于心脏病发作不幸去世，老人的追悼会等事宜基本由二儿子操办，而这时围绕老人的部分遗产继承问题，大儿子和二儿子在龚奶奶面前争论不休，甚至在老人的葬礼上争吵起来。龚奶奶开始变得郁郁寡欢，经常一个人盯着窗外一动也不动，也不愿意与别人交流，偶尔自言自语"这样活着还有什么意思"。

任务目标

知识目标：

掌握老年人常见心理问题的种类、临床症状，提出心理照护方法。

技能目标：

掌握老年人心理照护的常用方法和技术。

素质目标：

发扬爱老敬老的职业精神，具有细心、耐心和责任心。

》【任务分析】

随着社会日新月异的发展变化，人们的情感、思维方式、知识结构、人际关系都在不断地发生变化。尤其是对于老年人，随着年龄的增长，社会角色的不断变化，老年人的心理问题日益突出。在养老服务中，除了照护好老年人的生活外，更应关注老年人的精神慰藉，加强对老年人的心理照护，这将是提升养老服务质量的重要内容。因此，照护人员应该正确了解老年人的心理健康状况，准确识别老年人的各种心理问题，分析原因并能制订对应的心理照护对策。老年人常见心理问题主要表现在以下几个方面。

一、离退休综合征

1. 概念

离退休综合征是指老年人由于离退休后不能适应社会角色、生活环境和生活方式的变化而出现的焦虑、抑郁、悲哀、恐惧等消极情绪，或因此产生偏离常态行为的一种适应性的心理障碍，这种心理障碍往往还会引发其他生理疾病，影响身体健康。

2. 离退休综合征的临床表现

（1）情绪表现：离退休后老年人容易出现情绪不稳定，焦虑易怒，容易冲动，经常感到心烦意乱、坐卧不安，很容易因一点小事火气冲天而难以自控，或者情绪悲观，产生失落、怀旧、无价值感。

（2）行为表现：偏激、退缩，厌恶社会交往，自卑矛盾，不愿意主动与他人交往，严重时达到麻木迟钝状态，过度放大社会生活和家庭生活的消极效应，对生活缺乏信心。

（3）生理表现：老年人自觉老化现象加快，感到脑力和体力不支，可能会表现出一些躯体症状，如头痛、胸闷、腹胀、心悸、浑身无力、失眠多梦及阵发性全身燥热等，并常常因为小病而否定生命。个别老年人可促发多种心身疾病。

3. 离退休综合征的心理照护方法

（1）指导老年人调整心态，顺应规律。

（2）鼓励老年人发挥余热，重归社会。退休的老年人，在力所能及的情况下，无论从事有偿劳动还是无偿劳动，都有利于社会和自身。

（3）指导老年人善于学习，渴求新知。要"活到老，学到老"。一方面，学习促进大脑的使用，使大脑越用越灵活，延缓智力的衰退；另一方面，要通过学习更新知识，跟上时代的步伐。

（4）指导老年人培养爱好，寄托精神。

（5）鼓励老年人扩大社交，排解寂寞。

（6）指导老年人生活自律，保健身体。

（7）必要的药物和心理治疗。

二、老年抑郁情绪

1. 概念

抑郁感是指个体因目标追求受挫折而悲观失望时所产生的一种心理体验。老年人的抑郁情绪是老年人生活中的不良体验，表现为情绪低落、缺乏愉快感和自信心、对人和事务的兴趣下降等。抑郁情绪不等同于抑郁症。当不如意的事情发生后，会出现情绪抑郁，情绪低落一段时间后会消失，可以通过分散注意力等方法得到缓解。

2. 老年抑郁情绪的临床表现

（1）情绪表现：对人和事务提不起兴趣，情绪低落，忧愁、伤感、心情压抑苦闷。

（2）语言表现：少言寡语，主动与他人交谈的次数减少。

（3）行为表现：对以往的爱好兴趣减退，逃避各种活动。

（4）认知表现：自我评价过低，缺乏主动性和信心。

（5）躯体表现：食欲减退、体重下降、记忆力减退、注意力不集中、失眠、乏力等。

3. 抑郁情绪的心理照护方法

（1）鼓励老年人积极尝试自己感兴趣的事情，敢于对缺乏兴趣的活动或超出能力范围的事情说"不"，体验全新的感受。

（2）建议和鼓励老年人积极表达内心情感。

（3）建议老年人进行规律的体育锻炼，有助于缓解压力，改善睡眠。

（4）帮助老年人评估自己的情况，制订符合实际的生活目标，并且有计划地实施。

（5）如果抑郁情绪持续时间较长，建议老年人尽早前往医院就诊，进行规范治疗。

三、老年人的焦虑情绪

1. 概念

见本书第 113 页"焦虑感"的表述。

2. 老年人焦虑情绪的临床表现

（1）主观感受：老年人内心体验到害怕，注意力不能集中，有失去支持和帮助的感受。

（2）行为表现：老年人表现为坐立不安、不知所措，有时激动失态，经常无缘无故发怒，与人争吵，对什么事情都看不惯。

（3）躯体表现：老年人可表现为心跳加快、胸闷、大汗淋漓、口干、乏力等，部分老年人会伴有严重的失眠、手抖、震颤等症状。

3. 老年人焦虑情绪心理照护方法

（1）耐心听取老年人的倾诉，及时引导老年人将内心的不快发泄出来。

（2）对老年人进行团体心理辅导及音乐放松训练，帮助老年人缓解焦虑情绪。

（3）帮助老年人设定短期生活目标，通过目标管理和及时有效的行动减轻焦虑情绪。

（4）加强子女或共同生活照顾者对老年人的关爱，帮助老年人树立生活的信心。

4. 针对无特殊原因的焦虑情绪，照护人员给予劝慰和鼓励，必要时可根据医嘱使用抗焦虑药物。

四、老年认知症

1. 概念

老年认知症俗称老年性痴呆，是老年期痴呆最常见的一种，是脑的老化直接发展成为脑萎缩性心理障碍的一种疾病，是由神经细胞本身的原发性变性或萎缩等引起的。该病的发生概率随着年龄的增加而增加。老年性痴呆占全部老年期痴呆的 30% 以上。由于我国人口的老龄化，该病的发病率有逐年上升的趋势。该病重在早期发现、早期预防。

2. 老年认知症的临床表现

（1）判断、知觉和定向能力障碍：患者对周围情况正确地理解、分析有困难，常常容易出现定向、定时、定人障碍。

（2）记忆障碍：患者通常近事记忆障碍较明显，远事记忆保留相对较好，机械记忆可保留一个时期。

（3）情感障碍：患者对事物缺乏兴趣，过分关心自己及事物细节，多言，易激动或抑郁，意志力减退，即做事缺乏持久性。

（4）思维障碍：患者较早出现抽象能力、概括能力、综合分析能力、判断能力、计算能力、学习理解力、联想能力减退和一般常识丧失。

（5）语言障碍：患者的语言障碍包括感觉和运动性失语，失去了语言表达能力和躯体表达思想、情感的能力。还可以表现出失用、失认现象，不会使用日常生活用品，可以看书、读报纸，但不能理解每个字的含义。

（6）行为障碍：如排尿习惯异常、性行为异常、妄想、攻击行为、动作笨拙、迟缓、单调、刻板，常被认为是儿童样动作等。

（7）人格障碍：患者人格改变较多见，比如，原来比较热情好客的患者变得孤独、内向，与原来性格极不相符。

（8）睡眠障碍：患者睡眠障碍较明显，表现为正常睡眠节律发生紊乱或睡眠颠倒，白天精神不振，夜间到处走动，翻东西，乱喊叫，影响别人休息。

3. 老年认知症的心理照护方法

（1）指导老年人积极预防老年性痴呆的发生。注意大脑营养的补给，合理用脑，保持大脑年轻，戒除吸烟、酗酒等不良行为。

（2）要注意尊重患者，对老年性痴呆患者发生的一些精神症状和性格变化，要理解、宽容，给予爱心。用诚恳的态度对待患者，耐心听取患者的诉说，对于患者的唠叨不要横加阻挡或指责。尽量满足其合理要求，有些不能满足应耐心解说，切忌使用伤害感情或损害患者自尊的语言和行为，使之受到心理伤害，产生低落情绪，甚至发生攻击性行为。更不能因为患者固执、摔打东西而对其进行人格侮辱，或采用关、锁的方法来处理。

（3）鼓励患者，增强其战胜疾病的信心，有针对性地掌握患者的心理状态，然后有计划、有目的地与患者个别交谈，解决其思想上的问题。要注意掌握一定的谈话技巧，使其消除不必要的思想顾虑，以促进病情的稳定与缓解。

除以上四种老年人常见的心理问题以外，老年人还会产生其他的心理问题，如老年人丧偶问题、老年人再婚问题、老年人亲子关系问题、老年人空巢家庭问题、高楼住宿问题等，都需要老年人自己和照护人员及时调整和处理。

》【任务实施】

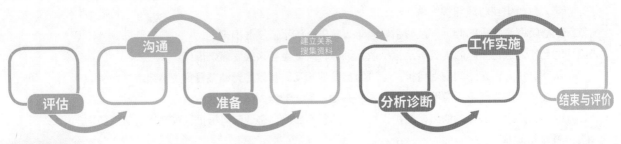

评估 → 沟通 → 准备 → 建立关系 搜集资料 → 分析诊断 → 工作实施 → 结束与评价

【实施流程】

评估	和老年人沟通，评估老年人的情绪和心理状态，告知心理疏导的目的、方法，取得老年人的支持和配合
沟通	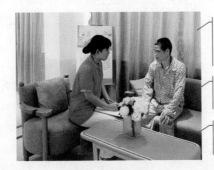 与老年人积极沟通 赵爷爷，72岁。退休工人，独居。老人情绪低落，对什么事情都没有兴趣，有时无端地流泪叹息，整天茶饭不思，晚上常常睡不着，体重也比以前明显减轻 指导老人学会正确地配合，交代注意事项 心理疏导目的是调整老人抑郁情绪状态，维持心理健康，恢复正常的生活
准备	1. 照护人员：着装干净整洁、态度亲近、举止端庄 2. 老年人：知晓心理疏导的目的和时间 3. 环境：光线明亮、安静、整洁、气氛轻松的独立房间 4. 物品：记录单、笔、纸巾
建立关系 搜集资料	建立咨询关系，搜集资料： 1. 照护员应给老年人良好的第一印象 2. 照护员要体会到老年人的处境，使老年人得到充分的鼓励与支持，愿与照护员接近、交谈，申诉他的心理问题，并使他觉得有希望改善自己的问题，对心理疏导感兴趣 3. 在首次心理疏导中，照护员的耐心倾听尤为重要，耐心细致地听老年人叙述自己的苦闷，本身就是对他的鼓励和安慰 注意：咨询者应综合运用谈话、调查、观察，结合与老年人进行交谈，平时对老年人情绪和行为的观察等，全面收集老年人的资料。与老年人一起，共同找出目前最关心、最困扰、最需要解决的问题，从而确定优先解决的问题，并进一步了解问题的来龙去脉，包括问题的起因、过程、已经采取的措施等。另外，应评估老年人的视力、听力、语言表达和理解能力 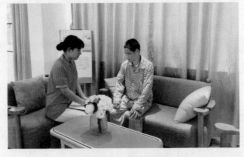 心理疏导：谈话、观察

分析诊断	1. 根据搜集的资料，确定老年人问题的类型、形成的原因及深层心理机制 2. 根据老年人的问题类型进行评估和诊断
工作实施	针对评估结果，与社会工作者、护士等专业人员共同制订心理照护计划，包括心理照护的目标、形式与方法、时间与频次、内容提纲、效果评价时间和方法等 1. 目标：应与老年人共同制订目标，双方达成一致。目标应具体、可行、积极，双方可以接受、可以评估。同时注意近期目标和远期目标的结合。对于赵爷爷，近期目标为睡眠和饮食恢复到以前水平，抑郁量表分降至正常范围，远期目标是能运用所学的应对方法调适情绪状态 2. 形式与方法：可采用一对一的心理疏导、团体心理疏导、心理健康知识宣讲、安排参加休闲娱乐活动和适当的体育活动等形式。对于赵爷爷，可采用一对一的心理疏导、音乐放松训练、参加休闲体育活动的形式 3. 时间与频次：通常每周 1 ～ 2 次，每次 60 分钟。对于赵爷爷，每周安排一次心理疏导，时间50 分钟左右；同时，每周参加 3 次休闲体育活动，如手指操等，进行 4 次心理疏导后，进行效果评估 4. 内容提纲：列出每次心理疏导的内容提纲，以使心理疏导紧扣主题，提高效率。尽量使用开放式问题，以引导老年人充分表达内心的感受。对于赵爷爷，第一次心理疏导的内容提纲可如下："您觉得自己最近为什么心情不好呀？""您以前心情不好时，您会怎么做？" 5. 效果评价时间和方法：分别在每次心理疏导结束后和完成 4 次心理疏导后进行效果评价。评价的方法包括：量表评估、病情观察和生理症状的变化以及老年人的自我评价 注意：充分利用各种语言和非语言的疏导技术，如恰当的空间距离、明确的表达、全神贯注的倾听、适时的反应、开放式提问、恰当的身体姿势、恰当的目光和面部表情等，调动老年人的积极性，启发和引导老年人表达内心的感受，发现自身的问题及解决问题的方法；鼓励和支持老年人，增强解决问题的信心和力量 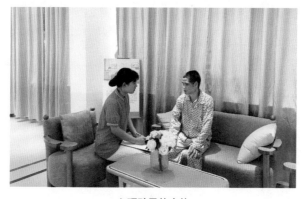 心理疏导的实施
结束与评价	1. 结束：在每次心理疏导结束时，提前告诉老年人，让老年人有心理准备，不要突然中止谈话；在谈话快要结束时，尽量不要提出新问题；简要总结会谈的重点内容。在最后阶段，应综合所有资料，做出总结性解释，并帮助老年人举一反三，学习应用所获得的新的知识和经验，帮助老年人愉快自然地结束心理疏导 2. 评价：每完成 4 次心理疏导后和最后一次心理疏导后，进行最终的效果评价。评价方法包括：①采用量表进行评估；②观察情绪症状、生理症状的改善情况；③老年人自身对效果的评价。如果未见改善，应与社会工作者、护士等讨论该个案的情况，调整心理疏导计划。对于心理问题严重的老年人，应及时进行转介，求助于社会工作者或精神科专业人员的帮助和治疗 3. 正确记录、签名并存档，内容包括心理疏导的过程、出现的问题等

≫【任务评价】

【操作流程考核表】

项目	内 容	分值	评分要求	自评	互评	教师评价
工作准备 （10分）	和老年人沟通，评估老年人的年龄、身体状态、心理状况等	2.5	评估少1项扣2.5分			
	告知心理疏导的目的	2.5				
	告知心理疏导的方法和频次等	2.5				
	取得老年人的理解和配合	2.5				
建立关系 搜集资料 （20分）	1. 照护人员的语言技术	10	根据技术的熟练程度及过程控制，适当扣分			
	2. 照护人员的非语言技术	10				
分析诊断 （20分）	1. 照护人员的心理评估技术	10	酌情扣分			
	2. 照护人员采用语言和非语言技术引导老年人，帮助老年人澄清问题	10				
制订方案 （10分）	1. 方案的目标	2				
	2. 形式与方法	2				
	3. 时间与频次	2				
	4. 内容提纲	2				
	5. 效果评价时间和方法	2				
方案实施 （20分）	1. 启发与引导	10				
	2. 支持与鼓励	10				
结束 评价 （10分）	1. 总结性解释	5				
	2. 评价与总结	5				
整体 评价 （10分）	1. 老年人对活动的满意度	5	缺乏沟通技巧和人文关怀酌情扣分			
	2. 操作规范、达到预期目标	5				

附：老年抑郁量表（GDS）

选择最切合您一周来的感受的答案，在每题后（ ）内答"是"或"否"

您的姓名　　性别　　出生日期　　职业　　文化程度

1. 你对生活基本上满意吗？（ ）

2. 你是否已放弃了许多活动和兴趣？（ ）

3. 你是否觉得生活空虚？（ ）

4. 你是否常感到厌倦？（ ）

5. 你觉得未来有希望吗？（ ）

6. 你是否因为脑子里有一些想法摆脱不掉而烦恼？（ ）

7. 你是否大部分时间精力充沛？（ ）

8. 你是否害怕会有不幸的事落在你的头上？（ ）

9. 你是否大部分时间感到幸福？（ ）

10. 你是否常感到孤立无援？（ ）

11. 你是否经常坐立不安，心烦意乱？（ ）

12. 你是否希望待在家里而不愿去做些新鲜的事？（ ）

13. 你是否常常担心将来？（ ）

14. 你是否觉得记忆力比以前差？（ ）

15. 你觉得现在活得很惬意吗？（ ）

16. 你是否常感到心情沉重？（ ）

17. 你是否觉得像现在这样活着毫无意义？（ ）

18. 你是否总为过去的事烦恼？（ ）

19. 你觉得生活很令人兴奋吗？（ ）

20. 你开始一件新的工作很困难吗？（ ）

21. 你觉得生活充满活力吗？（ ）

22. 你是否觉得你的处境已毫无希望？（ ）

23. 你是否觉得大多数人比你强得多？（ ）

24. 你是否常为某些小事伤心？（ ）

25. 你是否常想哭？（ ）

26. 你集中精力有困难吗？（ ）

27. 你早晨起来很快活吗？（ ）

28. 你希望避开聚会吗？（ ）

29. 你做决定很容易吗？（ ）

30. 你的头脑像往常一样清晰吗？（ ）

≫【任务小结】

【知识点、技能点学习索引及测试】

常见心理问题照护知识点、技能点学习索引及测试

	学习索引	学生自测
	姓名： 班级： 学号：	
知识点	离退休综合征	1. 老年离退休综合征的概念：
		2. 老年离退休综合征的临床表现：
		3. 老年离退休综合征的心理照护：
	老年抑郁情绪	1. 老年抑郁情绪的概念：
		2. 老年抑郁情绪的临床表现：
		3. 老年抑郁情绪的心理照护：
	老年焦虑情绪	1. 老年焦虑情绪的概念：
		2. 老年焦虑情绪的临床表现：
		3. 老年焦虑情绪的心理照护：
	老年认知症	1. 老年认知症的概念：
		2. 老年认知症的临床表现：
		3. 老年认知症的心理照护：
技能点	沟通与准备	1. 沟通：
		2. 准备：
	心理疏导的实施	1.
		2.
		3.
		4.

》》【任务习题】

1. 在独生女儿出嫁后，65 岁的王大妈感到很空虚，无所事事，近来又出现失眠、早醒、情绪不稳，这种现象属于（　　）

A. 空巢综合征

B. 退休综合征

C. 高楼住宅综合征

D. 亲子冲突

E. 老年夫妻关系问题

2. 张爷爷，75 岁，最近家人发现老年人出去散步或购物的时候会忘记回家的路，这是因为（　　）

A. 老年离退休综合征

B. 老年焦虑状态

C. 老年抑郁状态

D. 老年认知症

E. 空巢综合征

3. 老年人常常自感食欲减退、体重下降、记忆力减退、注意力不集中、失眠、乏力等，这种表现是（　　）

A. 老年焦虑状态

B. 老年抑郁状态

C. 离退休综合征

D. 空巢综合征

E. 退休综合征

二、A3/A4 型试题

（1～3 题共用题干）吴女士，66 岁，退休技师。她在一次体检时被怀疑得了胃癌，虽然最后确诊不是，但她越想越害怕。由于前些年老伴去世，唯一的儿子又不在身边，一个人整天守在空房子里，无所事事，身体稍有不适，就怀疑自己得了癌症，每天吃不下，睡不着，坐立不定，对生活极度消沉，整天胡思乱想，情绪低迷、抑郁。希望寻求社区老年照护人员的帮助。

1. 根据吴女士的表现，照护人员评估其表现为（　　）

A. 家庭空巢综合征

B. 离退休综合征

C. 老年焦虑状态

D. 老年抑郁状态

E. 老年认知障碍

2. 由以上案例可见，对老年人安全感影响最重要的是（　　）

A. 家庭环境

B. 自然环境

C. 社会环境

D. 人文环境

E. 以上答案都正确

3. 照护人员为老年人开展心理照护，最重要的一项是（　　）

A. 培养老年人的业余爱好

B. 建议子女"常回家看看"

C. 有目的、有计划地开展心理相谈

D. 加强同亲友之间的往来

E. 以上答案都不对

三、情景方案设计题

老年照护人员和老年社会工作者在进行老年照护过程中，了解到老年人对心理健康和心理保健知识较为缺乏，对心理照护工作亦存在误解，因此，针对这种情况，老年照护员计划在社区开展老年心理健康宣教服务。

要求：设计完整的老年心理健康宣教方案。

【任务实践记录表】

班级：			姓名：		学号：			

序号	任务	实践过程记录（时间及完成情况）				
		知识准备	熟悉流程	观摩教师讲授、示范操作	操作训练（在老师指导下）	单独操作
1	心理变化应对					
2	常见心理问题照护					

6 工作领域六
功能障碍老年人的照护

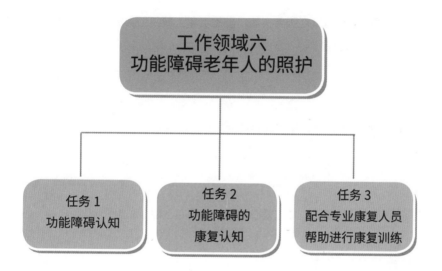

工作领域六
功能障碍老年人的照护

任务 1	任务 2	任务 3
功能障碍认知	功能障碍的康复认知	配合专业康复人员帮助进行康复训练

任务 1 功能障碍认知

》【任务导入】

任务描述

赵爷爷，72 岁，退休干部。高血压病史 15 年，两天前晨起活动后出现左侧肢体麻木无力，不能站立，开步困难，并口角歪斜、口齿不清，偶尔进食呛咳，认知功能良好，查体配合。现遵医嘱需要对赵大爷进行关节活动度评定、平衡功能评定、日常生活活动能力（ADL）评定、吞咽功能评定（洼田饮水试验）。

任务目标

知识目标：

掌握老年人常见的功能障碍表现与康复服务实施，熟悉老年人康复服务的目标与原则，了解失能与功能障碍的概念、影响因素。

技能目标：

掌握老年人康复服务实施的正确操作，能指导并协助老年人实施康复服务。

素质目标：

发扬爱岗敬业、吃苦耐劳的职业素养，具有爱心、关心、细心、耐心和责任心。

》【任务分析】

一、失能老年人和失能

失能老年人，是指因年迈虚弱、残疾、生病、智障等原因失去日常生活自理能力而需要他人帮助的老年人。

失能，是指因外伤、疾病、发育缺陷或精神因素造成的明显的身体功能障碍，以致于不同程度地丧失正常生活、工作和学习能力的一种状态。

二、老年人功能障碍的影响因素

生理因素：随着年龄增加，老年人身体器官衰老，导致失能风险增高。

疾病因素：老年人是各种慢性疾病的高发人群，疾病状态使老年患者长期处于功能障碍状态。

心理社会因素：大脑功能退化、社会参与度低等可导致老年人认知功能障碍、心理障碍等。

三、老年人常见的功能障碍表现

肢体障碍：如偏瘫、肌张力障碍、共济失调、平衡协调障碍等。

言语功能障碍：如失语和运动性构音障碍等。

吞咽障碍：如进食和饮水功能障碍等。

排尿、排便障碍：如尿潴留、尿失禁，便秘、便失禁等。

视觉功能障碍：如双眼视力低下等。

听觉功能障碍：如双耳听觉下降等。

认知功能障碍：如注意力障碍、记忆减退、知觉障碍、定向障碍、失语、失认、失用等。

心理-精神障碍：如焦虑、抑郁、孤独等。

四、老年人康复服务的原则

明确功能障碍的种类、程度和特点；评估老年人各种合并疾病对康复的影响；综合考虑多方因素，制定合理的康复目标；制订简单的、科学的、安全的康复训练计划；充分利用适当的辅助器具；确保生活与康复的安全。

五、老年人康复服务实施

老年人功能障碍的评定：包括运动功能、感觉功能、平衡与协调能力、言语功能、认知功能、心理情绪状态、生活自理能力、心肺功能、社会参与能力等不同方面的评定。

老年人功能障碍的康复内容：包括物理治疗（PT）、作业治疗（OT）、言语与吞咽治疗（ST）、假肢与矫形器、辅助器具、心理治疗、康复教育等。

》【任务实施】

一、关节活动度评定

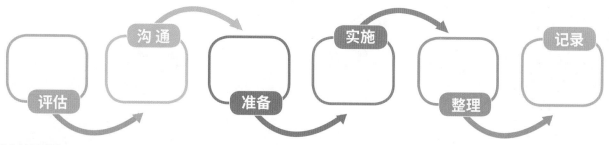

【实施流程】

评估	和老年人沟通，评估老年人的病情、意识、心理状态，告知关节活动度评定的目的、配合的方法 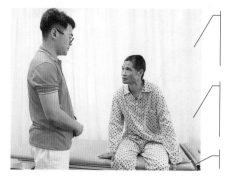 关节活动度评定沟通
沟通	赵爷爷，72岁。高血压病史15年，两天前晨起活动后出现左侧肢体麻木无力，不能站立，开步困难，并口角歪斜、口齿不清，偶尔进食呛咳 关节活动度评定的目的是判断关节活动度障碍的程度与范围，发现原因，为制订治疗与训练计划、判定效果提供依据 指导老年人正确姿势配合，交代注意事项
准备	1. 照护人员：洗净双手，着装整洁、态度亲近、举止端庄 2. 老年人：老年人理解和配合 3. 环境：整洁、宽敞、明亮，温湿度适宜 4. 物品准备：床、量角器 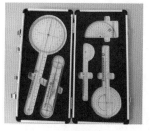 量角器

老年照护·中级 养老服务职业技能培训教材

实施	1. 肩关节活动度测定 （1）屈曲、伸展 体位：坐位或立位，臂置于体侧，肘伸直 量角器放置：轴心为肩峰，固定臂与腋中线平行，移动臂与肱骨纵轴平行 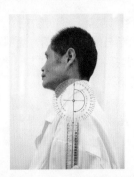 肩关节屈曲、伸展活动度测量的量角器放置 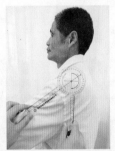 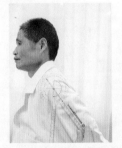 肩关节屈曲位关节活动度测量　　肩关节伸展位关节活动度测量 （2）内收、外展 体位：坐位或立位，臂置于体侧，肘伸直 量角器放置：轴心为肩峰，固定臂与身体中线平行，移动臂与肱骨纵轴平行 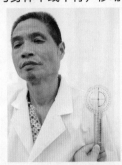 肩关节内收、外展活动度测量的量角器放置 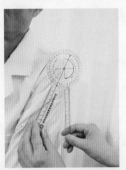 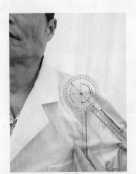 肩关节内收位关节活动度测量　　肩关节外展位关节活动度测量

（3）内旋、外旋

体位：仰位、坐位或立位，肩外展 90°，肘屈 90°

量角器放置：轴心为鹰嘴，固定臂与地面垂直（仰位），移动臂与前臂纵轴平行

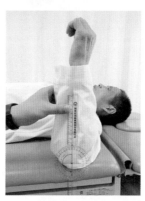

肩关节内旋、外旋活动度测量的量角器放置

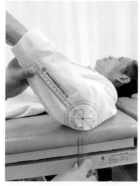

肩关节内旋位关节活动度测量

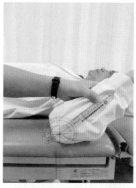

肩关节外旋位关节活动度测量

2. 肘关节活动度测定：屈曲、伸展

体位：仰位、坐位或立位，臂取解剖位

量角器放置：轴心为肱骨外上髁，固定臂与肱骨纵轴平行，移动臂与桡骨纵轴平行

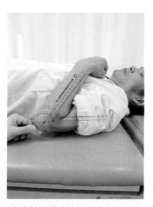

肘关节屈曲位关节活动度测量

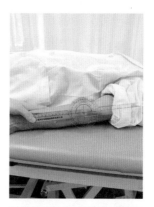

肘关节伸展位关节活动度测量

3. 前臂关节活动度测定：内旋、外旋

体位：坐位，肩内收肘曲 90°

量角器放置：轴心为中指尖，固定臂与地面垂直，移动臂紧贴掌背

老年照护·中级 养老服务职业技能培训教材

实施

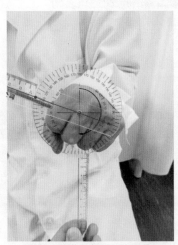

前臂内旋、外旋活动度测量的量角器放置

前臂内旋位关节活动度测量

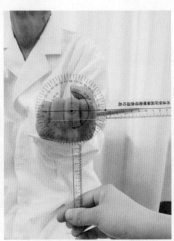

前臂外旋位关节活动度测量

4. 腕关节活动度测定

（1）屈曲、伸展

体位：坐位或立位，前臂完全旋前

量角器放置：轴心为桡骨茎突，固定臂与前臂纵轴平行，移动臂与第二掌骨纵轴平行

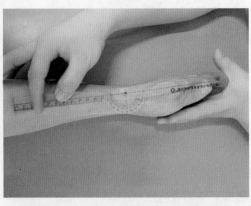

腕关节屈曲、伸展活动度测量的量角器放置

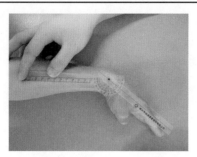

腕关节屈曲位关节活动度测量

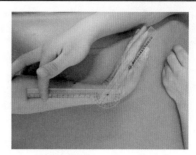

腕关节伸展位关节活动度测量

（2）尺偏、桡偏

体位：坐位，屈肘，前臂旋前，腕中立位

量角器放置：轴心为腕背侧中点，固定臂与前臂背侧中线平行，移动臂与第三掌骨纵轴平行

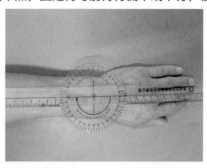

腕关节尺偏、桡偏活动度测量的量角器放置

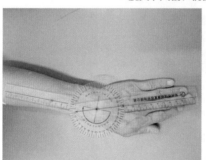

腕关节尺偏位关节活动度测量

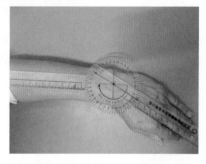

腕关节桡偏位关节活动度测量

5. 髋关节活动度测定

（1）屈曲、伸展

体位：仰位、俯位或侧卧

量角器放置：轴心为股骨大转子，固定臂与身体纵轴平行，移动臂与股骨纵轴平行

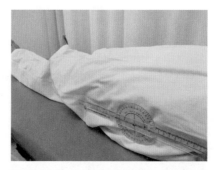

髋关节屈曲、伸展活动度测量的量角器放置

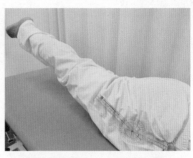

髋关节屈曲位关节活动度测量　　　　　　　髋关节伸展位关节活动度测量

（2）内收、外展

体位：仰卧

量角器放置：轴心为髂前上棘，固定臂与左右髂前上棘连线的垂直线平行，移动臂与髂前上棘至髌骨中心的连线平行

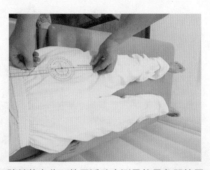

髋关节内收、外展活动度测量的量角器放置

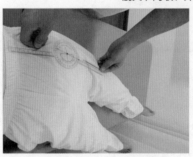

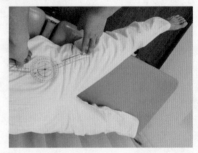

髋关节内收位关节活动度测量　　　　　　　髋关节外展位关节活动度测量

（3）内旋、外旋

体位：坐位，两小腿于床沿外下垂

量角器放置：轴心为髌骨下端，固定臂与地面垂直，移动臂与胫骨纵轴平行

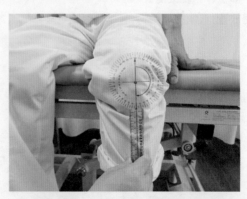

髋关节内旋、外旋活动度测量的量角器放置

实施

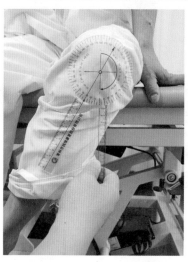

髋关节内旋位关节活动度测量

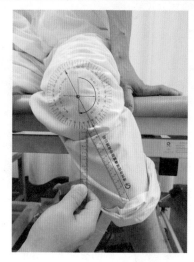

髋关节外旋位关节活动度测量

6. 膝关节活动度测定：屈曲、伸展

体位：俯卧、侧卧

量角器放置：轴心为股骨外踝，固定臂与股骨纵轴平行，移动臂与胫骨纵轴平行

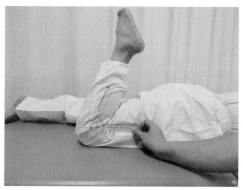

膝关节屈曲位关节活动度测量

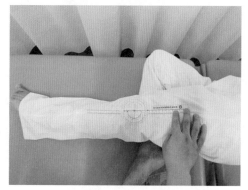

膝关节伸展位关节活动度测量

7. 踝关节活动度测定：背屈、跖屈

体位：仰位或侧卧，踝关节呈中立位

量角器放置：轴心为腓骨纵轴线与足外缘交叉处，固定臂与股骨纵轴平行，移动臂与第五跖骨纵轴平行

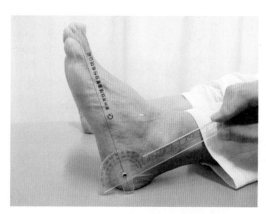

踝关节屈曲、伸展活动度测量的量角器放置

实施	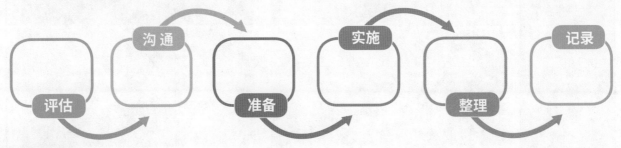 踝关节背屈位关节活动度测量　　　　踝关节跖屈位关节活动度测量
整理	1. 整理用物 2. 协助老年人取舒适体位 3. 做健康宣教 4. 洗手
记录	正确记录并签名，内容包括评定结果、评定过程中的问题与处置等

二、平衡功能评定

评估 → 沟通 → 准备 → 实施 → 整理 → 记录

【实施流程】

评估	和老年人沟通，评估老年人的病情、意识、心理状态，告知平衡功能评定的目的、配合方法，取得老年人的配合
	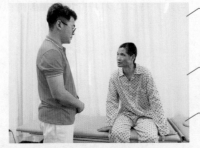 平衡功能评定沟通　　　赵爷爷，72岁。高血压病史15年，两天前晨起活动后出现左侧肢体麻木无力，不能站立，开步困难，并口角歪斜、口齿不清，偶尔进食呛咳 平衡功能评定的目的是判断平衡功能障碍的程度，发现原因，为制订治疗与训练计划、判定效果提供依据 指导老人学会正确地配合，交代注意事项
沟通	
准备	1. 照护人员：洗净双手，着装整洁、态度亲近、举止端庄 2. 老年人：老年人的理解和配合 3. 环境：整洁、宽敞、明亮，温湿度适宜，无障碍物 4. 物品准备：椅子

实施	1. 坐位平衡观察 一级平衡（静态）测试：受试者坐在椅子上，静态，观察身体平衡能否维持 10 秒以上 二级平衡（自动动态）测试：受试者坐在椅子上，伴随上身运动，观察身体平衡能否维持 10 秒以上 三级平衡（他动动态）测试：受试者坐在椅子上，被轻推时，观察身体平衡能否维持 10 秒以上 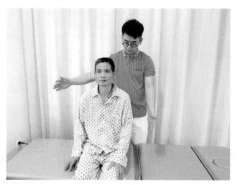<center>坐位一级平衡（静态）测试</center>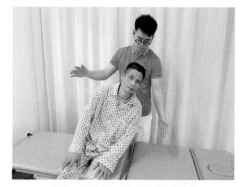<center>坐位二级平衡（自动动态）测试</center> 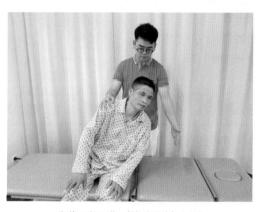<center>坐位三级平衡（他动动态）测试</center> 2. 立位平衡观察 一级平衡（静态）测试：受试者站立，静态，观察身体平衡能否维持 10 秒以上 二级平衡（自动动态）测试：受试者站立，伴随上身运动，观察身体平衡能否维持 10 秒以上 三级平衡（他动动态）测试：受试者站立，被轻推时，观察身体平衡能否维持 10 秒以上 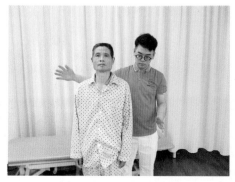<center>立位一级平衡（静态）测试</center>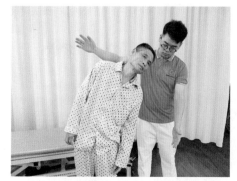<center>立位二级平衡（自动动态）测试</center>

实施	3. 平衡评定 根据简易平衡三级评分法（见附录1），对老年人平衡表现予以评定 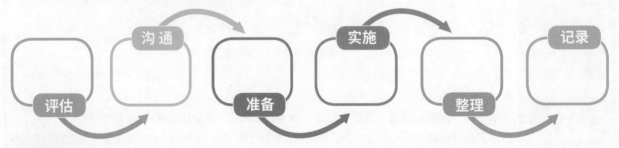 立位三级平衡（他动动态）测试
整理	1. 整理用物 2. 协助老年人取舒适体位 3. 做健康宣教 4. 洗手
记录	正确记录并签名，内容包括评估结果、评估过程中的问题与处置等

三、日常生活活动能力（ADL）评定

沟通　　　　实施　　　　记录

评估　　准备　　整理

【实施流程】

评估	和老年人沟通，评估老年人的病情、心理状态，告知日常生活活动能力（ADL）评定的目的、配合方法，取得老年人的配合
沟通	赵爷爷，72岁。高血压病史15年，两天前晨起活动后出现左侧肢体麻木无力，不能站立，开步困难，并口角歪斜、口齿不清，偶尔进食呛咳 日常生活活动能力(ADL)评定的目的是判断日常生活活动障碍的程度，发现原因，为制订治疗与训练计划、判定效果提供依据 指导老人学会正确的姿势配合，交代注意事项 日常生活活动能力（ADL）评定沟通

准备	1. 照护人员：洗净双手，着装整洁、态度亲近、举止端庄 2. 老年人：老年人理解和配合 3. 环境：整洁、宽敞、明亮，温、湿度适宜，无障碍物 4. 物品准备：评估实训室，碗、勺、梳、牙刷、衣、裤、鞋等 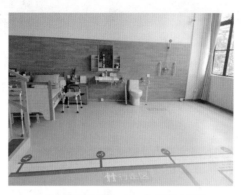 日常生活活动能力（ADL）评估实训室
实施	1. 应用 Barthel 指数量表（见附录 2），对老年人进食、更衣、修饰（洗脸、刷牙、梳头等）、洗澡、大便控制、小便控制、上厕所、转移、步行、上下楼梯等 10 个项目进行评估 2. 根据 Barthel 指数得分，评定老年人日常生活活动能力等级 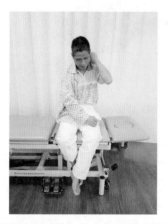 日常生活活动能力（ADL）评估——更衣
整理	1. 整理用物 2. 协助老年人取舒适体位 3. 做健康宣教 4. 洗手
记录	正确记录并签名，内容包括评估结果、评估过程中的问题与处置等

四、吞咽功能评定——洼田饮水试验

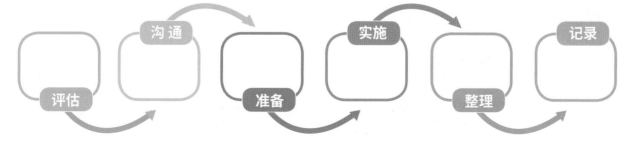

【实施流程】

评估	和老年人沟通，评估老年人的病情、意识、心理状态，告知洼田饮水试验的目的、配合方法，取得老年人的配合
沟通	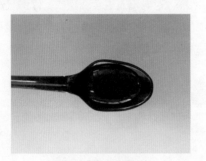 洼田饮水试验沟通 赵爷爷，72岁。高血压病史15年，两天前晨起活动后出现左侧肢体麻木无力，不能站立，开步困难，并口角歪斜、口齿不清，偶尔进食呛咳 洼田饮水试验的目的是判断吞咽障碍的程度，发现原因，为制订治疗与训练计划、判定效果提供依据 指导老年人学会正确地配合，交代注意事项
准备	1. 照护人员：洗净双手，着装整洁、态度亲近、举止端庄 2. 老年人：老年人理解和配合 3. 环境：整洁、宽敞、明亮，温湿度适宜，无障碍物 4. 物品准备：茶匙、量杯、温水35毫升 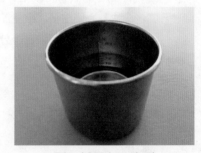 茶匙（盛温水5毫升）　　　　　量杯（盛温水30毫升）
实施	1. 协助老年人取坐位或者头高侧卧位（健侧在下方） 2. 协助老年人喝下一茶匙水（约5毫升），无呛咳才能进入下一步试验 3. 协助老年人一口咽下30毫升温水，整个试验过程不能说话，不限制时间 4. 观察老年人饮水所需时间及呛咳情况 5. 根据结果给出正确的判断（洼田饮水试验结果判断见附录3） 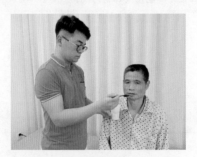 饮5毫升温水　　　　　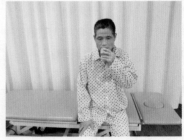 饮30毫升温水
整理	1. 整理用物 2. 协助老年人取舒适体位 3. 做健康宣教 4. 洗手
记录	正确记录并签名，内容包括评估结果、评估过程中的问题与处置等

》【任务评价】

一、关节活动度评定

【操作流程考核表】

项目	内 容	分值	评分要求	自评	互评	教师评价
准备(10分)	1. 照护人员：洗净双手，着装整洁、态度亲近、举止端庄	2.5	准备少1项扣2.5分			
	2. 环境：整洁、宽敞、明亮，温湿度适宜	2.5				
	3. 老年人：评估病情、意识、心理状态，告知关节活动度测量目的和配合方法	2.5				
	4. 物品：床、量角器	2.5				
实施(60分)	1. 摆放合理体位：基本上受检者全身所有的关节按解剖姿位放置时为0°肢位，仅少数例外，如测量前臂活动时，手掌面以矢面为0°肢位	10	每次体位摆放不合理扣5分			
	2. 放置量角器：将量角器的中心点准确对到关节活动轴中心，两臂的远端分别指向关节两端肢体上的骨性标志或肢体长轴相平行	30	每次量角器放置不合理扣5分			
	3. 正确读取数值：随着关节远端肢体的移动，在量角器刻度盘上读出关节活动度	20	每次读数≥5°偏差扣5分，直到分值扣完			
整理记录(10分)	1. 整理用物	2				
	2. 协助老年人取舒适体位	2				
	3. 做健康宣教	2				
	4. 洗手	2				
	5. 做好相关记录并签名	2				
口述注意事项(10分)	1. 不宜在关节剧烈活动、按摩或锻炼之后立即进行评定	2				
	2. 检测时尽量暴露检测部位	2				
	3. 先测量主动活动范围，再测量被动活动范围	3				
	4. 先测量健侧关节活动度，再测量患侧关节活动度，行左右对比	3				
整体评价(10分)	1. 老年人对所给予的解释和护理表示理解和满意；	5	缺乏沟通技巧和人文关怀酌情扣分			
	2. 操作规范、安全，达到预期目标	5				

二、平衡功能评定

【操作流程考核表】

项目	内　　容	分值	评分要求	自评	互评	教师评价
准备（10分）	1. 照护人员：洗净双手，着装整洁、态度亲近、举止端庄	2.5	准备少1项扣2.5分			
	2. 环境：整洁、宽敞、明亮，温湿度适宜，无障碍物	2.5				
	3. 老年人：评估病情、意识、心理状态，告知平衡功能评定的目的和配合方法	2.5				
	4. 物品：椅子	2.5				
实施（60分）	1. 坐位平衡观察：老年人坐位，观察其保持一级平衡（静态）、二级平衡（自发运动）、三级平衡（被他人轻推）情况下的表现	20	观察欠1项扣8分			
	2. 立位平衡观察：老年人立位，观察其保持一级平衡（静态）、二级平衡（自发运动）、三级平衡（被他人轻推）情况下的表现；	20	评估错误1项扣8分，直到分数扣完			
	3. 平衡评定：根据简易平衡三级评分法（见附录1），对老年人平衡表现予以评定	20	老年人发生跌倒、摔伤等意外扣全分			
整理记录（10分）	1. 整理用物	2				
	2. 协助老年人取舒适体位	2				
	3. 做健康宣教	2				
	4. 洗手	2				
	5. 做好相关记录并签名	2				
口述注意事项（10分）	1. 保持环境安静，不要说话或提示	2				
	2. 受试者不能安全独立完成要求动作时，要注意予以保护和帮助了以免摔倒	4				
	3. 下肢骨折未愈合、严重的心血管疾病患者不宜进行平衡测试	4				
整体评价（10分）	1. 老年人对所给予的解释和护理表示理解和满意；	5	缺乏沟通技巧和人文关怀酌情扣分			
	2. 操作规范、安全，达到预期目标	5				

三、日常生活活动能力（ADL）评定

【操作流程考核表】

项目	内　　容	分值	评分要求	自评	互评	教师评价
准备（10分）	1. 照护人员：衣帽整齐，洗净双手，态度亲近、举止端庄	2.5	准备少1项扣2.5分			
	2. 环境：环境整洁、宽敞、明亮，温湿度适宜，无障碍物	2.5				
	3. 老年人：评估病情、意识、心理状态，告知日常生活活动能力评定（ADL）的目的和配合方法	2.5				
	4. 物品：评估实训室；碗、勺、梳、牙刷、衣、裤、鞋等	2.5				
实施（60分）	应用 Barthel 指数量表（见附录2）评估老年人日常生活活动能力： 1. 进食	6	评估欠1项扣6分 评估不合理酌情扣分 老年人发生跌倒、摔伤等意外扣全分			
	2. 更衣	6				
	3. 修饰（洗脸、刷牙、梳头等）	6				
	4. 洗澡	6				
	5. 大便控制	6				
	6. 小便控制	6				
	7. 上厕所	6				
	8. 转移	6				
	9. 步行	6				
	10. 上下楼梯	6				
整理记录（10分）	1. 整理用物	2				
	2. 协助老年人取舒适体位	2				
	3. 做健康宣教	2				
	4. 洗手	2				
	5. 做好相关记录并签名	2				
口述注意事项（10分）	1. 积极争取老年人配合，做好解释工作	2				
	2. 注意老年人安全，避免粗暴行为或不合理操作	3				
	3. 正确使用量表，细节上关注、语言上引导，避免错误判断和主观臆断	3				
	4. 根据评估结果进行反馈，耐心讲解，告知下阶段康复计划	2				
整体评价（10分）	1. 老年人对所给予的解释和护理表示理解和满意	5	缺乏沟通技巧和人文关怀酌情扣分			
	2. 操作规范、安全，达到预期目标	5				

班级：　　　　姓名：　　　　学号：　　　　成绩：

四、吞咽功能评定——洼田饮水试验

【操作流程考核表】

项目	内　　容	分值	评分要求	自评	互评	教师评价
班级：　　　　姓名：　　　　学号：　　　　成绩：						
准备 (10分)	1. 照护人员：衣帽整齐，洗净双手，态度亲近、举止端庄	2.5	准备少1项扣2.5分			
	2. 环境：环境整洁、宽敞、明亮，温湿度适宜	2.5				
	3. 老年人：评估病情、意识、心理状态，告知洼田饮水试验的目的和配合方法	2.5				
	4. 物品：茶匙、量杯、温水35毫升	2.5				
实施 (60分)	1. 协助老年人取坐位或者头高侧卧位（健侧在下方）	10	剂量不准确扣10分 指导不充分酌情扣分 老年人发生窒息、吸入性肺炎等意外扣全分			
	2. 协助老年人喝下一茶匙水约(5毫升)，无呛咳才能进入下一步试验	10				
	3. 协助老年人一口咽下30毫升温水，整个试验过程不能说话，不限制时间	20				
	4. 观察老年人饮水所需时间及呛咳情况	10				
	5. 根据结果给出正确的判断	10				
整理记录 (10分)	1. 整理用物	2				
	2. 协助老年人取舒适体位	2				
	3. 做健康宣教	2				
	4. 洗手	2				
	5. 做好相关记录并签名	2				
口述注意事项 (10分)	1. 要求老年人意识清楚，能按照指令完成试验	3				
	2. 先嘱老年人吞口水，以确认有吞咽动作方能实施饮水试验	4				
	3. 饮水量要准确	3				
整体评价 (10分)	1. 老年人对所给予的解释和护理表示理解和满意	5	缺乏沟通技巧和人文关怀酌情扣分			
	2. 操作规范、安全，达到预期目标	5				

附录1　简易平衡三级评分法

体位	分级	表现
坐位	I	静态维持自身平衡10秒以上
	II	动态维持自身平衡10秒以上（伴随上肢运动可以维持平衡）
	III	轻外力作用下维持自身平衡10秒以上（被轻推时，老年人可以维持平衡）
站位	I	静态维持自身平衡10秒以上
	II	动态维持自身平衡10秒以上
	III	轻外力作用下维持自身平衡10秒以上

附录2 改良 Barthel 指数评定量表

序号	项目	自理	监督提示	稍依赖	尝试但不安全	不能完成	计分
1	进食	10	8	5	2	0	
2	洗澡	5	4	3	1	0	
3	修饰	5	4	3	1	0	
4	更衣	10	8	5	2	0	
5	控制大便	10	8	5	2	0	
6	控制小便	10	8	5	2	0	
7	如厕	10	8	5	2	0	
8	床椅转移	15	12	8	3	0	
9	平地行走	15	12	8	3	0	
10	上下楼梯	10	8	5	2	0	

Barthel 指数总分： 分

评分标准：0～20分：极严重功能缺陷；21～45分：严重功能缺陷；46～70分：中度功能缺陷；71～99分：轻度功能障碍；100分：完全自理

附录3 洼田饮水试验结果判断

等级	表现	结果
Ⅰ级	可一口喝完，无噎呛	5秒内喝完为正常，超过5秒为可疑
Ⅱ级	可分两次以上喝完，无噎呛	可疑
Ⅲ级	能一次喝完，但有噎呛	异常
Ⅳ级	分两次以上喝完，且有噎呛	异常
Ⅴ级	常常呛住，难以全部喝完	异常

》【任务小结】

【知识点、技能点学习索引及测试】

功能障碍老年人的照护知识点、技能点学习索引及测试

		姓名： 班级： 学号：
	学习索引	学生自测
知识点	老年人常见功能障碍表现	1.
		2.
		3.
		4.
		5.
		6.
		7.
		8.
	老年人康复服务原则	1.
		2.
		3.
		4.
		5.
		6.
	老年人康复服务实施	1. 老年人功能障碍评定的内容
		2. 老年人功能障碍的康复内容
技能点	操作前准备	1.
		2.
		3.
		4.
	实施步骤	1. 关节活动度评定
		2. 平衡功能评定
		3. 日常生活活动能力评定
		4. 吞咽功能评定（洼田饮水试验）

》【任务习题】

一、A1/A2 型试题

1. 下列不是关节活动度评定注意事项的是（　　）

A. 需测关节的主动活动范围和被动活动范围

B. 与健侧对比

C. 防止邻近关节的替代动作

D. 允许有 3°～ 5° 的误差

E. 按摩、运动后立即进行

2. 卒中患者，女，68 岁，能用手杖独立步行 50 米，该患者用 Barthel 指数评估，行走项评分为多少分（　　）

A. 5 分

B. 10 分

C. 15 分

D. 20 分

E. 25 分

3. 长期卧床或制动对骨骼肌肉系统不会产生的影响是（　　）

A. 肌肉萎缩

B. 肌无力

C. 关节挛缩

D. 偏瘫

E. 骨质疏松

二、A3/A4 型试题

（1 ～ 3 共用题干）李爷爷，男性，65 岁。高血压病史 12 年，一周前因情绪激动，突发右侧肢体无力、活动障碍、言语不清。

1. 遵医嘱为李爷爷进行肩关节屈、伸活动度测定时，量角器固定臂放置方法为（　　）

A. 与身体中线平行

B. 与腋中线平行

C. 与地面垂直

D. 与肱骨纵轴平行

E. 与前臂纵轴平行

2. 遵医嘱为李爷爷进行平衡评定，其评定内容不包括下列哪项（　　）

A. 静止状态下不同体位均能保持平衡

B. 运动状态下能精确地完成运动并能保持新的平衡

C. 对外界的变化能迅速作出反应

D. 姿势反射

E. 当支撑面发生移动时能保持平衡

3. 遵医嘱为李爷爷进行 ADL 评定，Barthel 指数评定的范围不包括以下哪项（　　）

A. 更衣

B. 如厕

C. 行走

D. 洗澡

E. 交流

（4～6 题共用题干）患者，男，60 岁，脑出血后 1 个月，患者可自己拿勺子进食，但需要别人把餐具及食物准备好，进食时间较长，小便偶尔有失禁，穿脱衣服时自己可完成一半，另一半需要别人帮助。

4. 该患者用改良 Barthel 指数评估，小便控制项评分为多少（　　）

A. 20 分

B. 15 分

C. 10 分

D. 5 分

E. 0 分

5. 该患者用改良 Barthel 指数评估，进食项评分为多少（　　）

A. 20 分

B. 15 分

C. 10 分

D. 5 分

E. 0 分

6. 该患者用改良 Barthel 指数评估，穿脱衣服项评分为多少（　　）

A. 20 分

B. 15 分

C. 10 分

D. 5 分

E. 0 分

三、情景案例题

王爷爷，男性，72 岁。高血压病史 9 年。两周前活动后突发头痛、恶心、呕吐、口角流涎，右侧半身偏瘫。头颅 CT 显示脑出血。行颅脑内血肿清除术后，遗留右侧肢体活动不利、言语不清等症状。

（1）王爷爷目前可能存在哪些方面的功能障碍？

（2）针对王爷爷的功能障碍，可能需要进行哪些方面的康复内容？

（3）在为王爷爷实施康复服务时，需注意哪些原则？

任务 2 功能障碍的康复认知

》【任务导入】

任务描述

赵爷爷，72 岁，退休干部。高血压病史 15 年，两天前晨起活动后出现左侧肢体麻木无力，不能站立，开步困难，查体配合。现根据赵大爷的功能障碍进行关节活动度训练、平衡训练和步行训练。

任务目标

知识目标：

熟悉不同功能障碍的康复知识和不同功能障碍的康复方法知识。

技能目标：

能识别老年人不同功能障碍的康复方法。

素质目标：

发扬吃苦耐劳的职业精神，具有细心、耐心和责任心。

》【任务分析】

一、关节活动度训练

1. 被动关节活动度训练

概念：指患者完全不用力、全靠外力来完成关节活动的运动训练方法。

目的：增强肢体的本体感觉、刺激屈伸反射、放松痉挛肌肉、促发主动运动；同时牵伸挛缩或粘连的肌腱和韧带，维持和扩大关节活动范围，为主动运动做过渡性准备。

适应证：患者不能主动活动肢体。

2. 助力关节活动度训练

概念：指在外力的辅助下，患者主动收缩肌肉来完成关节活动的训练方式。助力可由照护人员提供。

目的：增大关节活动度，逐步增强肌力，建立协调动作模式。

适应证：适应于肌力相对较弱，不能完成全关节活动范围的患者。

3. 主动关节活动度训练

概念：指通过患者主动用力收缩完成关节活动的运动训练。既不需要助力，也不需要克服外来阻力。

目的：改善和扩大关节活动度，改善和恢复肌肉功能和神经协调功能。

适应证：可主动收缩肌肉的患者，且肌力大于 3 级。

关节活动度训练注意事项。

（1）每个关节的活动均在各个轴面上进行，并在最大角度时保持 4～5 秒。每个方向的运动至少进行 5 遍，每日 2 次。

（2）照护人员应动作轻柔、缓慢，逐步增大活动范围，保证在无痛范围内进行，以免造成软组织损伤。

（3）关节活动顺序应由近端至远端，从大关节至小关节依次进行。

（4）选择安全的环境，轻松的心情，舒适的体位、肢位对各个关节进行正确的运动。

（5）照护人员应采取规范的手法，一手固定其近端关节以防止代偿性运动，另一手在安全范围内尽量做接近正常范围的关节运动。

（6）关节有急性炎症、肿胀、骨折、异常活动时，应中止训练。

二、平衡功能训练

1. 概念

针对患者平衡障碍的关键因素，提高患者坐、站和行动时平衡能力的训练方法。平衡功能障碍指前庭系统、本体感觉系统和视觉系统中任意一种感受器因各种原因受到影响，向中枢传入的冲动与其他两种感受器的传入冲动不一致导致的结果。平衡功能障碍患者轻度可表现为步行困难，中度表现为无法站立，重度表现为无法坐立。

2. 目的

提高患者在不同的环境和情况下，自动调整姿势，维持身体稳定的能力。

3. 注意事项

（1）训练时面对姿势镜，要求患者放松，消除恐惧心理。

（2）照护人员随时发出指令，如向左、向右等声音刺激。

（3）通过诱发姿势反射而使患者恢复平衡能力，做好安全防护工作。

（4）训练时循序渐进，由易到难，由最稳定的体位过渡到最不稳定的体位。

（5）选择合适的方法与辅助用具。

三、步行训练

1. 概念

指恢复独立行走或者辅助步行能力的训练方法。

2. 目的

提高患者的步行能力。

3. 注意事项

（1）加强安全防护，防止意外。

（2）根据病情需要选取拐杖，双拐长度要相等，拐杖上的螺丝要旋紧。

（3）四点步法适用于双腿软弱无力的患者，两点步法行走速度快，适用于双腿病情轻的患者，三点步法适用于一腿不能负重的患者。

（4）练习各种步法行走时，尽量做到步幅均匀，步速适中和身体正直。

（5）各种训练最好在镜子前进行，以便自我观察和矫正。

（6）下肢肌力训练、关节活动度训练以及良好的站立平衡与协调训练是步行训练前必须进行的训练与准备。

》【任务实施】

一、关节活动度训练

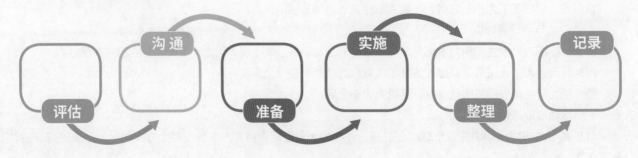

评估　沟通　准备　实施　整理　记录

【实施流程】

评估	和老年人沟通，评估老年人的病情、意识、心理状态，告知关节活动度训练的目的、配合的方法，以获得老年人的配合
沟通	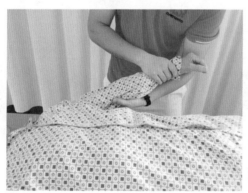（此处为沟通图片区） 关节活动度训练沟通 赵爷爷，72岁。高血压病史15年，两天前晨起活动后出现左侧肢体麻木无力，不能站立，开步困难 关节活动度训练的目的是增强肢体的本体感觉、刺激屈伸反射、放松痉挛肌肉、促发主动运动；同时牵伸挛缩或粘连的肌腱和韧带，维持和扩大关节活动范围 指导老人学会正确的姿势配合，交代注意事项
准备	1. 照护人员：洗净双手，着装整洁、态度亲近、举止端庄 2. 老年人：老年人理解和配合 3. 环境：整洁、宽敞、明亮，温、湿度适宜 4. 物品准备：床
实施	1. 肩关节被动活动训练 （1）屈：患者取仰卧位，照护人员一手握住肘关节上方，另一手握其腕部；慢慢把患者上肢沿矢状面向上高举过头，肘要伸直；最后还原 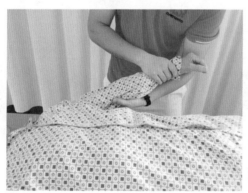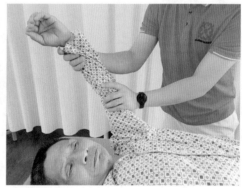 肩关节被动屈曲训练 （2）伸：患者取俯卧位；照护人员一手放肩部，一手握肘部向后拉；最后还原 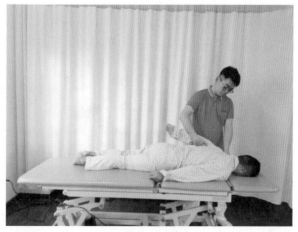 肩关节被动伸展训练

<table>
<tr>
<td rowspan="1">实施</td>
<td>

（3）外展、内收：患者取仰卧位，屈肘；照护人员一手握其肘关节上部，另一手握其腕部；外展时将上肢伸向外侧；内收时将上肢收到身体侧面

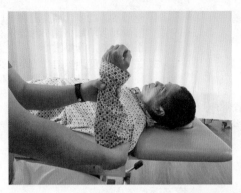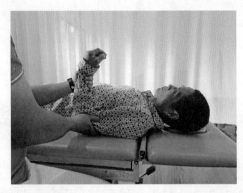

肩关节被动外展、内收训练

软瘫期因防护不当易并发肩关节脱位，各方位训练范围应从正常关节活动的中部 1/2 范围开始训练，逐渐增至关节的全范围，不可用力过大和过度活动

2. 肘关节被动活动训练：屈曲、伸展

患者取仰卧位；照护人员一手固定其肘关节上部，另一手握其腕部；使患者肘关节屈曲和伸展

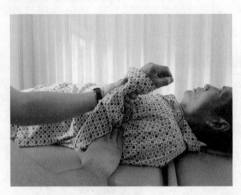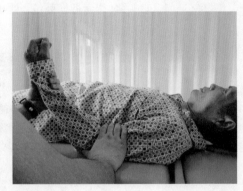

肘关节被动屈伸训练

3. 前臂被动活动训练：旋前、旋后

患者取仰卧位，屈肘；照护人员一手固定其肘关节上部，另一手握其腕部，将患者掌心对着自己的脸（旋后）；然后转动手，使手背向着脸（旋前）

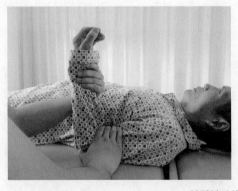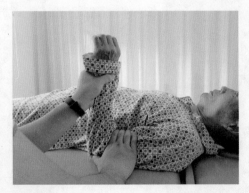

前臂被动旋前旋后训练

4. 腕关节被动活动训练：屈曲、伸展

患者取仰卧位，屈肘；照护人员一手固定其腕部，另一手握其手掌；使其做腕关节的屈曲和背伸运动
</td>
</tr>
</table>

老年照护 · 中级 养老服务职业技能培训教材

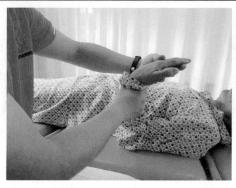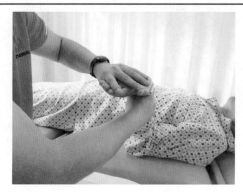

腕关节被动屈伸训练

5. 指关节被动活动训练：屈曲、伸展

患者取仰卧位；照护人员一手握其四指，另一手握其拇指，使其屈曲；再使其伸直外展，然后分别运动其他四指

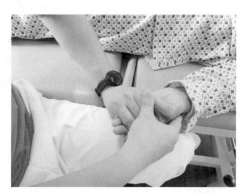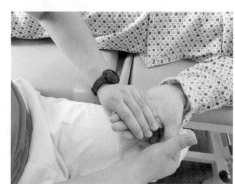

指关节被动屈伸训练

6. 髋关节被动活动训练

（1）屈：患者取仰卧位，膝关节伸直；照护人员一手握其踝关节，另一手按其膝关节上部，做髋关节屈曲；此时如另一腿不能保持贴在床上，则可用另一手压住，或由另一人压住，以便髋屈曲到最大的范围，然后还原

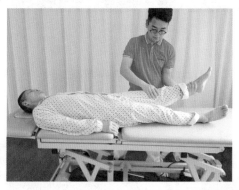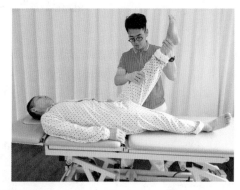

髋关节被动屈曲训练

（2）伸：患者取俯卧位；照护人员一手抓握其踝关节上方，另一手从下方托住膝关节前部，用力向上方抬起，然后还原

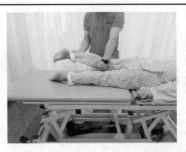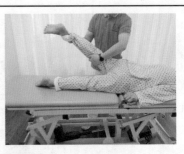

髋关节被动伸展训练

（3）内收、外展：患者取仰卧位，膝伸直；照护人员一手握其踝关节上方，另一手托其腘窝处，使其下肢外展；然后向对侧推，越过身体中线后做内收动作

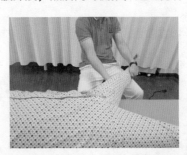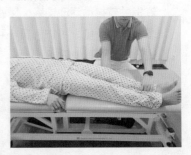

髋关节被动外展内收训练

7. 膝关节被动活动训练：屈曲、伸展

患者取仰卧位；照护人员一手托其腘窝处，另一手握其踝关节上方，做屈髋屈膝动作；然后还原

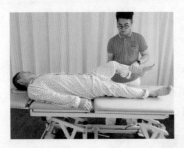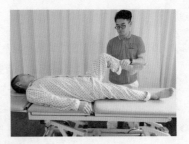

被动屈髋屈膝训练

8. 踝关节被动活动训练：背屈、跖屈

患者取仰卧位；照护人员一手固定其踝关节上方，另一手握其足后跟，前臂贴住患者脚掌及外侧，用力向上方拉动，使其踝背屈；然后一手固定其踝关节上方，另一手下压足背，使其踝跖屈

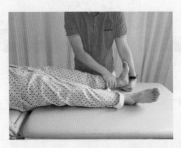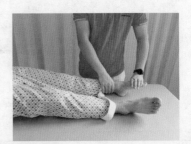

踝关节被动背屈跖屈训练

老年照护·中级 养老服务职业技能培训教材

实施

整理	1. 整理用物
	2. 协助老年人取舒适体位
	3. 进行康复宣教
	4. 洗手
记录	正确记录并签名，内容包括关节活动度训练效果、训练过程中出现的问题与处置等

二、平衡功能训练

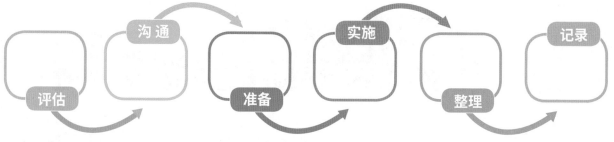

【实施流程】

评估	和老年人沟通，评估老年人的病情、意识、心理状态，告知平衡功能训练的目的、配合方法，以获得老年人的配合
沟通	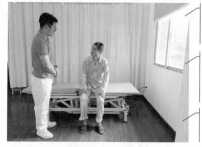 赵爷爷，72岁。高血压病史15年，两天前晨起活动后出现左侧肢体麻木无力，不能站立，开步困难 平衡功能训练的目的是提高患者在不同的环境和情况下，可以自动调整姿势，提高维持身体稳定的能力 指导老人学会正确地配合，交代注意事项 平衡功能训练沟通
准备	1. 照护人员：洗净双手，着装整洁、态度亲近、举止端庄 2. 老年人：老年人理解和配合 3. 环境：整洁、宽敞、明亮，温、湿度适宜 4. 物品准备：床
实施	1. 坐位平衡训练 （1）静态平衡训练：患者取端坐位；健手扶床栏尽力不要歪倒；患手扶被褥努力不要歪倒；抓住自己大腿保持平衡；不时将手松开，快要倒时再抓住大腿 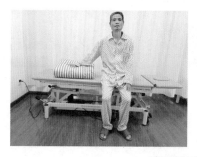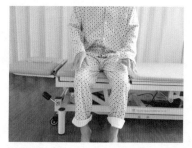 端坐位静态平衡训练

实施	（2）动态平衡训练：患者取端坐位；①躯干前屈抬起臀部；②伸展髋、膝关节站立；③身体从侧方站起；④躯干左右侧屈运动；⑤躯干左右旋转运动；⑥躯干向正前方的屈曲；⑦躯干向前侧方的屈曲；⑧在自动动态平衡的基础上可逐步过渡到他动动态平衡，由训练者推拉患者的身体以破坏其平衡，诱发平衡反应 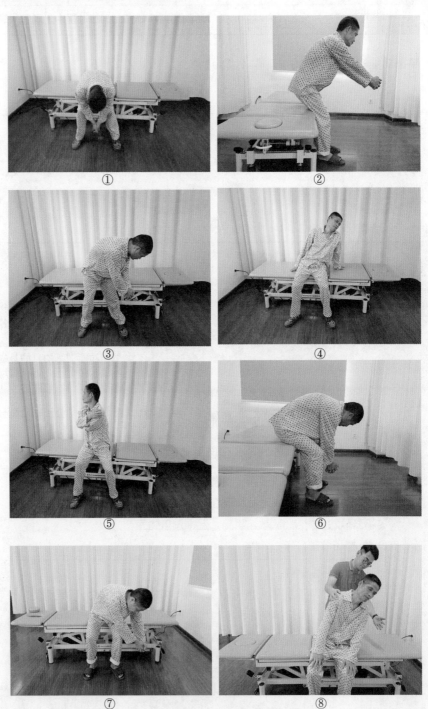 端坐位动态平衡训练 2.跪位平衡训练 患者跪于床面，双手交叉，上肢伸展；肩关节屈曲，躯干后仰；维持平衡，双手及躯干向两侧倾斜；缓慢坐下，重复以上动作。跪位平衡训练可训练患者对头、躯干、骨盆的控制能力

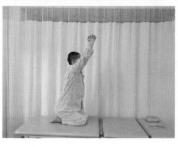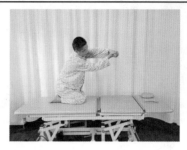

跪位平衡训练

3. 单膝立位平衡训练

患者跪于床面，双手交叉，上肢伸展；照护人员在患侧保护，上肢上举，健侧下肢向前踏出，维持身体站立；回到跪位，患侧下肢向前踏出，照护人员固定患者膝关节及骨盆

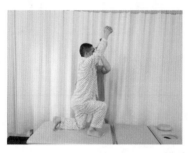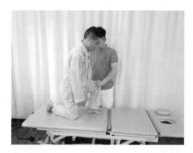

单膝立位平衡训练

4. 站立位的平衡训练

先训练双足站立的静、动态平衡，再训练单足站立的静态平衡，其次训练其身体前后、左右的重心转移动作；照护人员站在患者侧方，一手把持患者上肢，令另一侧上肢、下肢向侧方抬起；训练中让患者面对姿势镜，帮助其了解和矫正异常姿势

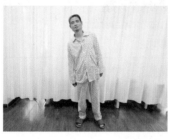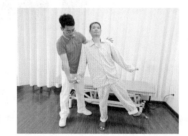

站立位平衡训练

5. 健手持杖平衡训练

立位，双脚分开平均负重；慢慢将重心移向患侧、健侧；上抬手杖，以双足支撑体重，并保持较好的站立姿势

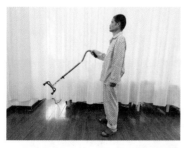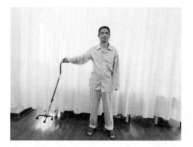

偏瘫患者持杖平衡训练

实施

整理	1. 整理用物 2. 协助老年人取舒适体位 3. 进行健康宣教 4. 洗手
记录	正确记录并签名，内容包括平衡训练效果以及训练过程中出现的问题与处置等

三、步行训练

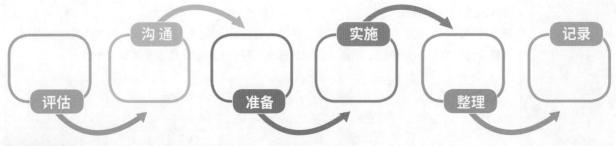

【实施流程】

评估	和老年人沟通，评估老年人的病情、心理状态，告知步行训练的目的、方法，以获得老年人的合作
沟通	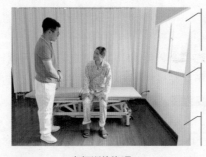 步行训练沟通 赵爷爷，72岁。高血压病史15年，两天前晨起活动后出现左侧肢体麻木无力，不能站立，开步困难 步行训练的目的是恢复独立或者辅助步行的能力 指导老人学会正确的姿势，交代注意事项
准备	1. 照护人员：洗净双手，着装整洁、态度亲近、举止端庄 2. 老年人：老年人理解和配合 3. 环境：整洁、宽敞、明亮，温、湿度适宜 4. 物品准备：医用手杖 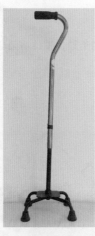 医用手杖

实施	1. 三点步健手持杖步行训练：先伸出手杖，后迈出患肢，最后迈出健肢 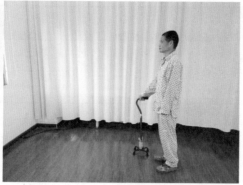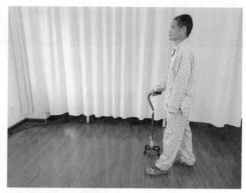 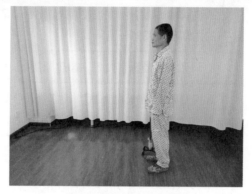 三点步健手持杖步行训练 2. 两点步健手持杖步行训练：行进时手杖与患足同时迈出，然后迈出健足 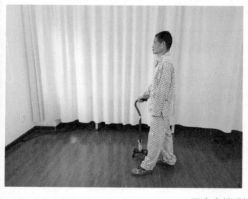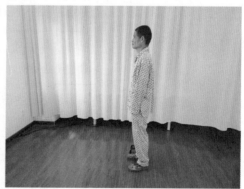 两点步健手持杖步行训练
整理	1. 整理用物 2. 协助老年人取舒适体位 3. 进行健康宣教 4. 洗手
记录	正确记录并签名，内容包括步行训练效果以及训练过程中出现的问题与处置等

》【任务评价】

【操作流程考核表】

操作考核评分标准									
项目	总分	技术操作要求	评分等级				实际得分	备注
			A	B	C	D		
仪表	2	仪表端正，服装整洁	2	1	0	0		
评估患者（翻阅病历、与患者及/或家属交流，了解病情）	9	1. 了解患者病情，合作程度，情绪及肢体功能情况、耐受程度，有无治疗禁忌证	4	2	0	0		
		2. 向患者讲解操作方法和如何配合，取得患者的主动参与和信任	3	2	1	0		
		3. 与患者沟通语言规范，态度和蔼	2	1	0	0		
操作前准备	9	1. 操作者指甲长度适宜，操作前洗手，寒冷天气操作注意暖手	2	1	0	0		
		2. 核对医嘱、治疗单	2	1	0	0		
		3. 向患者及家属讲明治疗的作用及风险	3	2	1	0		
		4. 环境整洁，舒适	2	1	0	0		
操作中	55	1. 患者体位正确	5	3	1	0		
		2. 操作方法全面、适宜	18	12	6	0		
		3. 操作手法稳、准、规范，角度、力度适宜，过程熟练	15	10	5	0		
		4. 操作过程中密切观察并询问患者反应（身体、心理）	5	4	3	0		
		5. 不违反注意事项	5	3	1	0		
		6. 根据医嘱、患者反应及需要及时调整治疗量	7	4	1	0		
操作后	10	1. 询问患者有无不适感	2	1	0	0		
		2. 嘱患者训练后注意事项，根据训练内容，布置课后训练项目	5	3	1	0		
		3. 执行签字，协助患者起身，离开治疗室，洗手	3	2	1	0		
回答问题	15	1. 思路清晰，回答全面、正确	10	7	4	0		
		2. 语言表达流利	5	3	1	0		
总分	100							

≫【任务小结】

【知识点、技能点学习索引及测试】

功能障碍的康复认知知识点、技能点学习索引及测试

姓名：		班级：	学号：
	学习索引	**学生自测**	
知识点	关节活动度训练	关节活动度训练方法：	
		关节活动度训练的目的：	
	平衡训练	平衡训练方法：	
		平衡训练的目的：	
	步行训练	步行训练方法：	
		步行训练的目的：	
技能点	操作前准备	包括： 1.	
		2.	
		3.	
		4.	
		5.	
		6.	
	实施步骤	1.	
		2.	
		3.	
		4.	
		5.	
		6.	
		7.	
		8.	

≫【任务习题】

一、A1/A2 型试题

1. 下列使用手杖步行的方法正确的是（　　）

A. 三点步行法：健手持杖—手杖—健腿—患腿

B. 两点步行法：健手持杖—手杖和健腿—患腿

C. 三点步行法：健手持杖—手杖—患腿—健腿

D. 三点步行法：健手持杖—健腿—患腿—手杖

E. 以上都不对

2. 关于平衡障碍的训练原则，下列选项错误的是（　　）

A. 从 I 级平衡训练开始

B. 过渡到 II 级平衡

C. 过渡到 III 级平衡

D. 逐渐降低身体重心

E. 逐步缩减人体支撑面积

3. 被动关节活动度训练的适宜对象应该是（　　）

A. 肌力 5 级以下的患者

B. 肌力 4 级以下的患者

C. 肌力 3 级以下的患者

D. 肌力 2 级以下的患者

E. 肌力 1 级以下的患者

二、A3/A4 型试题

（1～3 题共用题干）患者，男性，75 岁，2 个月前突发头晕、头痛，继而左侧肢体瘫痪，CT 检查为大脑右侧出血约 60 毫升，经手术治疗后，遗留左侧肢体偏瘫，不能活动，生活不能自理。查体：神志清晰，精神欠佳，血压 90/60mmHg，患肢肌力 0 级，健足站立平衡功能 I 级。诊断：1. 脑出血；2. 左侧肢体弛缓性偏瘫。

1. 该患者进行关节活动度训练时，应对患肢采用哪种训练方法（　　）

A. 被动关节活动度训练

B. 助力关节活动度训练

C. 主动关节活动度训练

D. 主动—被动关节活动度训练

E. 以上都不对

2. 该患者健足站立时，可保持哪种状态下的平衡（　　）

A. 静态

B. 自动态

C. 他动态

D. 动—静态

E. 以上都不对

3. 该患者进行步行训练时，可采用哪种训练方法 （　　）

A. 患手持杖四点步

B. 健手持杖三点步

C. 患手持杖两点步

D. 健手持杖四点步

E. 以上都不对

三、情景案例题

患者，男性，68 岁，2 个月前突发头晕、头痛，继而左侧肢体瘫痪，CT 检查为大脑右侧出血约 60 毫升，经手术治疗后，遗留左侧肢体偏瘫，不能活动，生活不能自理。查体：患肢肌力 0 级，神志清晰，精神欠佳，血压 90/60mmHg。诊断：1. 脑出血；2. 左侧肢体迟缓性偏瘫。

1. 该案例中，患者存在哪些方面的功能障碍？

2. 该案例中，患者可以进行哪些康复训练？

任务 3 配合专业康复人员帮助进行康复训练

》【任务导入】

任务描述

王爷爷，68 岁。高血压病史 5 年，半月前因脑出血，术后出现右侧肢体无力，不能站立，开步困难，并伴有右侧口角歪斜、口齿不清，认知功能良好，查体配合。现遵医嘱对王大爷进行床上活动训练、转移训练、日常生活活动能力训练。

任务目标

知识目标：

掌握脑卒中老年人的床上活动训练、体位转移、日常生活活动能力训练的原则与目标。

技能目标：

掌握脑卒中老年人的床上活动训练、体位转移、日常生活活动能力训练的操作，能指导并协助老年人实施康复服务。

素质目标：

培养爱岗敬业、吃苦耐劳的职业精神，具有爱心、关心、细心、耐心和责任心。

》【任务分析】

脑卒中是一种慢性疾病，需要日复一日、有耐心地治疗。根据 Brunnstrom 的观点，康复训练应按运动发育顺序进行，从反射到随意运动控制，再到功能活动。很多功能障碍的老年人常以床上活动或是室内活动为主。因此，尽可能减少脑损伤并尽快地顺利过渡到下一个康复阶段，是这个时期的处理原则，应积极采取康复措施预防失用症、并发症等症状的出现。

一、床上活动训练

脑卒中的老年人因功能障碍，有段时间是长期卧床的。这样长期卧床的老年人容易出现痉挛、压疮等并发症。可以通过良肢位的摆放防止痉挛模式的出现，通过翻身训练预防压疮和肺部感染。一旦老年人能熟练地完成桥式运动，就可以随意地抬起臀部而使其处于舒适的位置，进而减少压疮的发生。桥式运动有利于提高骨盆对下肢的控制和协调能力，是成功站立和步行训练的基础。

二、转移训练

转移活动指整个身体从一个地方转移到另一个地方的位置变化，是获得或保持日常生活活动独立性的一个基本活动。转移活动在病房、患者家里都应该练习。如果需要，可在床、椅、轮椅、厨房、浴室等之间转移。该项活动有滑动转移，床—扶手间转移又可分为 90°、45°床—扶手椅转移以及 180°面对面转移。实践中以 45°床—扶手椅转移较为常见。

三、日常生活活动能力训练

日常生活活动是指为了达到独立生活而每天必须重复进行的最基本、最具有共同性的活动，以改善或恢复完成日常生活活动的能力为目的而进行的一些针对性的训练。常分为基本的日常生活活动，包括进食、梳洗修饰、穿脱衣物、洗澡、如厕等，是个人保持健康清洁所必需的基本活动；工具性日常生活活动，并不局限于照顾自己，而是能够在各种社区环境中利用不同的工具进行活动，包括家务劳动、打电话、外出购物、参加社区活动、使用娱乐设施、搭乘公共汽车或驾车等。

≫【任务实施】

一、床上活动训练

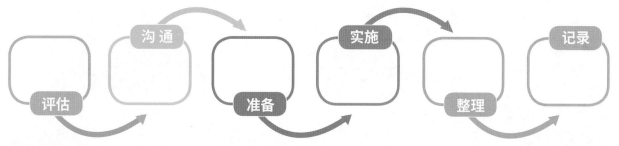

【实施流程】

评估	和老年人沟通，评估老年人的病情、意识、心理状态，告知床上活动训练的目的和配合的方法 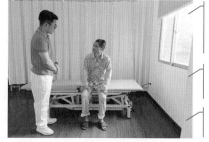 床上活动训练沟通 王爷爷，男性，68岁。高血压病史5年，半月前因脑出血，术后出现右侧肢体无力，不能站立，开步困难，并伴有右侧口角歪斜、口齿不清，认知功能良好，查体配合 床上活动训练的目的是防止长期卧床的老年人出现压疮等并发症 指导老人学会正确的姿势配合，交代注意事项
沟通	
准备	1. 照护人员：洗净双手，着装整洁、态度亲近、举止端庄 2. 老年人：老年人理解和配合 3. 环境：整洁、宽敞、明亮，温、湿度适宜 4. 物品准备：床、枕头 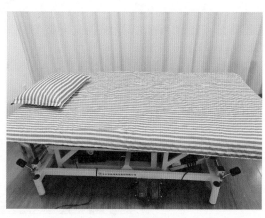 床单位准备

老年照护 · 中级 养老服务职业技能培训教材

实施

1. 良肢位的摆放

目的：保持患侧肢体处于功能位，预防压疮、肺部感染及肌肉痉挛

操作步骤：

肢体障碍老年人在卧床期间的体位可采用患侧卧位、健侧卧位和仰卧位。如患侧肩关节应垫起防止后缩，患侧上肢保持伸展稍外展，前臂旋后，拇指指向外方。患侧髋关节垫起防止后缩，患侧下肢垫起防止大腿外旋

注意事项：每 1～2 小时变换一次体位

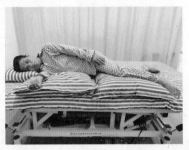
侧卧位

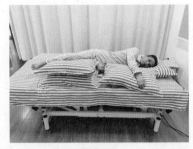
健侧卧位

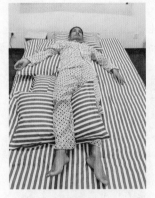
仰卧位

2. 桥式运动

目的：帮助老年人增加躯干的运动，抑制下肢伸肌痉挛模式，有利于提高骨盆对下肢的控制和协调能力，是成功站立和步行训练的基础

操作步骤：

老年人仰卧，双腿屈曲，然后伸髋、抬臀并保持，则为桥式双桥运动形式；若老年人患侧腿屈曲，伸直健侧腿，然后伸髋、抬臀并保持，则为单桥运动形式

注意事项：训练时两腿之间可夹持枕头或其他物体

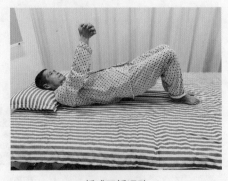
桥式双桥运动

3. 床上翻身

目的：防止压疮，是穿衣、站立、转移等日常生活活动的前提

（1）向患侧翻身

操作步骤：①摆好患侧上肢和手；②健腿屈膝；③向患侧转动头和颈；④健侧上肢和手伸向患侧；⑤旋转躯干、腰部、骨盆并把健腿跨到患侧

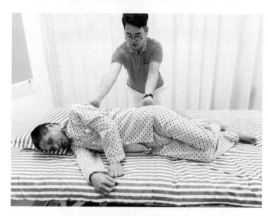

患侧卧位

（2）向健侧翻身

操作步骤：①放好患侧的上肢和手；②将健侧腿插于患侧腿下方；③把头和颈转向健侧；④健手抓住患手，转向健侧；⑤躯干、腰、骨盆和患腿转向健侧

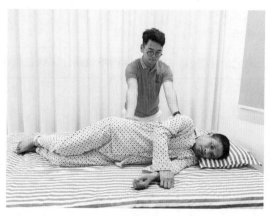

健侧卧位

注意事项：

不管转向患侧或健侧，整个活动都应先转头和颈，然后正确地连续转动肩和上肢躯干、腰、骨盆及下肢；确认床边留有足够的空间给患者翻身，以确保翻身后的安全和舒适；要确保患侧肩膀有足够支撑

4. 卧坐转移训练

目的：从卧位变成坐位是老年人进行穿衣等日常生活活动能力训练的基础

向患侧坐起操作步骤：①转向患侧；②健腿帮助患腿将双小腿放于床外；③用健手和上肢支撑坐起；④移动躯干到直立坐位；⑤保持直立坐位平衡

注意事项：从健侧卧位坐起对患者来说比较容易，并且也比较安全，但是它可能引起患侧肢体的"协同运动"，甚至有可能忽略患侧，故常用向患侧坐起的训练方式

实施

续表

实施	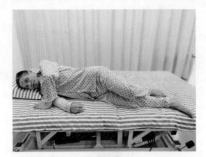转向患侧	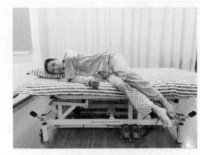将腿放于床外
	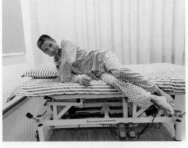健手和上肢支撑坐起	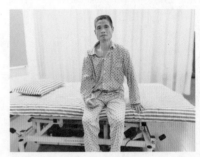保持直立坐位平衡
整理	1. 整理用物 2. 协助老年人取舒适体位 3. 做健康宣教 4. 洗手	
记录	正确记录并签名，内容包括训练效果、训练过程中的问题与处置等	

二、转移训练

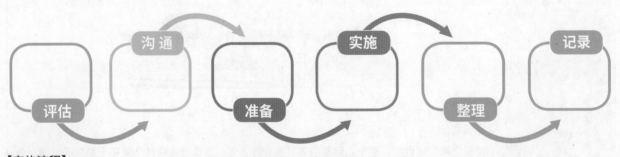

评估 → 沟通 → 准备 → 实施 → 整理 → 记录

【实施流程】

	和老年人沟通，评估老年人的病情、意识、心理状态，告知转移训练的目的、配合的方法
评估	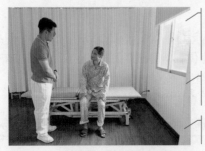转移训练的沟通　　王爷爷，男性，68岁。高血压病史5年，半月前因脑出血，术后出现右侧肢体无力，不能站立，开步困难，并右侧口角歪斜、口齿不清，认知功能良好，查体配合 转移训练的目的是帮助老年人进行转移，是日常生活活动独立性的一个基本训练
沟通	指导老人学会正确的姿势配合，交代注意事项

准备	1. 照护人员：洗净双手，着装整洁、态度亲近、举止端庄 2. 老年人：老年人理解和配合 3. 环境：整洁、宽敞、明亮，温、湿度适宜，无障碍物 4. 物品准备：轮椅 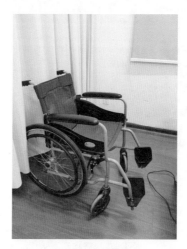 轮椅的准备
实施	45°的椅—床转移 目的：防止压疮，是穿衣、站立、转移等日常生活活动的前提 （1）在他人帮助下进行 操作步骤：①轮椅与床成45°放置；②支撑老年人身体，使之站立；③照护人员带动老年人旋转身体；④将老年人平稳放于床上，使之坐下 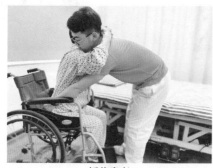 抓住患者 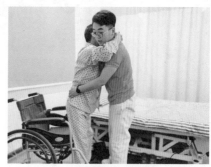 支撑身体站立 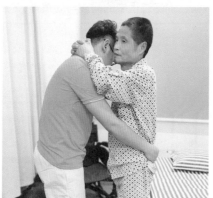 旋转身体 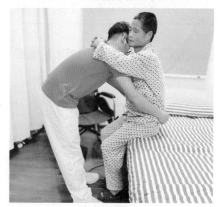 患者坐于床上

	（2）老年人独立进行转移 操作步骤：①轮椅与床成45°放置；②放下脚踏板，准备转移；③老年人健侧手支撑床面，支撑身体站立；④旋转身体，平稳坐于床上 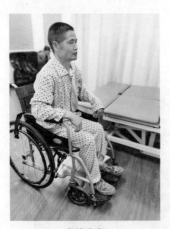 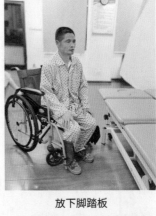 身体准备　　　　　　　　　　放下脚踏板 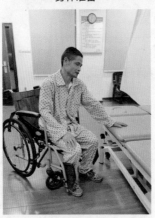 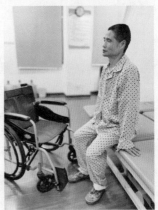 健侧手支撑床面　　　　　　患者旋转身体，坐于床上
整理	1. 整理用物 2. 协助老年人取舒适体位 3. 做健康宣教 4. 洗手
记录	正确记录并签名，内容包括训练效果、训练过程中的问题与处置等

三、日常生活活动能力（ADL）训练

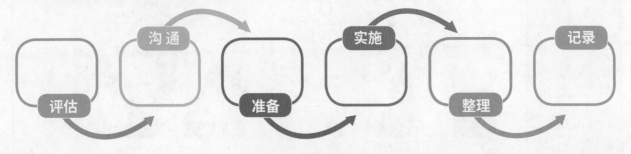

【实施流程】

评估	和老年人沟通，评估老年人的病情、意识、心理状态，告知日常生活活动能力训练的目的、配合的方法
沟通	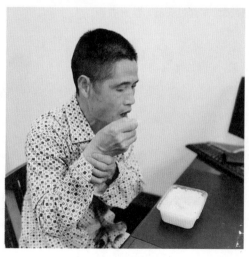（此处含照片） 王爷爷，男性，68岁。高血压病史5年，半月前因脑出血，术后出现右侧肢体无力，不能站立，开步困难，并伴有右侧口角歪斜、口齿不清，认知功能良好，查体配合 日常生活活动能力(ADL)训练是帮助老年人进行日常生活活动独立性的一个基本训练方式 指导老人学会正确的姿势配合，交代注意事项 ADL训练的沟通
准备	1. 照护人员：洗净双手，着装整洁、态度亲近、举止端庄 2. 老年人：老年人理解和配合 3. 环境：整洁、宽敞、明亮，温、湿度适宜，无障碍物 4. 物品准备：碗、勺、衣、裤等
实施	1. 进食训练 操作步骤：①将食物及餐具放在便于使用的位置上，必要时碗、盘应用吸盘固定；②将患者身体靠近餐桌，患侧上肢放在桌子上；③患者用健手把食物放在患手中，再由患手将食物放于口中，当患侧上肢恢复一定主动运动时，可用患手进食 注意事项：①丧失抓握能力、协调性差或关节活动受限者，应将食具加以改良，如使用加长加粗的叉、勺，或将叉、勺用活套固定于手上；②因脑卒中患者常出现单侧忽略的现象，所以日常生活活动能力训练多训练患侧手，以便健、患手功能的转换 进食训练 2. 穿衣训练 目的：提高老年人生活自理能力 （1）穿开襟上衣 操作步骤：①患者取坐位，用健手找到衣领；②将衣领朝前平铺在双膝上，患侧袖子垂直于双腿之间；③用健手协助患肢套进袖内并拉衣领至肩上；④健侧上肢转到身后，将另一侧衣袖拉到健侧斜上方；⑤穿健侧上肢，系好扣子并整理

实施

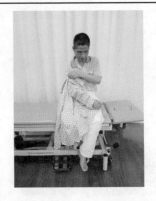 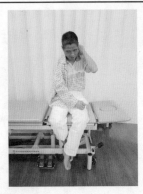

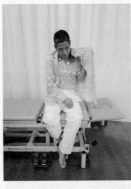 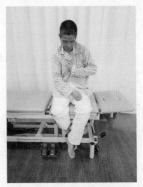

穿开襟上衣训练

（2）穿套头衫

操作步骤：①患者取坐位，用健手将衣服平铺在健侧大腿上，领子放于远端，患侧袖子垂直于双腿之间；②用健手将患肢套进袖内并拉到肘以上；③再穿健侧袖子；④健手将套头衫背面举过头顶；⑤套过头部，整好衣服

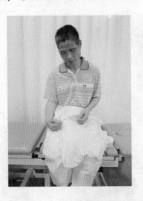 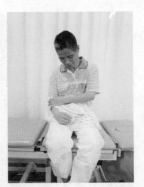 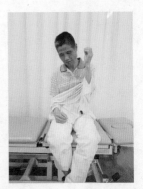

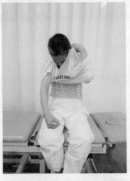 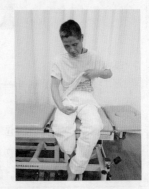

穿套头上衣训练

	（3）穿裤子 操作步骤：①患者取坐位，用健手从腘窝处将患腿抬起放在健腿上，患腿呈屈髋、屈膝状；②用健手穿患侧裤腿，拉至膝以上，放下患腿，全脚掌着地；③穿健侧裤腿，拉至膝上；④抬臀或站起向上拉至腰部；⑤整理系紧 注意事项：①丧失抓握能力、协调性差或关节活动受限者，应将衣服、裤子加以改良，如使用魔术贴代替扣子，或使用穿衣钩等；②所有脱衣服和脱裤子的动作，与穿衣服相反 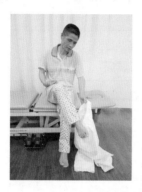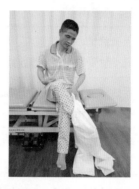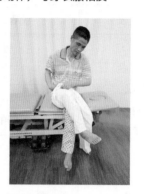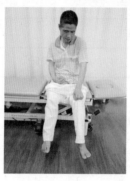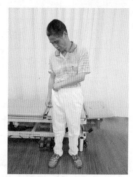 穿裤子训练
整理	1. 整理用物 2. 协助老年人取舒适体位 3. 做健康宣教 4. 洗手
记录	正确记录并签名，内容包括训练效果、训练过程中的问题与处置等

≫【任务评价】

【操作流程考核表】

操作考核评分标准								
项目	总分	技术操作要求	评分等级				实际得分	备注
			A	B	C	D		
仪表	2	仪表端正，服装整洁	2	1	0	0		
评估患者（翻阅病历、与患者及/或家属交流，了解病情）	9	1. 了解患者病情、合作程度、情绪及肢体功能情况、耐受程度、有无治疗禁忌证	4	2	0	0		
		2. 向患者讲解操作方法和如何配合，取得患者的主动参与和信任	3	2	1	0		
		3. 与患者沟通语言规范，态度和蔼	2	1	0	0		
操作前准备	9	1. 操作者指甲长度适宜，操作前洗手，寒冷天气操作前注意暖手	2	1	0	0		
		2. 核对医嘱、治疗单	2	1	0	0		
		3. 向患者及家属讲明治疗的作用及风险	3	2	1	0		
		4. 环境整洁、舒适	2	1	0	0		
操作中	55	1. 正确摆放患者体位，开始操作	5	3	1	0		
		2. 操作方法全面、适宜	18	12	6	0		
		3. 操作手法稳、准、规范，角度、力度适宜，过程熟练	15	10	5	0		
		4. 操作过程中密切观察并询问患者反应（身体、心理）	5	4	3	0		
		5. 不违反注意事项	5	3	1	0		
		6. 根据医嘱、患者反应及需要及时调整治疗量	7	4	1	0		
操作后	10	1. 询问患者有无不适感	2	1	0	0		
		2. 嘱患者治疗后注意事项，根据训练内容布置课后训练项目	5	3	1	0		
		3. 执行签字，协助患者起身，离开治疗室，洗手，任务小结	3	2	1	0		
回答问题	15	1. 思路清晰，回答全面、正确	10	7	4	0		
		2. 语言表达流利	5	3	1	0		
总分	100							

≫【任务小结】

【知识点、技能点学习索引及测试】

功能障碍的康复训练知识点、技能点学习索引及测试

	学习索引		学生自测
	姓名：	班级：	学号：
知识点	床上活动训练	床上活动训练方法：	
		床上活动训练的目的：	
	转移训练	转移训练方法：	
		转移训练的目的：	
	日常生活活动训练	日常生活活动训练方法：	
		日常生活活动训练的目的：	
技能点	操作前准备	包括： 1.	
		2.	
		3.	
		4.	
		5.	
		6.	
	实施步骤	1.	
		2.	
		3.	
		4.	
		5.	
		6.	
		7.	
		8.	

》【任务习题】

一、A1/A2 型试题

1. 下列选项中不是转移训练项目的是（　　）

A. 滑动转移

B.90°床—扶手椅转移

C.45°床—扶手椅转移

D. 卧坐转移

E.180°面对面转移

2. 以下不属于基本的日常生活活动训练的是哪一项，包括（　　）等

A. 进食

B. 梳洗修饰

C. 穿脱衣物

D. 购物

E. 洗澡

3. 体位转换多长时间做一次（　　）

A.0.5 小时

B.1 小时

C.1.5 小时

D.2 小时

E.2.5 小时

二、A3/A4 型试题

（1～3 题共用题干）李爷爷，男性，65 岁。高血压病史 12 年，一周前因情绪激动，突发右侧肢体无力、活动障碍、言语不清。

1. 遵医嘱为李爷爷进行转移训练时，照护人员应站在其哪个方位（　　）

A. 右侧

B. 左侧

C. 后面

D. 正前方

E. 随便站

2. 遵医嘱为李爷爷进行卧坐转移训练时，训练方式不正确的是（　　）

A. 向健侧坐起比较容易

B. 向患侧坐起比较容易

C. 可以使用辅助器具

D. 向健侧坐起安全

E. 健侧坐起容易造成单侧忽略

3. 遵医嘱为李爷爷进行 ADL 训练时，以下哪项不属于 ADL 训练（　　）

A. 更衣

B. 如厕

C. 行走

D. 洗澡

E. 吃饭

三、情景方案设计题

赵爷爷，78 岁，高血压病史 15 年。两月前活动后突发头痛、恶心、呕吐、口角流涎，右侧半身偏瘫。头颅 CT 显示脑出血。行颅脑内血肿清除术后，遗留右侧肢体活动不利、言语不清等症状。请结合本案及相关知识，为赵爷爷制订一份详细的康复计划，并进行康复训练。

【任务实践记录表】

姓名：	班级：		学号：		
序号	任务	实践过程记录（时间及完成情况）			
		知识准备	熟悉流程	观摩教师讲授、示范操作	操作训练（在老师指导下）	单独操作
1	关节活动度评定					
2	平衡功能评定					
3	日常生活活动能力评定					
4	吞咽功能评定					
5	关节活动度训练					
6	平衡训练					
7	步行训练					
8	床上活动训练					
9	转移训练					
10	日常生活活动能力训练					

7

工作领域七
失智症照护

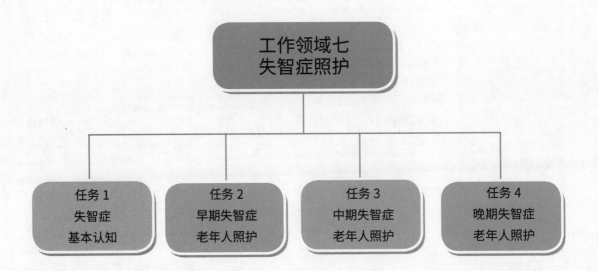

任务 ① 失智症基本认知

》【任务导入】

任务描述

小李是刚入职的照护人员，明天要与组长一起负责照顾一位老年人——吴爷爷，男性，78 岁，退休干部，两年前出现记忆力减退，以近期记忆减退为主，做事丢三落四，时常忘记刚说过的话；刚吃过饭就说自己没吃饭要吃饭，认不出以前的老同事；原来会做饭，爱整洁，穿着讲究，近期逐渐不能独立完成烹饪，不会随季节变换穿衣，如厕经常不冲水；一个月前与老伴买菜时走失一次，现家人不敢让老年人独自出门，经医院诊断老年人为失智症。请问小李应如何学会照护吴爷爷的日常生活。

任务目标

知识目标：

能陈述失智症的定义，列出失智症的类型、病因、症状、分期。

技能目标：

能运用失智症科学照护理念，能评估失智症症状，能实施照护措施。

素质目标：

能尊重老年人、关心老年人。

》【任务分析】

一、什么是失智症

失智症是疾病现象，不属于正常的老化，是包括记忆力减退、认知功能障碍，同时可能出现行为异常、个性改变等的综合症，这些症状的严重程度足以影响老年人的正常社交与生活能力。

很多家属以为人老了都是这样，因而忽略了就医的重要性，正确认识失智症对老年人及其家庭、社会都非常重要。

二、失智症的种类

常见的失智症主要分为退化性失智症、血管性失智症、其他类型失智症。退化性失智症学名阿尔茨海默病（AD），又称老年痴呆，是最常见的失智症，属于进行性、不可逆性退化。血管性失智症是因脑中风或慢性脑血管病变，造成脑部血液循环不良，导致脑细胞死亡造成智力减退，是造成失智症的第二大原因。

三、失智症的主要症状

记忆障碍：最具代表性的症状，失智症老年人早期表现以记忆障碍为主，且以近期记忆障碍为多（记不住最近发生的事），随着病情发展也会忘记以前的事。正常老化健忘与失智症记忆障碍区别见表 7-1。

定向障碍：失智症老年人无法正确判断时间、地点、人物等与所处环境关系的状况。

判断障碍：以前能根据情况做出准确的判断，现在不能，遇事犹豫不决。

失语：运用语言的能力困难，不能准确地表达自己的观点，无法理解他人话语；认识物品却说不出物品名称，或者认识某字就是念不出来；有些人不能阅读或书写。失智症老年人晚期很难用语言进行交流，必须借助肢体语言与他人进行沟通。

失认：日常事物认识出现困难，如过马路时不能区分"红绿灯"指示，无法辨认回家的路。

失用/失行：无法完成某些动作或行为的状态。如无法完成"请闭上眼睛"的指示。

表 7-1　正常老化健忘与失智症记忆障碍区别

事项	忘事儿（正常老化）	失智症
忘了做过的事	想不起来吃饭时的菜品	忘记吃过饭
对忘事的自我认识	认可（我记不得了）	不认可（我没吃）
找不到东西或物品	努力寻找	赖他人，诉说被偷窃

四、失智症老年人病情进展各期表现

1. 早期失智（轻度失智）老年人可能出现的症状

（1）个人生活尚可自理。

（2）近期记忆障碍为首发和最明显症状。常忘了东西放在哪里；时常在找东西；忘记别人跟他讲的事情，不能记住最近发生的事情，会时常投诉物品被偷。

（3）轻度语言功能受损，言语表达出现困难，讲话不如以前流畅，想不起来要讲什么或想不起来某件物体的名称；思考及接收新资讯有困难。

（4）对时间及方向感觉混乱，会迷失方向，出现熟悉的地方搭乘公交下错站、迷路等情况。

（5）犹豫、忧郁、缺乏主动、丧失兴趣或难以适应，日常起居生活及自我照顾能力逐渐退减，仍可勉强独立生活，或因早期症状轻微，常常被忽略而延误就诊。

2. 中期（中度）失智症老年人可能出现的症状

生活能力继续下降，对日常生活事物的处理上变得更为困难，出现失认、失用、失语。

（1）记忆障碍日趋严重，经常忘记吃过饭、洗过澡；对于辨认人物、认识环境和区分时间等更加困难。

（2）在熟悉的地方走失，不认识镜中的自己。

（3）明显的生活障碍，难以独立生活，很难独自完成煮饭、清洁、购物等，失去使用日常用具的能力，如洗衣机、遥控器等；依赖他人协助如厕、穿衣服等。

（4）说话困难、动作不连贯、情绪波动。说话字句变少，内容贫乏；言语表达不连贯，缺乏逻辑性。

（5）对事情和语言的理解力差、情绪控制力薄弱，更容易发脾气、受到挫折；常常与家人或照护者冲突；可能会有激动的行为，突然发怒、大哭大叫等；出现游荡、幻觉、谵妄行为等精神症状。

此期老年人极需照顾者的看护和照护，确保生活安全。

3. 晚期（重度）失智老年人可能出现的症状

几乎完全依赖他人照顾生活。

（1）记忆力、思维及认知功能严重障碍，在家里找不到卫生间，不认识熟悉的人、事、物、地；不记得生命中重要的事情，甚至不知道自己是谁。

（2）现实感消失，把电视里播放的戏剧误认为真，甚至会去攻击电视机；看到镜子、反光物、窗户中自己的倒影，会误以为是别人，与之对话。

（3）明显表达障碍，几乎不说话或只重复某句固定的话；说话无法理解，无法与他人对话。

（4）可能会因无法表达或听不懂意思而生气；情绪表达困难；变得更为依赖。

（5）行走困难，需轮椅助行，甚至卧床不起，无法坐立、站立；无法自己进食，拒绝饮食，可能会出现吞咽困难；可能大小便失禁；完全无法独立生活，失去自我照顾能力。

五、失智老年人照护要点

提供以人为本的专业照护，通过跨专业的团队协作，满足老年人生理、心理、社会需求。

与失智老年人维持良好的沟通，通过语言、非语言沟通方式保证有效照护的顺利进行。

尽量维持老年人独立生活的能力。

早期帮助维持记忆、认知和维持生活自立，表达出现困难的，鼓励交流与语言表达；中期注重生活障碍照护及行为、精神症状照护，可组织社交活动，延缓生活能力衰退；晚期加强个人护理，尽量保持舒适和愉悦，老年人不能表达、不能理解的，以非语言交流为主。

六、失智症老年人的早期筛查与家庭自检

简明精神状态量表（MMSE），可用于 60 岁以上疑有认知缺损老年人；方法简便，对评估人员的要求不高，适合用于社区家庭。

七、失智症老年人照护理念

1. 从失智症老年人角度出发

照护者需要接纳老年人的失智状态，站在老年人角度，将失智作为正常生活状态来理解，而不是去纠正、指责老年人因失智而造成的问题行为状态。

2. 尽量让失智症老年人保持日常生活的自我控制感

根据失智程度提供照护，老年人能做到的事让他自己做；有困难做到的事，提供支持（物、环境），协助老年人做到；老年人完全不能做到的事，帮助老年人完成。绝对不能替代老年人完成所有事情，这样只会让老年人病情发展更快，失能、失智得更彻底。所以在照护过程中要尽可能地发挥老年人现存的功能，不能"替代护理"。有些功能还可以训练，照顾老年人时，简化日常生活，将生活规律化，尽量减少变动；将日常活动分成简单步骤，并提供提示。

≫【任务实施】

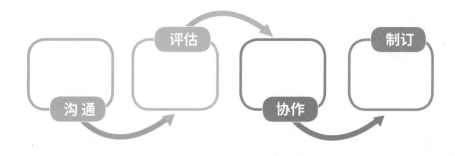

【实施流程】

沟通	与失智老年人或老年人家属沟通，了解吴爷爷日常生活行为，并取得知情同意
评估	评估老年人的认知能力和生活能力，仔细观察老年人生活习性，与老年人建立信任关系
协作	向其他照护专业人员请教，通过各类专业资料学习，提升失智症照护能力
制订	根据评估信息及照护专业学习工作经历，与照护团队共同制订老年人个性化照护方案，并讨论优化照护方案，通过各类专业资料学习，提升失智症照护能力

≫【任务评价】

【操作流程考核表】

班级：		姓名：	学号：		成绩：	
项目	评价内容		分值	自评	互评	教师评价
知识	陈述失智症的定义 列出失智症的类型、病因、各期症状		30			
能力	能正确评估失智症老年人认知能力、生活能力 能应用失智症科学照护理念，制定个性化照护方案		50			
素质	评估、实施照护中尊重老年人、关心老年人		20			
总分			100			

》【任务小结】

【知识点、技能点学习索引及测试】

失智症基本认知知识点、技能点学习索引及测试

姓名：		班级：	学号：
	学习索引		学生自测
知识点	失智症定义、病因、筛查	定义：	
		病因：	
		筛查工具：	
	失智症病情进展各期表现及照护要点	早期：	
		中期：	
		晚期：	
	失智老年人照护要点及照护理念	照护要点：	
		照护理念：	
技能点	与失智老年人沟通	沟通方式： 1.	
		2.	
	对失智老年人评估	认知功能评估	
		生活能力评估	
	制订照护方案	制订照护方案	

》【任务习题】

一、A1/A2 型试题

1. 失语是指（　　）

A. 无法完成某些动作或行为的状态

B. 不能准确地表达自己的观点、无法理解他人话语

C. 日常事物认识出现困难

D. 无法做出判断

E. 不能完成某件事

2. 失认是指（　　）

A. 无法完成某些动作或行为的状态

B. 不能准确地表达自己的观点、无法理解他人话语

C. 日常事物认识出现困难

D. 无法做出判断

E. 不能完成某件事

3. 失行是（　　）

A. 无法完成某些动作或行为的状态

B. 不能准确地表达自己的观点、无法理解他人话语

C. 日常事物认识出现困难

D. 无法做出判断

E. 不能说出某句话

4. 记忆障碍是（　　）

A. 忘记了刚吃过饭，又要求吃饭

B. 忘记刚吃什么菜

C. 忘记车钥匙在家里

D. 经常迷路

E. 不能完成某件事

5. 评估老年人认知功能的量表是（　　）

A. 焦虑量表

B. 抑郁量表

C. MMSE

D. 生活能力量表

E. 不能完成某件事

二、A3/A4 型试题

（1～3 题共用题干）李爷爷，88 岁，诊断为失智症，频繁地起身、无法安坐，在屋子里走来走去。由于走路姿势前倾，特别是有时变换方向时，身体重心不稳，有几次差点摔倒，生活上很多方面需依赖他人照顾。

1. 老年人可能处于失智症哪个阶段?（　　）

A. 中期

B. 晚期

C. 早期

D. 临终期

E. 不能判断

2. 对该老年人照护描述正确的是（　　）

A. 给老年人吃镇静药,让老年人安静

B. 让老年人卧床,不要到处走动

C. 加强照护,预防跌倒

D. 减少与该老年人的交流

E. 老年人可以自由活动

3. 下列选项中照护理念不正确的是（　　）

A. 以老年人为中心

B. 从老年人立场出发

C. 根据照护人员情况实施照护

D. 给予老年人助行器

E. 根据老年生活能力给予照护

三、情境分析题

张奶奶,女,82 岁,老年人近 3 年经常指责子女偷她的钱、拿走她的存折;性格发生改变,原来很温和,现在情绪易激动,时常与家人产生冲突,最近在小区突然找不回家,被他人送回。请为该老年人进行评估并制订个性化照护方案。

任务 2　早期失智症老年人照护

》【任务导入】

任务描述

李奶奶，80 岁，丧偶，两年前出现记忆力问题，经常说自己丢东西，怀疑有人进了她的房间，觉得冰箱内存放的食物被人动过，有人要害她，每日惶恐不安，极度缺乏安全感。家人认为老年人糊涂了，未给予重视。老年人脾气越来越暴躁，偶尔出现攻击行为，与人沟通较少，不愿意出门，外出活动明显减少。家属试图带老年人外出就医，老年人拒绝。

任务目标

知识目标：

能列出失智症症状、可能的分期及相应照护措施。

技能目标：

能运用失智症科学照护理念，能评估失智症症状，制订照护方案。

素质目标：

能尊重老年人、关心老年人。

》【任务分析】

一、早期失智症的照护要点

1. 引导和激活残存的记忆和身体功能，鼓励老年人做能做的事

营造老年人熟悉的照护环境，鼓励老年人积极参加活动，参加认知功能训练，如参加社区日间中心或养老机构组织的认知训练活动。照护人员要鼓励老年人积极参与日常生活事务，并将某些认知训练融入日常照护的过程，多做喜欢的事情，以维持其独立生活的能力，尽可能地延缓老年人认知功能的衰退。

2. 帮助失智老年人接受、面对自己身体出现的问题

发自内心地关心老年人、尊重老年人，获得老年人的信任，建立良好关系，让老年人正视自己的身体变化，主动应对问题，及时求医、求助，不掩盖、掩饰病情发展。

3. 寻找失智症老年人的情感支持，以安全感对抗内心的恐惧

失智症老年人特别没有安全感，要用各种方法来寻找老年人的社会支持最佳点，通过温馨熟悉的居住环境、人文环境设计等来对抗老年人内心对疾病变化的恐慌与害怕。

4. 帮助老年人保持正面形象，让他感觉自己"有用"，树立信心

帮助老年人找到存在感和成就感，照护人员应该在老年人切实需要的时候才提供指导和帮助；指导和帮助应尽可能不动声色地进行，避免挫伤老年人的积极性和自尊心。寻找老年人专长或是最擅长的能力，激发老年人的

价值感，如写个人传记、教授专业经验、给他人提供帮助等。

总之，要为老年人提供以人为本的专业照护，维持良好的沟通，尽量保持患者独立生活的能力，适度日常生活照护，加强安全照护（服药、日常生活）。

二、早期失智症老年人问题的对应措施（表 7-2）

表 7-2　早期失智症老年人问题的应对措施

问题	应对措施
思考速度变慢	给予时间思考
无法同时处理或理解两件以上的信息	交流沟通时简单说明重点，每次一件事
生活中的变化与意外会造成老年人的混乱	适时自然地提供协助，保护老年人尊严
无法拟订计划并依照计划行事 失智症老年人会忘记家中冰箱中食材，重复购买，导致冰箱里不断堆积相同的食材	支持失智症老年人持续运用现存的能力 虽无法独立准备餐食，可由旁人协助来完成，使其保有尊严与生命意义
无法完成原本熟练的事情，因而丧失自信，对任何事情都感到麻烦 得知自己得到失智症后，恐慌，甚至对未来感到绝望	细心观察失智症老年人尚存的能力，协助发挥保有的功能，避免过度鼓励造成心理负担
重要的东西东藏西藏，结果反而忘记放在哪里，找不到就说别人偷	一起找回东西，就能稳定患者情绪
怀疑家产被夺走、照顾者（老伴）有外遇（不安全感）及精神症状	安抚老年人情绪，夫妻间肢体接触 给予照顾者情绪支持 求助专业人士
忘词 / 寻词困难 / 理解 / 语速慢 / 阅读理解力差	鼓励表达

三、早期失智症老年人照护注意事项

1. 注重与老年人的沟通

沟通原则：保持同理心、尊重感受、不任意哄骗、鼓励表达、接受而不是改变。

沟通禁忌：批评、纠正、说教、挑剔、争论、争吵、讲道理、考验患者记忆力、议论。

沟通技巧：老年人的视觉、听觉正常，营造适宜交流环境，交流体位舒适，适当运用肢体语言；吸引老年人注意力，有目光接触，可以直呼姓名或尊称；交流中注意语音、语速、语调、吐字清楚，语言简练，一次一个问题，不打断老年人讲话。

2. 生活障碍照护基于评估结果

不能出现替代式照护，使老年人快速丧失其日常生活能力，切记身体功能的"用进废退"理论。

≫ **【任务实施】**

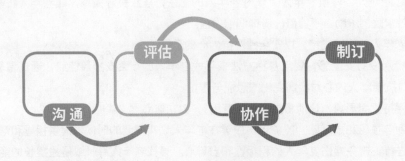

【实施流程】

沟通	与失智老年人或老年人家属沟通，了解李奶奶日常生活行为，并取得知情同意
评估	评估老年人的认知能力和生活能力，仔细观察老年人生活习性，与老年人建立信任关系
协作	向其他照护专业人员请教，通过各类专业资料学习
制订	根据评估信息及照护专业学习工作经历，与照护团队共同制订老年人个性化照护方案，并讨论优化照护方案，有效应对失智老年人社交沟通、异常行为、精神症状等问题

》【任务评价】

【操作流程考核表】

项目	评价内容	分值	自评	互评	教师评价
班级：　　　　姓名：　　　　学号：　　　　成绩：					
知识	能列出该失智老年人的相关症状、可能分期及相应照护措施	30			
能力	评估失智症老年人生活能力、认知能力，应用失智症科学照护理念，协助制订并实施照护方案	50			
素质	评估中尊重老年人、关心老年人	20			
总分		100			

≫【任务小结】

【知识点、技能点学习索引及测试】

早期失智症老年人照护知识点、技能点学习索引及测试

	学习索引	学生自测
	姓名：	班级： 学号：

	学习索引	学生自测
知识点	该失智老年人的症状	1.
		2.
	该失智老年人可能的分期及依据	1.
		2.
	该失智老年人有效照护措施	1. 精神症状应对：
		2. 异常行为应对：
		3. 社交及沟通措施：
技能点	失智老年人的评估	失智老年人评估 1.
		2.
		3.
		4.
	失智老年人照护方案制订	失智老年人照护方案制订 1.
		2.
		3.
		4.
		5.
		6.
		7.
		8.

》【任务习题】

一、A1/A2 型试题

1. 与早期失智症老年人沟通，以下做法正确的是（　　）

A. 批评老年人

B. 鼓励老年人表达

C. 与老年人争论

D. 跟老年人说道理

E. 议论老年人

2. 与失智症老年人沟通，以下做法正确的是（　　）

A. 考验老年人记忆力

B. 跟老年人说教

C. 适当运用肢体语言

D. 纠正老年人行为

E. 议论老年人

3. 与失智症老年人沟通，以下做法错误的是（　　）

A. 改变老年人

B. 保持同理心

C. 尊重感受

D. 不任意哄骗

E. 接受老年人现状

4. 与失智症老年人沟通，正确的交流技巧是（　　）

A. 语言要简练

B. 语速要快

C. 同时交代几件事

D. 喧闹的环境中进行

E. 看到老年人不打招呼

5. 与失智症老年人沟通，不正确的交流技巧是（　　）

A. 交流体位舒适

B. 有目光接触

C. 打断老年人讲话

D. 一次 1 个问题

E. 常常与老年人打招呼

二、A3/A4 型试题

（1～3 题共用题干）孙爷爷，男，83 岁，丧偶，患有帕金森综合征十余年，体弱、步态不稳、行动迟缓。两年前出现记忆力下降，经常找不到东西，有时会怀疑别人进了他的房间，说地上有别人的脚印，生活基本能自理。

1. 该老年人可能处于失智症哪个阶段（　　）

A. 早期

B. 晚期

C. 中期

D. 临终期

E. 不属于任何阶段

2. 对该老年人照护描述正确的是（　　）

A. 老年人找不到东西，不管他

B. 与老年人讲道理，不可能有别人进他房间

C. 让老年人多看家人照片

D. 减少与该老年人的交流

E. 经常议论老年人

3. 下列照护理念正确的是（　　）

A. 老年人不愿说话就不说话

B. 老年人不想去医院就诊就算了

C. 根据老年人身体功能实施生活照护

D. 在失智症老年人面前可以随意谈论他

E. 失智老年人反正傻了，不用尊重

三、情境分析题

罗奶奶，女，76 岁，近来情绪低落，不愿出门活动，也不太与人交流，经沟通发现，老年人最近看到邻居时常记不起姓名，很尴尬；想与人交流时，发现表达困难，半天说不出合适的话，很受打击；有一天竟然在小区突然想不起自己住哪儿了。请为该老年人进行评估并制订照护方案。

任务 3　中期失智症老年人照护

》【任务导入】

任务描述

　　王爷爷，80 岁，定向力障碍，经常说自己丢东西，一件事会反反复复说很多遍，吃完饭还会再问什么时候吃饭，出门后，经常找不到回家的路，现在老人脾气越来越暴躁，并伴有人格改变，呈进行性加重。每天晚上起床游走，偶尔出现幻听、被害妄想，看到镜子中的自己不能识别，会感到害怕。老人拒绝洗澡、拒绝更换衣服，不能自行进食，已不能独立生活；家属备感无奈，也无力照顾。

任务目标

知识目标：

能列出失智症症状、分期及相应照护措施。

技能目标：

能运用失智症科学照护理念，能为失智症老年人进行评估并制订照护方案。

素质目标：

能尊重老年人、关心老年人。

》【任务分析】

一、中期失智症的照护要点

1. 生活障碍的照护

　　帮助老年人应对生活上出现的各种障碍。将老年人的日常生活安排得简单而有规律，简单、有规律的重复有助于老年人培养熟悉感，进而给老年人带来安全、舒适和自信的感觉。选择老年人能够接受的方式，引导老年人参与日常活动，并且在过程中不断地鼓励和肯定老年人；监督老年人所有的日常生活完成。如果老年人的生活能力明显衰退，要鼓励老年人积极参加社交活动，维系正常生活轨迹。

2. 异常行为和精神症状的照护

　　老年人会出现更多的让人难以理解的行为变化，如捡垃圾行为、异食行为以及精神症状等，需要给予对症照护和协助专业医疗服务。避免和老年人发生不必要的冲突，让照护工作变得更为顺畅。

二、中期失智症老年人问题的应对措施

　　具体情况见表 7-3。

表 7-3　中期失智症老年人问题的应对措施

问题	应对措施
不记得厕所在哪里	将厕所标志设置易辨识，利用灯光突显厕所的位置
行动不便，来不及穿脱衣物，导致衣服弄脏	穿着易穿脱的衣物
来不及去厕所，导致随地大小便	观察如厕周期及老年人相关规律行为习惯，定时引导上厕所
大小便失禁	观察大小便规律，调整饮食及生活方式，重建排泄习惯；必要时才使用成人纸尿布
在熟悉的小区里迷失	安排照护者或是社区联防服务
到傍晚时开始焦躁不安，吵着要回家	日落综合征，可减少午睡，陪同散步，消耗精力，必要时辅以药物
和家人一起出门时走失	需安排照顾者支持
拒绝洗澡、拒绝更换衣服	照护者可示弱或请求帮助，请老年人陪同洗澡、换衣服
不能认识自己，有自伤行为	处理房中镜子等物品

》【任务实施】

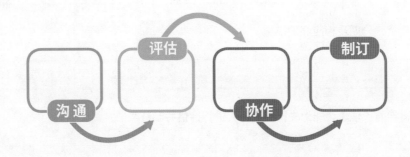

【实施流程】

沟通	与失智老年人或老年人家属沟通，了解王爷爷日常生活行为，并取得知情同意
评估	评估老年人的认知能力和生活能力，仔细观察老年人生活习性，与老年人建立信任关系
协作	向其他照护专业人员请教，通过各类专业资料学习
制订	根据评估信息及照护专业学习工作经历，与照护团队共同制订老年人个性化照护方案，并讨论优化照护方案，有效应对失智老年人社交沟通、异常行为、精神症状等问题

》【任务评价】

【操作流程考核表】

班级：		姓名：	学号：		成绩：	
项目	评价内容		分值	自评	互评	教师评价
知识	能列出该失智老年人的相关症状、可能分期及相应照护措施		30			
能力	评估失智症老年人生活能力、认知能力 应用失智症科学照护理念，协助制订并实施照护方案		50			
素质	评估中尊重老年人、关心老年人		20			
总分			100			

≫【任务小结】

【知识点、技能点学习索引及测试】

中期失智症老年人照护知识点、技能点学习索引及测试

		姓名： 班级： 学号：	
	学习索引	学生自测	
知识点	该失智老年人的症状	1.	
		2.	
	该失智老年人可能的分期及依据	1.	
		2.	
	该失智老年人有效照护措施	1. 精神症状应对：	
		2. 异常行为应对：	
		3. 社交及沟通措施：	
技能点	失智老年人的评估	失智老年人评估 1.	
		2.	
		3.	
		4.	
	失智老年人照护方案制订	失智老年人照护方案制订 1.	
		2.	
		3.	
		4.	
		5.	
		6.	
		7.	
		8.	

》【任务习题】

一、A1/A2 型试题

1. 失智症老年人生活照护中正确的是（ ）

A. 穿着连体的衣物

B. 穿着易穿脱的衣物

C. 厕所没有明显标志

D. 不用观察老年人生活习惯

E. 中期失智老年人不用注重交流

2. 失智症老年人每天吵着要回家时，下列处理方式中正确的是（ ）

A. 不理他

B. 让他自己出去

C. 陪同散步

D. 告诉他这里就是家

E. 约束老年人

3. 失智症老年人走失预防中，下列做法中错误的是（ ）

A. 不用预防，防不胜防

B. 戴定位手环

C. 社区联防

D. 安排照护者

E. 改造老年人外出门禁

4. 在失智症老年人排泄照护中，下列做法中不正确的是（ ）

A. 失禁时直接穿纸尿裤

B. 注意老年人相关规律行为习惯

C. 定时引导上厕所

D. 观察老年人如厕周期

E. 注意缓解失智老年人负面情绪

5. 失智症老年人喜欢藏东西又找不到时，正确的处理方式是（ ）

A. 告诉他是他自己藏了

B. 教训他

C. 与老年人一起找，快速找到

D. 纠正他的行为

E. 议论老年人

二、A3/A4 型题

（1～3 题共用题干）刘奶奶，女，74 岁，两年前开始早上起床总是找自己的存折，找不到时就经常说儿子偷走了，刚吃完饭就问怎么还没吃饭。现在每天晚上起床游走，老年人不愿意洗澡、不能自主进食及如厕，很容易出现安全问题，大部分时间需要依赖他人照顾。

1. 这位老年人可能处于失智症哪个阶段（ ）

A. 中期

B. 早期

C. 晚期

D. 临终期

E. 不属于任何阶段

2. 对该老年人吃完饭还会再问什么时候吃饭处理正确的是（ ）

A. 不理老年人，一会儿就好了

B. 告诉她就刚吃过

C. 用其他相关事情转移老年人注意力

D. 说没有饭了

E. 指责老年人

3. 对该老年人每天晚上起床游走处理正确的是（ ）

A. 让老年人自由游走

B. 晚上约束老年人

C. 白天陪同散步，消耗精力

D. 给安眠药

E. 纠正老年人行为

三、情境分析题

米爷爷，男，82岁，丧偶，老年人脾气越来越暴躁，呈进行性加重。每天下午就收拾物品回家，出现幻听，认为照护人员说他坏话，要给他下药，不认得子女，不能认识镜子中的自己，指着骂，敲打镜子；不洗澡、不换衣服，最近有喝马桶水的行为。请为该老年人进行评估并制订照护方案。

任务 4 晚期失智症老年人照护

》【任务导入】

任务描述

李爷爷，85 岁，两年前，在医院诊断为失智症，平日里总是语无伦次，不能正确回答问题，有时还会高声喊叫，睡眠日夜颠倒，时有大小便失禁，不认识任何人；最近老年人已卧床不起，生活完全不能自理，依赖他人负责照顾日常起居，清醒时总盯着老伴儿的遗像看，边看边流眼泪。

任务目标

知识目标：

能列出失智症症状、分期及相应照护措施。

技能目标：

能运用失智症科学照护理念，能为失智症老年人进行评估并制订照护方案。

素质目标：

能尊重老年人、关心老年人。

》【任务分析】

晚期失智症的照护要点。

一、加强个人照护，尽量保持身体上的舒适

进入晚期的失智老年人，很多几乎全失能，完全依赖于照护人员的照顾。照护人员需要关注老年人的营养、排泄等各方面基本生理需求，加强照护投入，尽可能减少纸尿裤、尿管的使用，观察老年人可能出现的疼痛与不适。

二、让老年人尽可能地保持精神上的愉悦或是减少痛苦

很多晚期失智症老年人已不能表达话语、不能理解话语，基本以非语言交流为主，照护人员可以通过肢体语言来进行交流，耐心地陪伴，小声地谈话，轻轻地握手、轻触、抚摸，提供音乐、香氛、毛绒玩具、松软的食物等，尽量让老年人感觉宁静和喜悦。

在这段最后的旅程中，无论是照护团队成员还是老年人的家庭成员，都要以尊敬之心维护老年人的尊严，让老年人保持情感和精神上的愉悦，直至生命最后一刻。

》【任务实施】

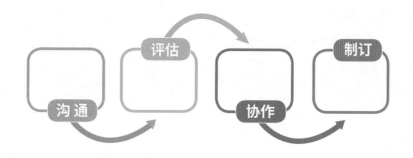

【实施流程】

沟通	与失智老年人或老年人家属沟通，了解王爷爷的日常生活行为并取得知情同意
评估	评估老年人的认知能力和生活能力、照护需求，仔细观察老年人生活习性，通过良好沟通，与老年人建立信任关系
协作	向其他照护专业人员请教，通过各类专业资料学习
制订	根据评估信息及照护专业学习工作经历，与照护团队共同制订老年人个性化照护方案，并讨论优化照护方案，有效应对失智老年人非语言沟通、异常行为、精神症状、生活照护等问题

》【任务评价】

【操作流程考核表】

班级：			姓名：	学号：	成绩：

项目	评价内容	分值	自评	互评	教师评价
知识	能列出该失智老年人的相关症状、可能分期及相应照护措施	30			
能力	评估失智症老年人生活能力、认知能力及照护需求 应用失智症科学照护理念，协助制订并实施照护方案	50			
素质	评估中尊重老年人、关心老年人	20			
总分		100			

≫【任务小结】

【知识点、技能点学习索引及测试】

晚期失智症老年人照护知识点、技能点学习索引及测试

姓名：	班级：	学号：

	学习索引	学生自测
知识点	该失智老年人的症状	1.
		2.
	该失智老年人可能的分期及依据	1.
		2.
	该失智老年人有效照护措施	1. 精神症状应对：
		2. 异常行为应对：
		3. 沟通措施：
技能点	失智老年人的评估	失智老年人评估 1.
		2.
		3.
		4.
	失智老年人照护方案制订	失智老年人照护方案制订 1.
		2.
		3.
		4.
		5.
		6.
		7.
		8.

》【任务习题】

一、A1/A2 型试题

1. 在与晚期失智症老年人沟通交流不正确的是（　　）
A. 用写字的方式
B. 大声地说话交流
C. 图片卡片交流
D. 多用肢体语言
E. 可多以目光交流

2. 对晚期失智症老年人卧床不起、大小便失禁的照护正确的是（　　）
A. 长期使用纸尿裤
B. 长期使用导尿管
C. 观察排泄规律，加强生活照护
D. 只定期换床单
E. 经常议论老年人失禁

3. 保持晚期失智症老年人舒适的措施中错误的是（　　）
A. 老年人已没有痛感，不用关注
B. 注重生活照护，做好清洁卫生工作
C. 及时处理大小便问题
D. 经常与老年人进行沟通
E. 经常利用肢体语言与老年人交流

4. 防止晚期失智症老年人自伤或伤人的措施中不正确的是（　　）
A. 房间不用镜子
B. 窗户不能打开
C. 房间有水果刀
D. 经常检查收拾老年人房间小锐器
E. 做好照护者安全防护教育工作

二、A3/A4 型试题

（1～3 题共用题干）吴奶奶，女，80 岁，诊断为失智症 5 年，现已完全失能，卧床不起，需要全护理，夜间会大喊大叫，表现痛苦，老年人对照护人员有抗拒行为。

1. 老年人可能处于失智症哪个阶段（　　）
A. 晚期
B. 早期
C. 中期
D. 临终期
E. 以上都不是

2. 对该老年人夜间会大喊大叫、表现痛苦的行为处理正确的是（　　）
A. 不理老年人，一会儿就好了
B. 给镇静药
C. 观察老年人，了解真正需求
D. 上约束带
E. 习以为常，不用特殊对待

3. 对该老年人抗拒照护行为的处理正确的是（　　）
A. 拒绝就不执行照护
B. 强制老年人
C. 了解需求，注意沟通，安抚老年人，建立老年人安全感

D．联系家属处理

E．延缓照护

三、情境分析题

熊爷爷，男，90 岁，诊断失智症 10 年，现不能行走，不能说话，不认识人，可坐轮椅，大小便失禁。请为该老年人进行评估并制订照护方案。

【任务实践记录表】

班级：	姓名：	学号：			
序号	任务	实践过程记录（时间及完成情况）				
		知识准备	熟悉流程	观摩教师讲授、示范操作	操作训练（在老师指导下）	单独操作
1	失智症基本认知					
2	早期失智症老年人照护					
3	中期失智症老年人照护					
4	晚期失智症老年人照护					

工作领域八
应急救护

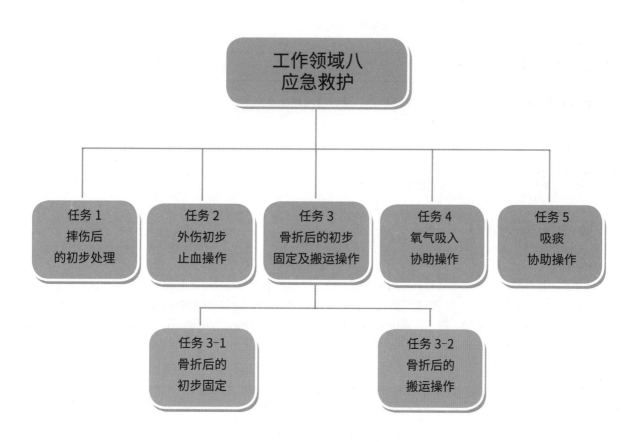

任务 1 摔伤后的初步处理

》【任务导入】

任务描述

陶爷爷，70岁，夜间下床时不慎踢到床旁的凳子而绊倒，左脚先着地，然后臀部着地，左脚踝扭伤、肿胀。摔倒后陶爷爷自行站起来呼叫照护人员，照护人员赶到现场问其有何不适，老人神色焦急，主诉左脚踝疼痛、肿胀，检查脚部无伤口。

任务目标

知识目标：

掌握老年人摔伤急救处理方法、急性软组织挫伤的处理方法。

技能目标：

掌握老年人摔伤急救处理方法、急救冷敷法，能对摔伤后的老年人进行初步处理。

素质目标：

发扬吃苦耐劳的职业精神，具有细心、耐心和责任心。

》【任务分析】

一、概述

老年人神经系统、关节韧带蜕变，平衡协调能力差，对意外情况反应慢，关节稳定性也差，容易发生跌倒摔伤。老年群体具有发生跌倒后外伤的高风险性，照护人员必须掌握外伤的初步判断和紧急处理，为老年人后续的急救治疗赢得时间，打好基础。原卫生部编写的《老年人跌倒干预技术指南》提出了老年人跌倒后不同摔伤情况下的主要急救处理措施（表8-1）。

表 8-1 老年人跌倒摔伤干预技术指南

老年人摔伤情况	老年人摔伤主要急救处理方法
老年人意识不清或颅脑损伤	立即拨打急救电话
扭伤及肌肉拉伤	受伤处抬高制动，可以冷敷减轻疼痛
外伤出血	立即止血、包扎
疑似骨折	不要随便搬动，以免加重病情；有相关专业知识时根据情况简单处理
呕吐	应将其头部偏向一侧，并清理口、鼻腔呕吐物，保证呼吸通畅
抽搐	应移至平整软地面或身体下垫软物，防止碰、擦伤，必要时牙间垫较硬物，防止舌咬伤，不要硬掰抽搐肢体，防止肌肉、骨骼损伤
呼吸、心跳停止	立即进行胸外心脏按压、口对口人工呼吸等急救措施
如需搬动	应保证平稳，尽量平卧

二、急性软组织损伤

由于扭伤、挫伤、跌扑伤或撞击伤等原因，导致人体运动系统皮肤以下骨骼之外的肌肉、韧带、筋膜、肌腱、滑膜、脂肪、关节囊等组织以及周围神经、血管的不同情况的损伤，称为急性软组织损伤。

三、冷敷法

冷敷法是冷疗法的一种，用冰袋或湿毛巾敷在皮肤表面，以使局部毛细血管收缩，有消炎、止血、止痛、降低体温的作用，外伤急救时多用于扭伤、挫伤早期的急性软组织挫伤引起的疼痛、水肿。

冷敷的方法有两种。一种是用冰袋冷敷。在冰袋里装入半袋或三分之一袋碎冰或冷水，把袋内的空气排出，用夹子把袋口夹紧，放在所需冷敷的部位。没有冰袋时，用塑料袋也可。随着科技的发展，冰袋依材料种类的不同逐渐多元化，除传统冰袋外，也出现了一次性捏碎即用冰袋（图8-1）。另一种冷敷法是把毛巾或敷布在冷水或冰水内浸湿，拧干敷在患处，最好两块布交替使用，敷后用毛巾擦干。冷疗应用禁忌详见初级教材"工作领域七　冷热应用"。

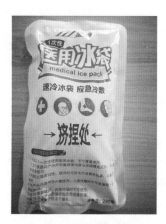

图8-1　医用冰袋

》【任务实施】

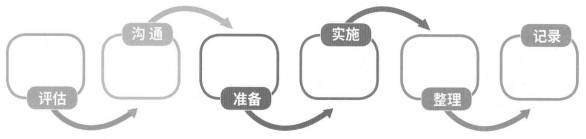

【实施流程】

评估	和老年人沟通，安慰老年人，评估老年人的年龄、意识状态、摔伤经过、受伤情况以及是否有冷疗禁忌；告知冷敷的目的
沟通	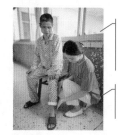 摔伤后初步处理沟通 陶爷爷，70岁，意识清楚，焦虑，能回忆摔伤过程；左脚踝扭伤，疼痛、肿胀，扭伤局部无组织破损、慢性炎症、感觉障碍及血液循环不良；老人能行走，无其他不适 冷敷的目的是止痛和消肿。扭伤早期48小时内冷敷，禁热敷或按摩，否则会加重局部损伤、疼痛和肿胀

准备	1. 照护人员：自身洗净双手，着装整洁 2. 老年人：理解和配合 3. 环境：环境整洁安静 4. 物品准备：一次性医用冰袋、冷敷标签、一次性垫巾、毛巾、记录单、记录笔；检查医用冰袋在有效期内，包装完好无损 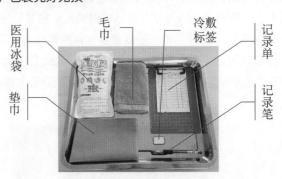 摔伤后初步处理物品准备
实施	1. 立即报告医务人员或家属，或拨打急救电话 2. 携用物至老年人房间，将老年人移至床上或座椅上，取舒适体位，左脚踝部制动抬高 3. 在冷敷部位左脚踝下面垫一次性垫巾 4. 找到冰袋里面的液体包，用力捏破内袋，3 秒钟内即可制冷，并上下抖动使内容物充分混合，冰袋会在 2 分钟内使冰点降至 0 ～ 5℃以下 5. 将降温后的冰袋用毛巾包好冷敷患处 6. 在冷敷标签上注明老年人姓名、冷敷部位和时间，班班交接 7. 随时巡视老年人情况，了解老年人患处皮肤反应，并观察老年人有无其他不适 左脚踝部抬高稍高于心脏部位，冷敷时局部避免活动 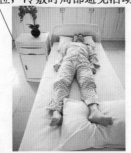 老年人左踝部抬高制动 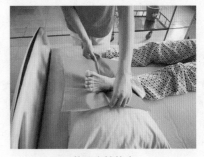 垫一次性垫巾 医用冰袋如有破损渗漏，立即停止使用，如内容物沾到皮肤、衣物等处，应及时用温水洗净，万一溅入眼睛，应立即用清水冲洗 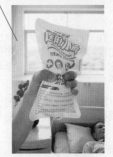 捏碎冰袋内袋 密切观察老人的反应，有寒战、皮肤苍白、青紫、麻木、疼痛加剧等暂停使用 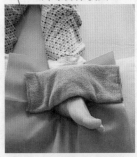 冷敷患处

实施	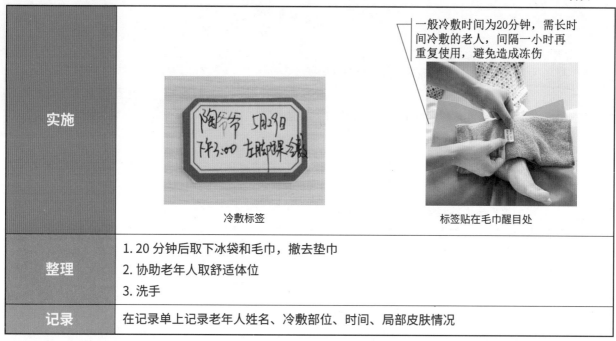

一般冷敷时间为20分钟，需长时间冷敷的老人，间隔一小时再重复使用，避免造成冻伤

冷敷标签　　　　　　　　　标签贴在毛巾醒目处

整理	1. 20分钟后取下冰袋和毛巾，撤去垫巾 2. 协助老年人取舒适体位 3. 洗手
记录	在记录单上记录老年人姓名、冷敷部位、时间、局部皮肤情况

》【任务评价】

【操作流程考核表】

班级：		姓名：		学号：			成绩：		
项目	内　　容	分值	评分要求	自评	互评	教师评价
评估和沟通（10分）	1. 和老年人沟通，安慰老年人	1	评估少1项扣相应分			
	2. 评估老年人的年龄、意识状态、摔伤经过、受伤情况	1.5				
	3. 评估老年人有无组织破损、慢性炎症、感觉障碍及血液循环不良等禁忌证	2.5				
	4. 告知老年人冷敷的目的	2.5				
	5. 取得老年人理解和配合	2.5				
准备（10分）	1. 照护人员准备：洗净双手，着装整洁	2.5	准备少1项扣2.5分			
	2. 环境准备：安静整洁	2.5				
	3. 老年人：理解和配合	2.5				
	4. 物品准备：一次性医用冰袋、冷敷标签、一次性垫巾、毛巾、记录本、记录笔	2.5	缺1项用物扣0.5分，直至分值扣完			

项目	内　容	分值	评分要求	自评	互评	教师评价
实施 (60分)	1. 立即报告医务人员或家属，或拨打急救电话	5				
	2. 携用物至老年人房间，将老年人移至床上或座椅上，取舒适体位，左脚踝部制动抬高	10	老年人左脚踝部抬高未高于心脏水平扣10分			
	3. 在冷敷部位左脚踝下面垫一次性垫巾	5				
	4. 找到冰袋里面的液体包，用力捏破内袋，3秒钟内即可制冷，并上下抖动使内容物充分混合，冰袋会在2分钟内使冰点降至0～5℃以下	10	冰袋冰点未降至0～5℃以下扣60分			
	5. 将降温后的冰袋用毛巾包好冷敷患处	10				
	6. 在冷敷标签上注明老年人姓名、冷敷部位和时间，班班交接	10				
	7. 随时巡视老年人情况，了解老年人患处皮肤反应，并观察老年人有无其他不适	10				
整理用物 (5分)	1. 20分钟后取下冰袋和毛巾，撤去垫巾	2.5				
	2. 协助老年人取舒适体位	1				
	3. 洗手	1.5				
记录 (5分)	在记录单上记录老年人姓名、冷敷部位、时间、局部皮肤情况	5				
口述注意事项 (5分)	1. 应仔细询问老年人有无冷敷禁忌证	1				
	2. 检查冰袋有无破损	1				
	3. 冷敷局部应抬高制动	1				
	4. 冷敷过程中密切观察老年人的反应和冰袋有无破损渗漏	1				
	5. 冷敷时间不超过20分钟	1				
整体评价 (5分)	1. 老年人对所给予的解释和护理表示理解和满意	2.5	缺乏沟通技巧和人文关怀酌情扣分			
	2. 操作规范、安全，达到预期目标	2.5				

》》【任务小结】

【知识点、技能点学习索引及测试】

摔伤后的初步处理知识点、技能点学习索引及测试

	姓名：	班级：	学号：
	学习索引	学生自测	
知识点	摔伤后主要急救方法	1. 不同摔伤情况包括	
		2. 主要急救处理方法	
	急性软组织损伤	1. 定义	
		2. 处理方法	
技能点	冷敷法实施步骤	1.	
		2.	
		3.	
		4.	
		5.	
		6.	
		7.	
		8.	
		9.	
		10.	
		11.	
		12.	

【知识点、技能点学习索引及测试】

≫【任务习题】

A1/A2 型试题样例

1. 下列哪项不属于冷疗禁忌证（ ）

A. 慢性炎症

B. 感觉障碍

C. 血液循环不良

D. 糖尿病

E. 高血压

2. 一次冷敷的时间多少合适（ ）

A. 10 分钟

B. 20 分钟

C. 40 分钟

D. 50 分钟

E. 60 分钟

3. 以下什么情况适合冷敷法（ ）

A. 扭伤 48 小时以内

B. 扭伤 3 天后

C. 引起化脓的局部炎症

D. 溃疡

E. 糖尿病足

任务 ② 外伤初步止血操作

》【任务导入】

任务描述

丁爷爷，78岁，自行如厕时不慎滑倒，右肘部撞在水台边沿，右侧肘部皮肤有1厘米×3厘米的伤口，伤口有肿胀出血，丁爷爷自行站立起来后，呼叫照护人员。照护人员赶到现场问其摔伤情况，老年人神色焦急，主诉右侧肘部伤口处疼痛、出血，须包扎止血，无其他不适。

任务目标

知识目标：

掌握各种外伤包扎操作的处理方法，熟悉各种血管出血表现，了解老年人外伤出血的类型、各种外伤包扎材料。

技能目标：

掌握老年人外伤出血急救处理方法，能对老年人外伤进行初步应急止血包扎。

素质目标：

发扬吃苦耐劳的职业精神，具有细心、耐心和责任心。

》【任务分析】

一、出血概述

出血是指血液从伤口流至组织间隙、体腔内或体外的现象。根据出血血管的种类，可将外伤出血分为毛细血管出血、静脉出血、动脉出血。血管种类不同，其严重程度不同（表8-2）。

表8-2 不同种类血管出血情况

出血血管种类	血液颜色	血流速度	危险性	常见损伤原因
毛细血管出血	鲜红色	缓慢渗出	小	皮肤擦伤
静脉出血	暗红色	缓慢流出	较大	较浅的刀割伤或刺伤
动脉出血	鲜红色	喷射状出血	大	较深的刀割伤或刺伤

二、外伤出血的观察要点

观察老年人的面色、神志。

观察受伤出血部位有无肿胀、外形改变，能否活动等。

观察导致老年人受伤现场的危险因素，若老年人能移动，帮助老年人尽快离开现场。

三、外伤出血后的紧急处理

1. 止血

（1）直接压迫止血：适用于各种血管出血的初步止血，是一种简单有效的临时性止血方法。

操作方法：用无菌纱布或清洁手帕、毛巾、棉质衣物等直接置于出血处，按压止血（图8-2）。

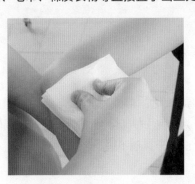

图8-2　直接压迫止血法

（2）加压包扎止血：适用于小动脉、静脉及毛细血管出血，是急救中最常用的止血方法之一。关节脱位及伤口有碎骨存在时不用此法。

操作方法：用无菌纱布或清洁手帕、毛巾、棉质衣物等敷于伤口上，然后用绷带（图8-3）或三角巾（图8-4）缠绕数圈加压包扎，加压的强度以达到止血又不影响血液循环为宜。

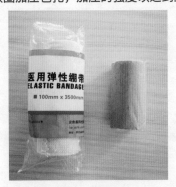

图8-3　绷带

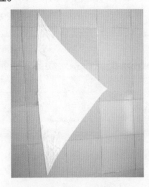

图8-4　三角巾

2. 包扎方法

伤口包扎的目的是保护伤口免受再污染、压迫止血、固定敷料、固定夹板及减轻疼痛。最常用的材料是绷带、三角巾等。紧急情况下可用清洁的毛巾、衣服、被单等代替。常用卷轴绷带包扎方法如下。

（1）环行包扎法：是最常用、最基本的绷带包扎方法，适用于绷带开始与结束时固定带端；包扎颈、腕、胸、腹等粗细相等部位的小伤口。

操作方法：①将绷带做环行的重叠缠绕（不少于2周）（图8-5）；②下一周将上一周绷带完全遮盖；③将绷带末端毛边反折，再用胶布或安全别针固定（图8-6）；或将带尾中间剪开分成两头，避开伤区打结固定（图8-7）；以下所有包扎均可采用这两种方式固定。

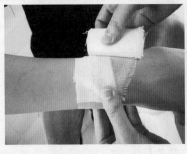
a

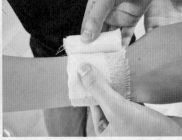
b

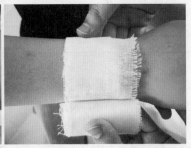
c

图8-5　环形包扎

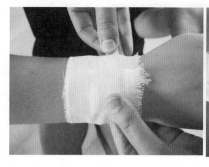
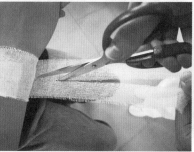
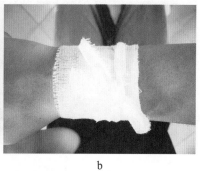

图 8-6 胶布固定   a   图 8-7 打结固定   b

（2）蛇形包扎法（斜绷法）：适用于从一处迅速延伸到另一处作简单固定，可用于敷料或夹板的固定。

操作方法：①将绷带环行缠绕两圈；②以绷带宽度为间隔，斜行上绕互不遮盖；③将绷带再次环行缠绕两圈；④固定方法同环行包扎法（图 8-8）。

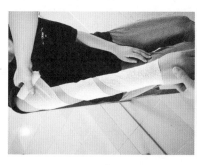
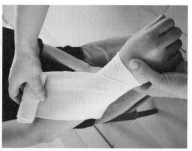

a   b

图 8-8 蛇形包扎法

（3）螺旋形包扎法：用于包扎直径基本相同的部位，如上臂、手指、躯干、大腿等。

操作方法：①将绷带环行缠绕两圈；②稍微倾斜（<30°），螺旋向上缠绕；③每周遮盖上周的 1/3 ~ 1/2；④将绷带再次环行缠绕两圈，固定（图 8-9）。

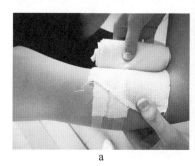
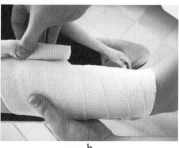
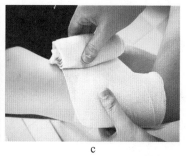

a   b   c

图 8-9 螺旋形包扎法

（4）螺旋反折包扎法（折转法）：用于直径大小不等的部位，如前臂、小腿等。

操作方法：①将绷带环行缠绕两圈；②稍微倾斜（<30°），螺旋向上缠绕；③每周均把绷带向下反折，遮盖其上周的 1/3 ~ 1/2，反折部位应相同，使之成一条直线；④将绷带再次环行缠绕两圈，固定。注意不可在伤口上或骨隆突处反折（图 8-10）。

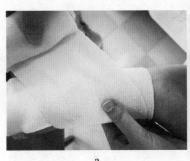 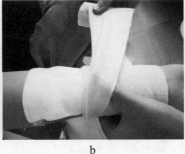 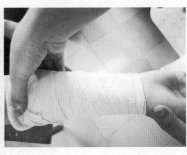

a   b   c

图8-10 螺旋反折包扎法

（5）"8"字形包扎法：用于直径不一的部位或屈曲的关节，如肘、肩、髋、膝等。

操作方法：①屈曲关节后在关节远心端环形包扎两周；②右手将绷带从右下越过关节向左上绷扎，绕过后面，再从右上（近心端）越过关节向左下绷扎，如此反复，使其呈"8"字形，每周覆盖上周1/3～1/2，包扎范围为关节上10厘米、关节下10厘米；③环形包扎2周固定。

3.包扎注意事项

（1）操作时应小心、谨慎，不要触及伤口，以免加重疼痛或导致伤口出血及污染。

（2）包扎时如遇皮肤褶皱处，如腋下、乳下、腹股沟等，应用棉垫或纱布衬隔，骨隆突处也用棉垫保护。

（3）包扎方向为自下而上、由左向右，从远心端向近心端包扎，以帮助静脉血回流。

（4）包扎时应松紧适宜，避免影响血液循环及松脱。

（5）包扎四肢应将指（趾）端外露，并观察皮肤血液循环。

（6）打结固定时，结应放在肢体的外侧面，忌在伤口、骨隆突或易受压部位打结。

》》【任务实施】

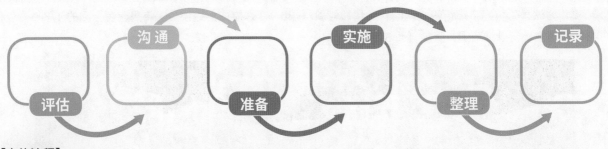

【实施流程】

评估	和老年人沟通，安慰老年人，评估老年人的年龄、意识状态、摔伤经过、病情，告知止血包扎的目的
	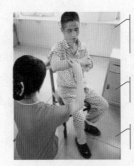 外伤止血包扎沟通 丁爷爷，男性，78岁，意识清楚，焦虑，能回忆摔伤过程；右肘部皮肤有1厘米×3厘米的伤口，肿胀、疼痛、出血；能站立行走，无其他不适
沟通	止血包扎目的是保护伤口免受再污染、压迫止血、减轻疼痛 因无法判断老人右肘部有无骨折，嘱老人勿活动右肘部

准备	1. 照护人员：照护人员自身洗净双手，着装整洁
	2. 老年人：老年人理解和配合
	3. 环境：环境整洁安静，通风良好
	4. 物品准备：无菌纱布、绷带、胶布、剪刀、消毒剂、棉签、记录单、笔

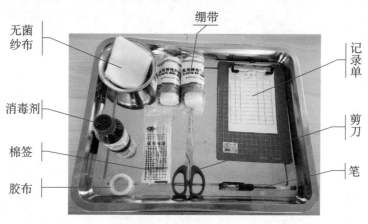

止血包扎物品准备

实施	1. 立即报告医务人员或家属，或拨打急救电话
	2. 照护人员将老年人移至床上或座椅上，取舒适体位，肘部屈曲 90° 呈功能位
	3. 用棉签蘸消毒剂简单消毒伤口
	4. 用无菌纱布（或清洁手帕等）放在伤口正上方，覆盖伤口
	5. 根据老年人情况采用"8"字形包扎法对右肘部进行绷带包扎，包扎时绷带卷轴在上
	6. 包扎起始处应将绷带头压好，环形包扎两圈，以免松脱
	7. 右手将绷带从右下越过关节向左上绷扎，绕过后面
	8. 再从右上越过关节向左下绷扎，如此反复，包扎范围是关节上 10 厘米、关节下 10 厘米
	9. 在关节上方环形包扎两圈
	10. 用胶布固定绷带末端
	11. 随时巡视老年人情况，观察老年人伤口出血情况、纱布渗血情况、老年人包扎处皮肤反应，并了解老年人有无其他不适

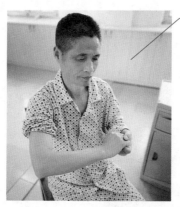

正常手脚能伸能缩，功能位就是手脚的肌肉都不完全伸或缩，不让肌肉处于偷懒的位置，这种位置就是肢体和关节的功能位

老年人取舒适体位

实施

操作时应小心、谨慎，不要触及伤口，以免加重疼痛或导致伤口出血及污染

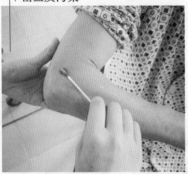

消毒伤口

包扎时如遇皮肤褶皱处，如腋下、乳下、腹股沟等，应用棉垫或纱布衬隔，骨隆突处也用棉垫保护

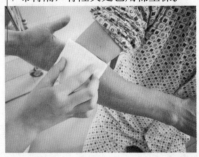

覆盖伤口

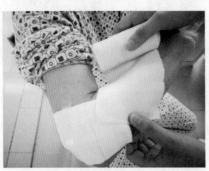

手持绷带法

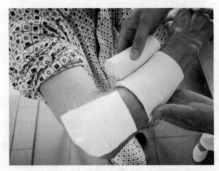

绷带起始处

包扎方向为自下而上、由左向右，从远心端向近心端包扎

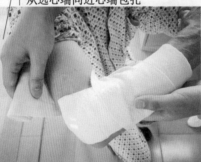

向左上方缠绕

包扎时应松紧适宜，避免影响血液循环及松脱

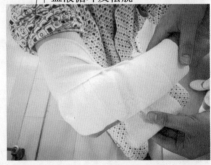

右上方向左下方缠绕

包扎四肢应将指（趾）端外露，随时巡视观察包扎附近皮肤血液循环，如有皮肤苍白、青紫、麻木、疼痛加剧，及时报告医生

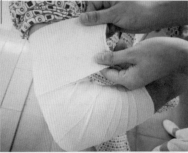

最后环形包扎两圈

包扎完如果用绷带带尾中间剪开分成两头打结固定，打结应放在肢体的外侧面，忌在伤口、骨隆突或易受压部位打结

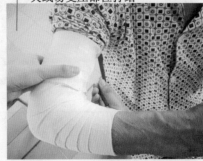

用胶布固定

整理	1. 协助老年人取舒适体位 2. 洗手
记录	在记录单上记录老年人姓名、包扎部位、包扎方法、时间、局部皮肤情况

》》【任务评价】

【操作流程考核表】

班级：	姓名：		学号：		成绩：		

项目	内　容	分值	评分要求	自评	互评	教师评价
评估 和沟通 （10 分）	1. 和老年人沟通，安慰老年人，评估老年人的年龄、意识状态、摔伤经过、摔伤情况	5	评估少 1 项扣 相应分			
	2. 告知止血包扎的目的	2.5				
	3. 取得老年人理解和配合	2.5				
准备 （10 分）	1. 照护人员准备：洗净双手，着装整洁	2.5	准备少 1 项扣 2.5 分 缺 1 项用物扣 0.5 分，直至 分值扣完			
	2. 环境准备：安静整洁	2.5				
	3. 老年人：理解和配合	2.5				
	4. 物品准备：无菌纱布、绷带、胶布、剪刀、消毒剂、棉签、记录单、笔	2.5				
实施 （60 分）	1. 立即报告医务人员或家属，或拨打急救电话	5				
	2. 携用物至老年人房间，将老年人移至床上或座椅上，取舒适体位，肘部屈曲 90°呈功能位	10	老年人肘部未 屈曲 90°呈功 能位扣 10 分			
	3. 用棉签蘸消毒剂简单消毒伤口	5				
	4. 用无菌纱布（或清洁手帕等）放在伤口正上方，覆盖伤口	5				
	5. 根据老年人情况采用"8"字形包扎法对右肘部进行绷带包扎。使用时绷带卷轴在上	5				
	6. 包扎起始处应将绷带头压好，环形包扎两圈，以免松脱	5				
	7. 右手将绷带从右下越过关节向左上绷扎，绕过后面	5	包扎不符合要 求扣 25 分			
	8. 再从右上（近心端）越过关节向左下绷扎，如此反复，包扎范围是关节上 10 厘米、关节下 10 厘米	5				
	9. 在关节上方环形包扎两圈	5				
	10. 用胶布固定绷带末端	5				
	11. 随时巡视老年人情况，观察老年人伤口出血情况、纱布渗血情况、老年人包扎处皮肤反应，并了解老年人有无其他不适	5				

项目	内　　容	分值	评分要求	自评	互评	教师评价
整理用物（4分）	1. 协助老年人取舒适体位	2				
	2. 洗手	2				
记录（5分）	在记录单上记录老年人姓名、包扎部位、包扎方法、时间、局部皮肤情况	5				
口述注意事项（6分）	1. 操作时应小心、谨慎，不要触及伤口，以免加重疼痛或导致伤口出血及污染	1				
	2. 包扎时遇有皮肤褶皱处，如腋下、乳下、腹股沟等，应用棉垫或纱布衬隔，骨隆突处也用棉垫保护	1				
	3. 包扎方向为自下而上、由左向右，从远心端向近心端包扎，以助静脉血回流	1				
	4. 包扎时应松紧适宜，避免影响血液循环及松脱	1				
	5. 包扎四肢应将指（趾）端外露，并观察皮肤血液循环	1				
	6. 打结固定时，结应放在肢体的外侧面，忌在伤口、骨隆突或易受压部位打结	1				
整体评价（5分）	1. 老年人对所给予的解释和护理表示理解和满意	2.5	缺乏沟通技巧和人文关怀酌情扣分			
	2. 操作规范、安全，达到预期目标	2.5				

》【任务小结】

【知识点、技能点学习索引及测试】

外伤初步止血操作知识点、技能点学习索引及测试

姓名：		班级：	学号：
	学习索引		学生自测
知识点	出血概述		1. 出血种类及特点：
			2. 出血观察要点：
	外伤出血紧急处理要点		1. 止血方法包括：
			2. 包扎方法包括：

技能点	止血包扎实施步骤	1.
		2.
		3.
		4.
		5.
		6.
		7.
		8.
		9.
		10.
		11.
		12.

》》【任务习题】

A1/A2 型试题

1. 出血量大且速度快，危险性大的外伤出血类型是（ ）

A. 动脉出血

B. 静脉出血

C. 毛细血管出血

D. 皮下出血

E. 内脏出血

2. 各种出血的初步止血应采用（ ）

A. 三角巾包扎止血

B. 加压包扎止血

C. 止血带止血

D. 直接压迫止血

E. 固定止血

3. 老年人上臂出血，应当采用以下哪种绷带包扎方式（　　）

A. 蛇形包扎

B. 螺旋形包扎

C. 螺旋反折形包扎

D. "8" 字形包扎

E. 环形包扎

4. 关于包扎，以下说法哪个不正确（　　）

A. 包扎方向为自下而上、由左向右

B. 从远心端向近心端包扎

C. 包扎四肢应将指（趾）端外露

D. 忌在伤口、骨隆突或易受压部位打结

E. 包扎时宜紧，以利于止血

任务 3 骨折后的初步固定及搬运操作

任务 3-1 骨折后的初步固定

》【任务导入】

任务描述

张爷爷，70 岁，由于路面潮湿不慎滑倒，摔倒时右侧手掌着地，右侧腕部剧痛难忍，自行站立起来后，呼叫照护人员。照护人员赶到现场问其摔伤情况，观察右侧腕部呈餐叉样畸形，腕部表面皮肤无擦伤和伤口，老年人意识清楚，神色焦虑，主诉右侧腕部剧痛难忍、肿胀，疑似腕部骨折，须包扎固定，无其他不适。

任务目标

知识目标：

掌握骨折常用包扎固定方法，了解老年人骨折的表现。

技能目标：

掌握骨折常用包扎固定方法，能协助为老年人进行骨折后的初步固定。

素质目标：

发扬吃苦耐劳的职业精神，具有细心、耐心和责任心。

》【任务分析】

一、骨折概述

由于老年人骨细胞的分解速度逐渐超过了骨细胞的合成速度，使骨骼内部逐渐疏松、骨骼变脆，又由于老年人肌腱硬化、肌肉萎缩，活动时韧带、肌肉等对自我保护和维持身体平衡的能力明显减低，因此老年人运动或跌倒时容易造成骨折损伤。

1. 骨折的表现和体征

骨折就是指骨的完整性或连续性受到破坏。其表现分为一般表现和特有体征。

（1）一般表现：局部疼痛、肿胀、青紫和功能障碍。

（2）特有体征：①局部畸形：骨折端移位可使患肢外形发生改变，主要表现为缩短、成角、延长；②异常运动：正常情况下肢体不能活动的部位，骨折后出现不正常的活动；③骨擦音或骨擦感：骨折后两骨折端相互摩擦撞击，可产生骨擦音或骨擦感。

以上三种体征只要发现其中之一即可确定为骨折，但未见此三种体征者也不能排除骨折的可能，如嵌插骨折、裂缝骨折。

2. 老年人常见骨折部位

（1）腕部骨折：老年人骨折中最常见的一种。当老年人要摔倒时，多会反射性地伸出手掌触地来支撑保护身体。老年人跌倒后手掌着地会使身体的重力集中在前臂远端的桡骨上而发生骨折。此时，因腕部多是在伸直位受力而导致骨折远端向手背侧移位，从侧方看腕部，会呈特殊的"餐叉"畸形（图 8-11）。

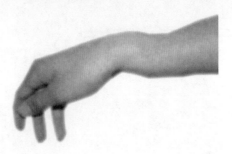

图 8-11　腕部骨折"餐叉"畸形

（2）椎体骨折：老年人椎体骨折多发生在脊柱的腰椎以及胸腰段部位的椎体。老年人骨折发生时往往首先累及脊柱的椎体，一旦受到外力的刺激，如跌坐伤的发生，疏松的、空虚的椎体很容易发生形态上的改变，即椎体压缩性骨折。这时老年人腰背痛症状进一步加剧，有的疼痛会放射到腹部。起卧活动受限，驼背畸形也越发明显。

（3）髋部骨折：髋部是下肢和躯干的连接部位，骨质疏松的老年人在摔倒的瞬间，很容易造成股骨粗隆或股骨颈的骨折。

二、骨折固定方法

1. 骨折固定方法

老年人骨折后，在去医院就诊前，照护人员可协助医务人员用夹板（图 8-12）为老年人进行临时固定。固定的目的是防止骨折部位移动损伤血管、神经，减轻老年人的痛苦，有利于防止进一步损伤及方便搬运。

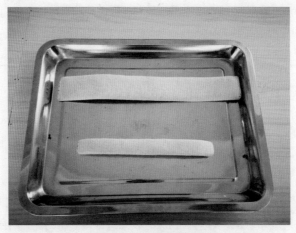

图 8-12　加棉衬垫夹板

（1）上肢前臂骨折固定法：两块夹板分别置于前臂掌侧和背侧（有棉衬垫的夹板可以直接用，没有棉衬垫的夹板需在皮肤上垫棉垫才可用），其长度超过肘关节至腕关节；如用一块则置于背侧，用绷带将两端固定，再用三角巾使肘关节屈曲 90°悬吊在胸前。

（2）上肢肱骨骨折固定法：用长、短两块夹板，长夹板放于上臂的后外侧，短夹板置于前内侧；如用一块应置于外侧，随后在骨折部位上下两端固定，再用三角巾将上肢悬吊在肘关节屈曲 90°。

（3）大腿骨折固定法：使老年人平躺，踝关节保持在背屈 90°位置。两块夹板分别置于下肢内、外侧或仅在下肢外侧放一块夹板，外侧夹板从腋下至足跟下 3 厘米，内侧夹板从腹股沟至足跟下 3 厘米，然后用绷带分段将夹板固定。

（4）小腿骨折固定法：用两块夹板分别置于下肢内、外侧，长度从足跟至大腿，用绷带分段扎牢。

2. 骨折固定法的注意事项

（1）怀疑老年人骨折后，不可强制老年人进行各种活动，应立即拨打就医电话并报告，待医护人员到场后再配合行下一步处理。

（2）固定夹板的长度与宽度要与骨折的肢体相适应，其长度必须超过骨折的上、下两个关节。固定时除骨折部位上、下两端外，还要固定上、下两个关节。

（3）固定应松紧适度，以免影响血液循环。

（4）如果夹板内侧没有内衬棉垫，则不可与皮肤直接接触，其间应垫棉花或其他物品，尤其在夹板两端、骨突出部位和悬空部位应加厚衬垫，防止受压或固定不妥。

（5）在处理开放性骨折时，不可把刺出的骨端送回伤口，以免造成感染。

（6）肢体骨折固定时，一定要将指（趾）端露出，以便随时观察末梢血液循环情况，如发现指（趾）端苍白、发冷、麻木、疼痛、浮肿或青紫，说明血运不良，应松开重新固定。

》【任务实施】

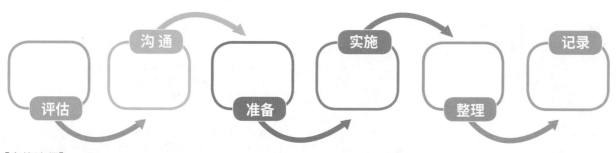

【实施流程】

评估	和老年人沟通，安慰老年人，评估老年人的年龄、意识状态、摔伤经过、右侧腕部情况；告知骨折包扎的目的，协助其原地坐好，嘱勿随意活动
沟通	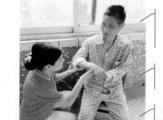 老年人骨折固定沟通 张爷爷，70岁，摔伤后右侧腕部剧痛，表面无伤口；意识清楚，焦虑，能回忆摔倒经过；无其他不适 协助老人原地坐起，嘱老人勿随意移动和随意活动右侧上肢 固定的目的是防止骨折部位移动损伤血管、神经，减轻痛苦，有利于防止进一步损伤及方便搬运
准备	1. 照护人员：照护人员自身洗净双手，着装整洁 2. 老年人：老年人理解和配合，上肢制动 3. 环境：环境整洁安静，通风良好 4. 物品准备：绷带数卷、三角巾、剪刀、胶布、内衬有棉垫的夹板（或木板、木棍等）数个、记录单、笔

准备	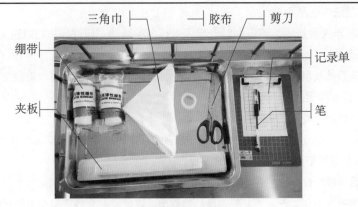 骨折固定物品准备
实施	1. 立即报告医务人员或家属，或拨打急救电话 2. 医护人员到场后，协助医护人员将老年人移至床上或座椅上，取舒适体位 3. 取两块夹板分别置于前臂掌侧和背侧，其长度超过肘关节和腕关节 4. 配合医护人员采用绷带对老年人腕部夹板进行绷带固定，先固定肘关节，再用绷带"8"字形固定腕关节 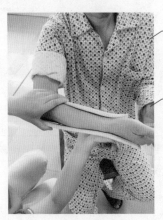　　如果夹板没有内衬棉垫，应当在夹板内加衬垫，尤其在夹板两端、骨突出部位和悬空部位加厚衬垫 　　夹板的长度、宽度、弧度要与骨折的肢体相适应，长的夹板其长度必须超过骨折的上、下两个关节 放置夹板 固定时除骨折部位上、下两端外，还要固定上、下两个关节。固定时松紧应适度，以免影响血液循环　　　肢体骨折固定时，一定要将指（趾）端露出，以便随时观察末梢血液循环情况 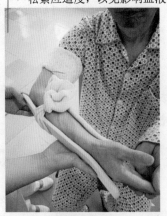　　　　　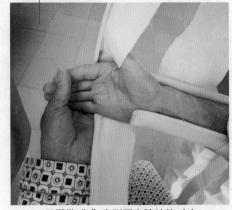 绷带固定肘关节　　　　　用绷带"8"字形固定腕关节（1）

实施	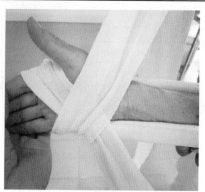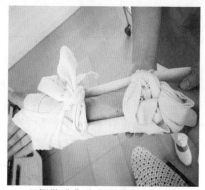 用绷带"8"字形固定腕关节（2）　　用绷带"8"字形固定腕关节（3） 5. 三角巾悬吊，将右侧肢体肘部屈曲 90°放在三角巾上，然后将两个底角分别绕过颈左右两侧，在颈后打结 6. 随时观察并询问老人有何不适 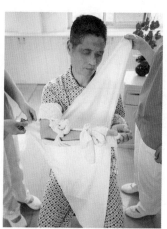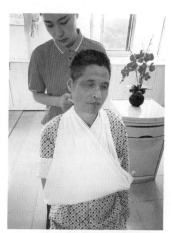 三角巾悬吊右侧肢体（1）　　　　三角巾悬吊右侧肢体（2） 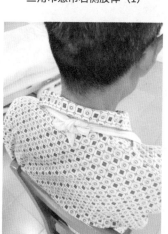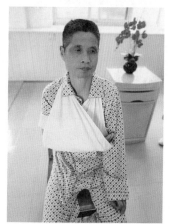 三角巾悬吊右侧肢体（3）　　　　三角巾悬吊右侧肢体（4）
整理	1. 协助老年人取舒适体位 2. 洗手
记录	在记录单上记录老年人姓名、固定部位、方法、时间、局部情况

≫【任务评价】

【操作流程考核表】

项目	内 容	分值	评分要求	自评	互评	教师评价
评估和沟通（10分）	1. 和老年人沟通，安慰老年人，评估老年人的年龄、意识状态、摔伤经过、右侧腕部情况	2.5	评估少1项扣相应分			
	2. 告知骨折包扎的目的	2.5				
	3. 协助原地坐好，嘱勿随意活动	2.5				
	4. 取得老年人理解和配合	2.5				
准备（10分）	1. 照护人员准备：洗净双手，着装整洁	2.5	准备少1项扣2.5分 缺1项用物扣0.5分，直至分值扣完			
	2. 环境准备：安静整洁	2.5				
	3. 老年人：保持右侧上肢屈曲位，不随意移动；理解和配合	2.5				
	4. 物品准备：绷带数卷、三角巾、胶布、剪刀、内衬有棉垫的夹板（或木板、木棍等）数个、记录单、笔	2.5				
实施（60分）	1. 立即报告医务人员或家属，或拨打急救电话	10				
	2. 医护人员到场后，协助医护人员将老年人移至床上或座椅上，取舒适体位	10				
	3. 取两块夹板分别置于前臂掌侧和背侧，其长度超过肘关节和腕关节	10	固定不符合要求扣20分			
	4. 配合医护人员采用绷带对老年人腕部夹板进行绷带固定，先固定肘关节，再用绷带"8"字形固定腕关节	10				
	5. 将右侧肢体肘部屈曲90°放在三角巾上，然后将两个底角分别绕过颈左右两侧，在颈后打结	10	老年人肘部未屈曲90°呈功能位扣10分			
	6. 随时观察并询问老年人有何不适	5				
整理用物（4分）	1. 协助老年人取舒适体位	2				
	2. 洗手	2				
记录（5分）	在记录单上记录老年人姓名、固定部位、方法、时间、局部情况	5				
口述注意事项（6分）	1. 怀疑老年人骨折后，不可强制老年人进行各种活动，应立即拨打就医电话并报告，待医护人员到场后再配合行下一步处理	1				
	2. 固定夹板的长度与宽度要与骨折的肢体相适应，其长度必须超过骨折的上、下两个关节。固定时除骨折部位上、下两端外，还要固定上、下两个关节	1				
	3. 固定应松紧适度，以免影响血液循环	1				
	4. 如果夹板内侧没有内衬棉垫，则不可与皮肤直接接触，其间应垫棉花或其他物品，尤其在夹板两端、骨突出部位和悬空部位应加厚衬垫，防止受压或固定不妥	1				
	5. 在处理开放性骨折时，不可把刺出的骨端送回伤口，以免造成感染	1				
	6. 肢体骨折固定时，一定要将指（趾）端露出，以便随时观察末梢血液循环情况，如发现指（趾）端苍白、发冷、麻木、疼痛、浮肿或青紫，说明血运不良，应松开重新固定	1				

项目	内　容	分值	评分要求	自评	互评	教师评价
整体评价 (5分)	1. 老年人对所给予的解释和护理表示理解和满意	2.5	缺乏沟通技巧和人文关怀酌情扣分			
	2. 操作规范、安全，达到预期目标	2.5				

》【任务小结】

【知识点、技能点学习索引及测试】

骨折后的初步固定知识点、技能点学习索引及测试

姓名：	班级：	学号：

	学习索引	学生自测
知识点	骨折概述	1. 骨折的表现和体征
		2. 老年人常见骨折部位
	骨折固定法	1. 骨折固定方法
		2. 骨折固定方法的注意事项
技能点	骨折固定实施步骤	操作步骤 1.
		2.
		3.
		4.
		5.
		6.
		7.
		8.
		9.
		10.
	操作注意事项	操作注意事项包括： 1.
		2.
		3.
		4.
		5.

≫【任务习题】

一、A1/A2 型试题

1. 在急救现场，照护人员可用作骨折固定夹板的物品是（　　）

A. 拖布柄

B. 枕头

C. 被褥

D. 坐垫

E. 毛巾

2. 为老年人骨折肢体固定，正确的做法是（　　）

A. 如有伤口，先固定骨折部位，再止血、包扎

B. 夹板不可与皮肤直接接触，其间垫以衬垫

C. 开放性骨折，应将刺出的骨端轻轻送回伤口

D. 肢体骨折固定时，将指（趾）端用纱布包裹好

E. 固定前让老年人多活动疑似骨折部位，以了解骨折程度

3. 以下哪项不是骨折的专有体征（　　）

A. 骨擦音

B. 骨擦感

C. 局部畸形

D. 功能障碍

E. 异常活动

二、情景案例题

李奶奶，69 岁，不慎跌倒，照护人员及时赶到李奶奶身边，李奶奶诉说右侧腕部剧痛难忍，无其他不适主诉，观察其右侧腕部呈"餐叉"样，且肿胀。

问题：

1. 判断李奶奶出现了什么问题？

2. 根据李奶奶的情况，照护人员在现场应如何处理？

任务 3-2 骨折后的搬运操作

》【任务导入】

任务描述

李爷爷，73 岁，由于踩着凳子到柜子上取物时摔下来，受伤后自觉腰痛明显，呼叫照护人员。照护人员赶到现场问其摔伤情况，观察老年人身上皮肤无损伤，意识清楚，主诉腰痛明显，疑似腰椎骨折。

任务目标

知识目标：

掌握常用搬运骨折老年人的方法，了解常用的搬运工具。

技能目标：

掌握常用搬运骨折老年人的方法，能配合医护人员搬运骨折老年人。

素质目标：

发扬吃苦耐劳的职业精神，具有细心、耐心和责任心。

》【任务分析】

搬运就是使用运输工具或器械将老年人从一个地方转移到另一个地方。对于需要搬运转移骨折的老年人，快速、规范、科学的搬运方法可以减少老年人的痛苦，保证老年人的安全，避免加重老年人的骨折病情或造成老年人再次受伤。因此照护人员协助医务人员对骨折老年人及时、迅速、安全地搬运尤为重要。

一、搬运工具

1. 担架

器械搬运法中担架搬运法为最常用的搬运方法。担架结构简单，轻便耐用。担架两边是平行的两根硬杆，中间为布制或是硬板作为支托（图 8-13），老年人可躺在中间，前后分别由两个人抬左右的硬杆进行搬运。可用于任何骨折老年人。脊髓骨折搬运时不可用布制担架，需用硬板作为支托。

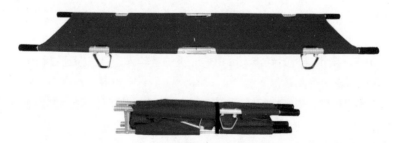

图 8-13　医用担架

2. 轮椅

轮椅是装有轮子的椅子，分为电动和手动折叠轮椅。轮椅常用于老年人上肢或单侧踝部骨折的搬运。

3. 平车（图 8-14）

平车为常用转运工具，可用于任何疾病的老年人的转运。平车去掉下面的车架，上面就是简易的平车担架（图 8-15），也可以作为担架使用。

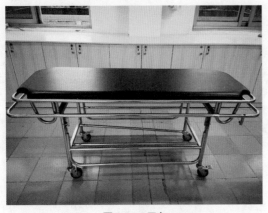

图 8-14 平车

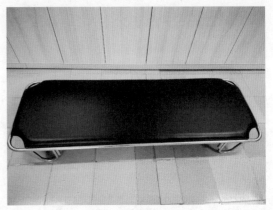

图 8-15 平车担架

二、搬运方法

搬运方法很多，现介绍常用的针对骨折老年人的两种方法：担架搬运及轮椅搬运。

1. 担架搬运

（1）多名照护人员分别托起老年人头颈部、胸部、腰部、臀部、大腿部、膝关节、小腿部等，共同抬起老年人转移到硬板担架上，老年人面部朝上。适用于胸、腰椎骨折老年人。

（2）担架搬运老年人时，老年人头部向后，足部向前，后面抬担架的人可以随时观察老年人的变化。

（3）抬担架人脚步行动要一致，前面的人开左脚，后面的人开右脚，平稳前进。

（4）向高处抬时（如过台阶、上坡时），前面的人要放低，后面的人要抬高，以使老年人保持水平状态。向低处抬时（下台阶、下坡时），则相反。

2. 轮椅搬运

（1）搬运上肢骨折老年人：将轮椅手刹刹住，照护人员在轮椅背后，用两手扶住座靠，嘱老年人扶着轮椅的扶手，身体置于椅座中部，抬头向后座靠坐稳。

（2）搬运单侧踝部骨折老年人：将轮椅放至床旁，并刹好手刹。扶老年人坐起，并移至床边，请老年人双手置于照护人员肩上，照护人员双手环抱老年人腰部，协助老年人下床。嘱老年人用其近轮椅侧之手，扶住轮椅外侧把手，转身坐入轮椅中；或由照护人员环抱老年人，协助老年人坐入轮椅中。过程中嘱老年人抬起患侧肢体，切勿患侧肢体用力。

三、搬运注意事项

胸、腰椎损伤的老年人适用硬板担架，老年人采取仰卧位，受伤的胸、腰椎下方垫一约 10 厘米厚的小枕或衣物。

搬运时，老年人四肢不可靠近担架边缘，以免碰撞造成损伤。

平托搬运时应防止头、颈左右旋转活动。

老年人搬运适用于颈椎、腰椎骨折的老年人或病情较重的老年人，且在搬运过程中尽量保持老年人身体平直，各部位受力均匀，避免再次伤害。

使用轮椅时，老年人不可前倾、自行站起或下轮椅，以免摔倒，若身体不能保持平衡，应系安全带避免发生意外。

搬运过程中，随时观察老年人变化，询问老年人有无不适。

推轮椅时，下坡应减速，退着行驶，使老年人背部朝坡下，面部朝坡上，并嘱老年人抓紧扶手；过门槛时，翘起前轮，避免过大的震动，保证老年人安全。

>> 【任务实施】

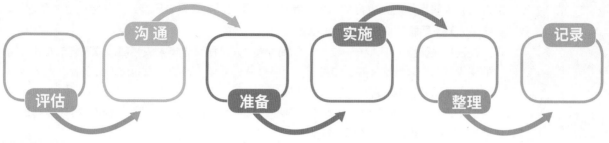

【实施流程】

评估	1. 和老年人沟通，安慰老年人，评估老年人的年龄、意识状态、摔伤经过、腰部疼痛情况 2. 告知骨折后搬运的注意事项，协助其平卧于原地，嘱勿随意活动 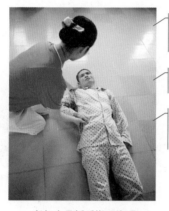 李爷爷，73岁，摔伤后腰部疼痛明显，身体表面无伤口；意识清楚，焦虑，能回忆摔倒经过；无其他不适 安慰老人，嘱老人平卧于原地，不要随意移动和活动 疑似腰椎骨折后搬运时须多人搬运，老人身体呈轴线，避免二次损伤，请老人理解和配合 老年人骨折后搬运沟通
沟通	
准备	1. 照护人员：照护人员自身洗净双手，着装整洁 2. 老年人：老年人理解和配合，平卧于原地，不随意移动 3. 环境：环境整洁安静 4. 物品准备：担架、硬板、小枕头（毛巾折叠而成）、大枕头 2 个、绷带数卷 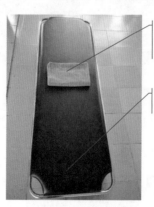 小枕头(毛巾折叠而成) 硬板平车担架 骨折固定物品准备

实施

1. 立即报告医务人员或家属，或拨打急救电话

2. 医护人员到场后，将担架平行放置老年人身边，如果是布质担架则在担架上放置硬板，老年人躺下后腰部位置垫一个小枕头

3. 在医护人员指导下，位于老年人头部的照护人员托起老年人头颈部，位于老年人同一侧的两人一个托起老年人胸部和腰部，另一个托起老年人臀部、大腿部，位于老年人脚侧的照护人员托起老年人的膝关节、小腿部

4. 医护人员喊口令"开始"，四人同时用力共同抬起老年人，一起将老年人平托移到担架硬板上，腰部疼痛部位垫压小枕头上

5. 老年人身体两侧用枕头或衣物塞紧，用带子绕硬质担架上1～2圈固定

6. 配合医护人员抬担架至指定位置

7. 转移搬运过程中随时观察老年人有无不适

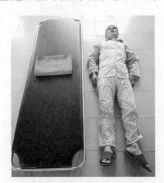

放置担架

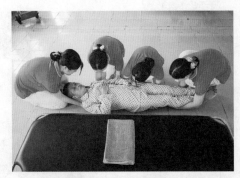

照护人员平托老年人

照护人员按口令同时用力，保持平稳，减少意外伤害的发生

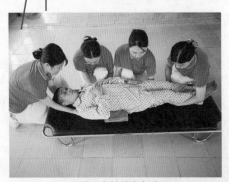

同时用力转移老年人

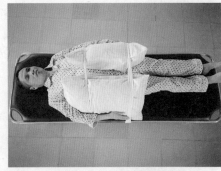

将老年人身体两侧塞紧固定

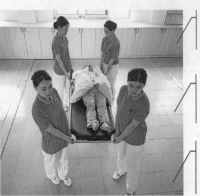

搬运老年人

担架搬运老年人时，老年人头部向后，足部向前，后面抬担架的人可以随时观察老年人的变化

抬担架人脚步行动要一致，前面的人开左脚，后面的人开右脚，平稳前进

向高处抬时（如过台阶、上坡时），前面的人要放低，后面的人要抬高，以使老年人保持水平状态；向低处抬时（下台阶、下坡时），则相反

整理	协助老年人取舒适体位，洗手
记录	在记录单上记录老年人姓名、疑似骨折部位、搬运方法、搬运时间、局部情况

》》【任务评价】

【操作流程考核表】

	班级：		姓名：	学号：		成绩：	

项目	内　容	分值	评分要求	自评	互评	教师评价
评估和沟通（10分）	1. 和老年人沟通，安慰老年人，评估老年人的年龄、意识状态、摔伤经过、腰部疼痛情况	2.5	评估少1项扣2.5分			
	2. 告知骨折后搬运的注意事项	2.5				
	3. 协助平卧于原地，嘱其勿随意活动	2.5				
	4. 取得老年人理解和配合	2.5				
准备（10分）	1. 照护人员准备：洗净双手，着装整洁	2.5	评估少1项扣2.5分 缺1项用物扣0.5分，直至分值扣完			
	2. 环境准备：安静整洁	2.5				
	3. 老年人：老年人理解和配合，平卧于原地，不随意移动	2.5				
	4. 物品准备：担架、硬板	2.5				
实施（60分）	1. 立即报告医务人员或家属，或拨打急救电话	10				
	2. 医护人员到场后，将担架平行放置老年人身边，在担架上放置硬板，老年人躺下后腰部位置垫一个小枕头	10				
	3. 在医护人员指导下，位于老年人头部的照护人员托起老年人头颈部；位于老年人同一侧的两人：一个托起老年人胸部和腰部，另一个托起老年人臀部、大腿部；位于老年人脚侧的照护人员托起老年人的膝关节、小腿部	15	搬移不符合要求扣15分			
	4. 医护人员喊口令"开始"，四人同时用力共同抬起老年人，一起将老年人移到担架硬板上，腰部疼痛部位垫在小枕头上	10	四人未同时用力扣10分			
	5. 老年人身体两侧用枕头或衣物塞紧，用带子绕硬质担架上1～2圈固定	5	未固定好身体扣5分			
	6. 配合医护人员抬担架至指定位置	5				
	7. 转移搬运过程中随时观察老年人有无不适	5				
整理用物（5分）	1. 协助老年人取舒适体位	2.5				
	2. 洗手	2.5				

项目	内　　容	分值	评分要求	自评	互评	教师评价
记录 （5分）	1.在记录单上记录老年人姓名、疑似骨折部位、搬运方法、搬运时间、局部情况	5				
口述注意事项 （5分）	1.疑似腰椎骨折后，嘱老年人平卧于原地，不要随意移动和活动	1				
	2.搬运老年人上下担架时，照护人员按口令同时用力，保持平稳，减少意外伤害的发生	1				
	3.担架搬运老年人时，老年人头部向后，足部向前，后面抬担架的人，可以随时观察老年人的变化	1				
	4.抬担架人脚步行动要一致，前面的人开左脚，后面的人开右脚，平稳前进	1				
	5.向高处抬时（如过台阶、上坡时），前面的人要放低，后面的人要抬高，以使老年人保持水平状态；向低处抬时（下台阶、下坡时），则相反	1				
整体评价 （5分）	1.老年人对所给予的解释和护理表示理解和满意	2.5	缺乏沟通技巧和人文关怀酌情扣分			
	2.操作规范、安全，达到预期目标	2.5				

》【任务小结】

【知识点、技能点学习索引及测试】

骨折后的搬运操作知识点、技能点学习索引及测试

姓名：		班级：	学号：
	学习索引	学生自测	
	搬运工具	1.担架适用于：	
		2.轮椅适用于：	
		3.平车适用于：	
	搬运方法	1.担架的用法：	
知识点		2.轮椅的用法：	
		3.平车的用法：	
	搬运注意事项	1.担架：	
		2.轮椅：	
		3.平车：	

技能点	骨折后的搬运操作	1.
		2.
		3.
		4.
		5.
		6.
		7.
		8.
		9.
		10.
		11.
		12.

》【任务习题】

一、A1/A2 型试题

1. 搬运脊柱骨折的老年人时，做法错误的是（　　）

A. 应采用硬板担架

B. 可两人徒手搬运

C. 搬运时保持老年人身体平直

D. 搬运时防止老年人头颈转动

E. 不可直接用布质担架运送老年人

2. 用担架搬运老年人时，做法错误的是（　　）

A. 老年人头部向后，足部向前

B. 抬担架人脚步行动要一致

C. 向高处抬时（如过台阶、上坡时），前面的人要放低，后面的人要抬高

D. 向低处抬时（如过台阶、下坡时），前面的人要抬高，后面的人要放低

E. 老年人头部向前，足部向后

二、A3/A4 型试题

（1～3 题共用题干）罗爷爷，男性，高处坠落后口述颈部压痛，检查四肢不能活动。

1. 对该老年人应首先采取下列哪项措施（　　）

A. 医护人员赶来前，不要随意移动

B. 止血

C. 固定

D. 包扎

E. 搬运

2. 如果要搬运该老年人，应如何搬运（　　）

A. 一人背起患者搬运

B. 一人抱起患者搬运

C. 二人搬运，其中一人抬头，一人抬腿

D. 三人将患者平托到木板上搬运

E. 四人搬运，三人将患者平托到木板上，一人固定头颈部

3. 若为预防该老年人因气道分泌物阻塞而并发坠积性肺炎及肺不张的措施不包括（　　）

A. 翻身叩背

B. 辅助咳嗽排痰

C. 吸痰

D. 床上活动四肢肌肉

E. 雾化吸入

任务 ④ 氧气吸入协助操作

》【任务导入】

任务描述

郭爷爷，80 岁，有 10 年慢性支气管炎患病史，前两天受凉后出现咳嗽、咳痰、气喘现象，医生开医嘱需要给予低流量吸氧。

任务目标

知识目标：

了解老年人缺氧的表现、安全使用氧气筒的注意事项，掌握清洁鼻孔、固定吸氧管的方法，掌握为老年人进行氧气吸入的操作方法。

技能目标：

掌握为老年人进行氧气吸入的操作方法，能协助为老年人进行氧气吸入操作。

素质目标：

发扬吃苦耐劳的职业精神，具有细心、耐心和责任心。

》【任务分析】

一、缺氧概述

氧是生命活动所必需的物质，如果身体组织得不到足够的氧或不能充分利用氧，组织就会出现异常的改变。老年人由于心、肺等脏器功能降低或疾病的原因，容易出现缺氧。

1. 缺氧的概念

缺氧指的是组织得不到足够的氧或不能充分利用氧，组织的代谢、功能及形态结构都发生异常改变的病理过程。

2. 缺氧的危害

（1）老年人长期处于缺氧状态，免疫力会降低，易感冒、运动耐力下降；

（2）慢性脑血氧不足会导致睡眠障碍、行为异常、个性改变等；

（3）缺氧还会引起老年痴呆症、脑梗死、心律失常、心力衰竭等。

3. 老年人缺氧的表现

老年人轻度缺氧时一般会头晕、头痛、耳鸣、眼花、四肢软弱无力，或者产生恶心、呕吐、心慌、气急、气短、呼吸急促、心跳快速无力。随着缺氧的加重，容易产生意识模糊，全身皮肤、嘴唇、指甲青紫（图 8-16），血压下降，瞳孔散大，昏迷；严重的甚至导致呼吸困难、心跳停止、缺氧窒息而死亡。常见缺氧有以下三种类型。

（1）轻度缺氧：无明显的呼吸困难，无发绀的表现，意识清楚，如有呼吸困难时需给予低流量吸氧。

（2）中度缺氧：有发绀、呼吸困难，老年人意识清楚或烦躁不安，需氧疗。

（3）重度缺氧：显著发绀，三凹征明显（胸骨上窝、锁骨上窝和肋间隙凹陷（图 8-17），老年人失去正常活动能力，呈现昏迷或半昏迷状态，无法与老年人交流。

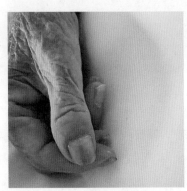

图 8-16　甲床青紫

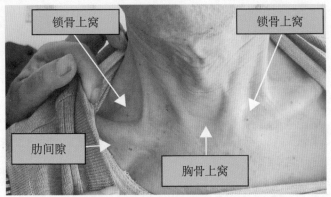

图 8-17　三凹征

二、氧气吸入概述

氧气吸入是通过给老年人吸入高于空气中氧气浓度的氧气，以改善老年人缺氧为目的的一种治疗方法。

1. 氧气吸入的适用范围

轻度缺氧时一般不需要吸氧，如有呼吸困难时需给予低流量吸氧；中度、重度缺氧需要吸氧。照护人员发现老年人有缺氧的表现，应立即报告，协助医护人员为老年人进行氧气吸入。

2. 氧气吸入的目的

氧气吸入是为了纠正各种原因造成的缺氧状态，提高动脉血氧分压和动脉血氧饱和度，增加动脉血氧含量，促进组织的新陈代谢，维持机体的生命活动。

3. 吸入氧气不当的危害

（1）氧中毒：长时间吸高浓度氧可产生氧的毒性作用。一般情况下连续吸纯氧 6 小时后，即可出现恶心、烦躁不安、面色苍白、咳嗽、胸痛；吸氧 24 小时后，肺活量可减少；吸纯氧 1～4 天后可发生进行呼吸困难。

（2）吸收性肺不张：呼吸空气时，肺内含有大量不被血液吸收的氮气，构成肺内气体的主要成分，但高浓度氧疗时，肺泡气中氮逐渐为氧所取代，肺泡内的气体易被血液吸收而发生肺泡萎缩。

（3）呼吸道分泌物干燥：氧气是一种干燥气体，吸入后可导致呼吸道黏膜干燥，分泌物黏稠，不易咳出，且有损纤毛运动。

（4）呼吸抑制：慢性呼吸衰竭的老年人需要长期吸氧，如果吸入高浓度氧，会结束缺氧对呼吸的刺激作用，使呼吸中枢抑制加重，甚至呼吸停止。因此，慢性呼吸衰竭的老年人长期输氧时应输入低浓度、低流量氧。

三、氧气吸入的装置

氧气吸入供氧主要有两种方式，一种是氧气筒式供氧，一种是中心供氧系统供氧。

1. 氧气筒式供氧装置（图 8-18）

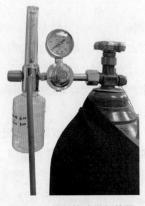

图 8-18　氧气筒式供氧装置

（1）总开关：在氧气筒的顶部，可控制筒内氧气的放出。使用时，用手将总开关向逆时针方向拧松，旋转约1/4周，即可放出足够的氧气，不用时将总开关顺时针方向旋旋紧即可关闭。

（2）气门：在氧气筒颈部的侧面，与氧气表相连，氧气经气门自氧气筒中输出。

（3）压力表（见图8-18）：①压力表：氧气压力表连接好氧气筒以后，从表上的指针能测知氧气筒内氧气的压力，以兆帕表示，筒内压力越大，表明筒内氧气储存量越多。如表上指针指在100刻度处，表示筒内氧气压力为100兆帕。②减压器：减压器是一种弹簧自动减压装置，将来自氧气筒内的压力减低至0.2～0.3兆帕，使流量平衡，保证安全，便于使用。③流量表：流量表内装有浮标，用于测量每分钟氧气流出量。向上旋转流量调节阀时，氧气通过流量表时将浮标吹起，从浮标上端平面所指刻度可测知每分钟氧气的流出量。向下旋转，则可关闭流量调节阀。常用氧气流量分类：低流量1～2升/分，中流量3～4升/分，高流量6～8升/分。④湿化瓶：用于湿润氧气，以免呼吸道黏膜干燥。瓶内装入1/3或1/2灭菌蒸馏水或冷开水，通气管浸入水中，出气管和鼻导管相连。⑤安全阀：由于氧气的种类不同，安全阀有的在湿化瓶上端，有的在流量表下端。当气流量过大、压力过高时，内部活塞即自行上推，使过多的氧气由四周小孔流出，以保证安全。

（4）吸氧管道：吸氧管道即吸氧时单头与流量表出气口相接，另一头连接老年人呼吸道的输送氧气的通道，主要分为三类：①鼻导管式：单侧鼻导管式，将一细导管插入一侧鼻孔，达鼻咽部。此方式节省氧气，但可刺激鼻腔黏膜，长时间应用，老年人会感觉不适。双侧鼻导管式（图8-19）。将双侧鼻导管插入双鼻孔内，深约1厘米，并固定，适用于长期用氧的老年人。②面罩式：将吸氧面罩置于老年人口鼻部，氧流量需求大，需6～8升/分钟（图8-20）。③氧气枕式：在转运老年人途中，可用氧气枕代替氧气装置。氧气枕为一长方形橡胶枕，枕的一角有橡胶管，上有调节器以调节流量。使用前先将枕内灌满氧气，接上吸氧导管或吸氧面罩，调节流量即可给氧（图8-21）。

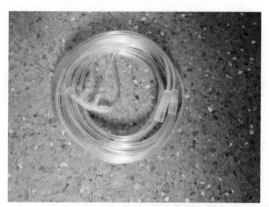

图 8-19　一次性双侧鼻导管式吸氧管

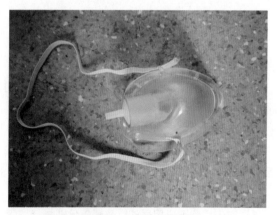

图 8-20　一次性吸氧面罩

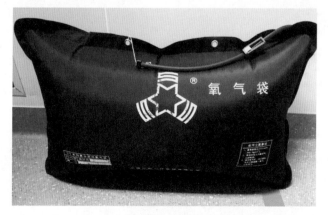

图 8-21　氧气枕

2. 中心供氧系统装置

在医院和医养结合的养老机构里，氧气常集中由氧气中心供应站供给。

（1）中心供氧系统：由中心供应站设管道至各病房或各房间内，开口于快速插座。供应站有总开关控制，各用氧单位配氧气表，打开流量表即可使用（图8-22）。

（2）氧气表：由上面的流量表和下面的湿化瓶组成，中间有一定位鞘，插入快速插座可与中心供氧系统相连，另一接口为出气口，与吸氧管相连，还有一流量调节阀，以控制氧气吸入流量（图8-23）。装表时旋转流量调节阀旋钮，关闭流量调节阀，将定位鞘插入快速插座，听到"咔"的一声响后即表明连接成功。停氧取表流程为：松开氧气管的锁圈，从老年人呼吸道摘下吸氧管或面罩；关闭流量调节阀；取下吸氧管；用手重压快速插座的白色区域，取下氧气表。

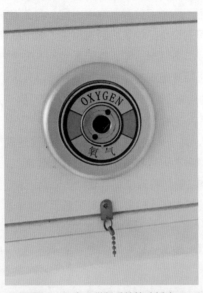

图8-22 中心供氧系统快速插座

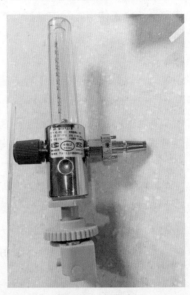

图8-23 氧气表

（3）吸氧管道（详见氧气筒式供氧装置）

四、氧气使用要求

（1）给老年人插入吸氧管前，应确保氧气管道的通畅；停止吸氧时，务必要先摘下鼻导管，后关闭氧流量调节阀，以免影响老年人呼吸。

（2）氧气筒内氧气勿用尽，压力表内至少要保留0.5兆帕，以免灰尘进入筒内，再充气会引起爆炸。

（3）严格遵守操作规程，注意用氧安全，做好四防，即防油、防热、防火、防震，嘱老年人及家属勿在房内吸烟、点火；避免倾倒撞击氧气筒；氧气表及螺旋口上勿涂油，避免引起燃烧。

（4）嘱老年人及家属勿擅自调节氧流量。

（5）对未用完或已用尽的氧气筒应分别悬挂"满"或"空"的标志，便于及时调换和急用时搬运。

》【任务实施】

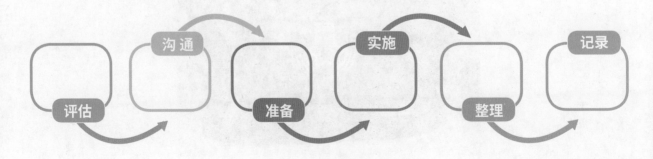

【实施流程】

评估	1. 和老年人沟通，安慰老年人，评估老年人的年龄、意识状态、病情情况，检查鼻尖、耳廓、甲床有无发绀 2. 用食指分别轻压老年人双侧鼻孔检查有无硬结，询问鼻孔是否疼痛、有无阻塞 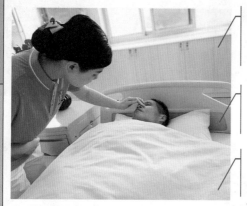 郭爷爷，80岁，慢性支气管炎，咳嗽、咳痰、气喘，意识清楚，头晕，鼻尖、耳廓、甲床轻度发绀 老年人双侧鼻孔柔软无硬结，鼻孔通畅无阻塞
沟通	告知吸氧的目的是纠正缺氧，促进组织的新陈代谢，维持机体的生命活动，取得老年人的理解和配合 老年人氧气吸入沟通
准备	1. 照护人员：照护人员自身洗净双手，着装整洁 2. 老年人：老年人理解和配合 3. 环境：环境整洁安静，通风良好，房内距离氧气筒要摆放位置5米内无明火，1米内无暖气 4. 物品准备：氧气筒氧气吸入装置1套，流量表及湿化瓶（内装灭菌蒸馏水或冷开水，液量为湿化瓶容量的1/2）各1个，吸氧管（双管头）1根，弯盘1个，小药杯1个（内装20毫升灭菌蒸馏水），棉签1包、别针1个 5. 安装氧气压力表：①将氧气筒置于氧气架上或平放于地面上；②吹尘，逆时针旋转打开总开关，使小量气体从气门处流出吹走气门的灰尘，随即迅速关上，避免灰尘吹入氧气表，达到清洁的目的；③装氧气压力表，氧气表稍后倾，将表的螺帽与氧气筒的螺丝接头衔接，用手初步旋紧，再用扳手拧紧，使氧气表直立于氧气筒旁；④连接通气管，将通气管和氧气表连接旋紧；⑤连接湿化瓶，将湿化瓶装在氧气压力表上，旋紧；⑥检查通气，开总开关，打开流量调节阀检查氧气流出通畅，全套装置无漏气，向下旋紧关闭流量开关 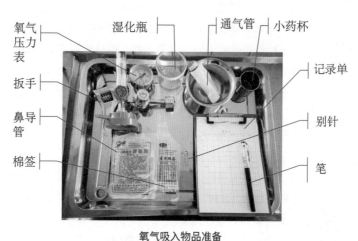 氧气吸入物品准备

准备	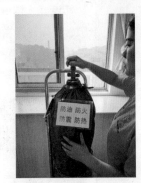

放置氧气筒　　　　　　　　　　　吹尘

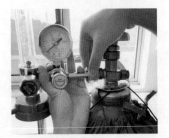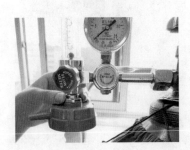

装氧气压力表　　　　　　　　　　连接通气管

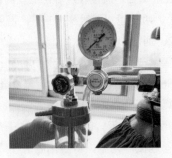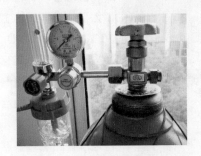

连接湿化瓶　　　　　　　　　　　检查通气 |
| **实施** | 1. 携安装好氧气表的氧气筒及所有吸氧物品至老年人房间
2. 再次核对老年人房号、姓名，协助老年人取舒适体位
3. 再次检查鼻腔有无分泌物及异常，取一根棉签蘸蒸馏水或冷开水伸入一侧鼻孔约2厘米，紧贴鼻腔黏膜轻轻旋转，清洁鼻腔，同法清洁另一侧鼻腔
4. 打开吸氧管包装，协助医护人员取吸氧管与氧气流量表出口接头相连，将吸氧管单头插至流量表出口接头的底部
5. 遵医嘱旋转流量按钮，调节氧流量为2升/分钟，使流量表内浮球所指的刻度与输氧卡上医嘱规定的氧流量数字一致
6. 调节好氧气流量后，将吸氧管头鼻导管贴近操作者面部，感觉有气流吹出表示管路通畅，或将鼻导管放入装有灭菌蒸馏水或冷水的小药杯中，有气泡冒出则表示氧气管路通畅
7. 将鼻导管插入老年人鼻腔
8. 将氧导管绕过老年人双耳至下颌锁住，或至头顶锁住固定
9. 用别针将导管固定在老年人衣领上
10. 记录氧气吸入的时间、氧流量，并将输氧单挂在氧气筒上
11. 嘱老年人及家属在房内注意用氧安全，即防油、防热、防火、防震，勿擅自调节氧流量 |

实施	12. 输氧过程中随时巡视观察老年人缺氧症状有无改善、氧气装置是否通畅，氧气筒内氧气是否保留 0.5 兆帕以上 13. 在老年人缺氧症状改善后，即呼吸平稳、发绀减退、脸色红润时，遵医嘱停止氧气吸入，松开氧气管的锁圈，摘下氧气鼻导管 14. 关氧气筒总开关 15. 放尽余气后，关闭氧气流量表调节阀

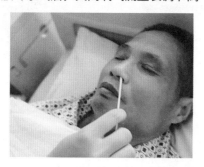

检查湿润鼻腔

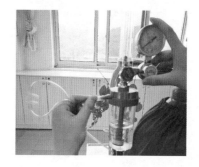

连接吸氧管

给老年人插入吸氧管前，应确保氧气管道的通畅

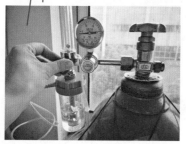

调节氧流量

务必要先调节好流量再插鼻导管，以免一旦出错，大量气体进入呼吸道，引起肺部组织损伤

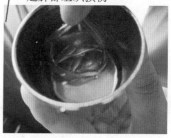

检查氧气流出是否通畅

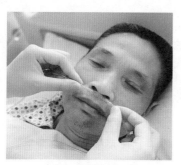

给老年人鼻腔插氧导管

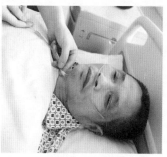

固定氧导管

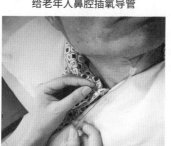

用别针固定氧气管

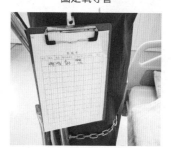

记录吸氧时间，挂输氧单

实施	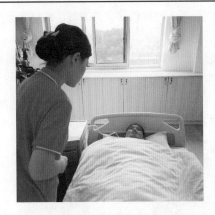 吸氧安全健康教育 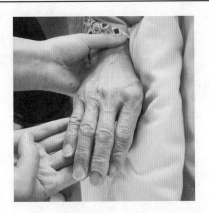 随时巡视 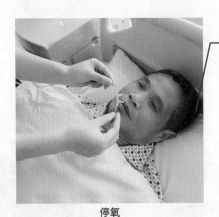 停氧 停止吸氧时，务必要先摘下鼻导管，后关闭氧流量调节阀，以免影响老年人呼吸 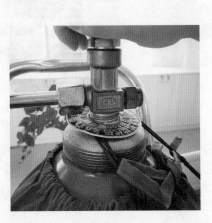 关总开关 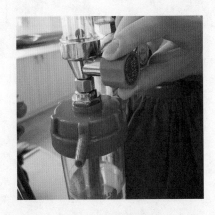 关氧气流量表调节阀
整理	1. 协助老年人取舒适体位 2. 一次性鼻导管、鼻塞、面罩等丢入医用垃圾桶，取下氧气压力表，通气管、湿化瓶应放入消毒液中浸泡消毒，洗净晾干备用 3. 对未用完或已用尽的氧气筒应分别悬挂"满"或"空"的标志，便于及时调换和急用时搬运 4. 洗手
记录	在记录单上记录老年人本次吸氧时间、停氧时间、吸氧后表现等

≫【任务评价】

【操作流程考核表】

班级：	姓名：	学号：		成绩：			

项目	内　　容	分值	评分要求	自评	互评	教师评价
评估和沟通（10分）	1. 核对输氧卡上的老年人房号、姓名	2.5	评估少1项扣2.5分			
	2. 和老年人沟通，安慰老年人，评估老年人的年龄、意识状态、病情情况	2.5				
	3. 检查鼻尖、耳廓、甲床有无发绀	2.5				
	4. 用食指分别轻压老年人双侧鼻孔检查有无硬结，询问鼻孔是否疼痛、有无阻塞	2.5				
准备（10分）	1. 照护人员准备：洗净双手，着装整洁	1				
	2. 环境：环境整洁安静，通风良好。房内距离氧气筒要摆放位置5米内无明火，1米内无暖气	1				
	3. 老年人：老年人理解和配合	1				
	4. 物品准备：氧气筒氧气吸入装置1套，流量表及湿化瓶（内装灭菌蒸馏水或冷开水，液量为湿化瓶容量的1/2）各1个，吸氧管（双管头）1根，弯盘1个，小药杯1个（内装20毫升灭菌蒸馏水），棉签1包，别针1个	2	缺1项用物扣0.5分，直至分值扣完			
	5. 安装氧气压力表：①将氧气筒置于氧气架上或平放于地面上；②吹尘，逆时针旋转打开总开关，使小量气体从气门处流出吹走气门的灰尘，随即迅速关上，达到避免灰尘吹入氧气表，清洁的目的；③装氧气压力表，氧气表稍后倾，将表的螺帽与氧气筒的螺丝接头衔接，用手初步旋紧，再用扳手拧紧，使氧气表直立于氧气筒旁；④连接通气管，将通气管和湿化瓶连接旋紧；⑤连接湿化瓶，将湿化瓶装在氧气压力表上，旋紧；⑥检查通气，开总开关，打开流量调节阀检查氧气流出通畅，全套装置无漏气，向下旋紧关闭流量开关	5	氧气装置如有漏气扣5分			

老年照护 · 中级 养老服务职业技能培训教材

项目	内　　容	分值	评分要求	自评	互评	教师评价
实施 (60分)	1. 携安装好氧气表的氧气筒及所有吸氧物品至老年人房间	4	未带氧插管或未带氧拔管，本次吸氧操作计0分 未做用氧安全健康教育，本次吸氧操作计0分			
	2. 再次核对老年人房号、姓名，协助老年人取舒适体位	4				
	3. 再次检查鼻腔有无分泌物及异常，取一根棉签蘸蒸馏水或冷开水伸入一侧鼻孔约2厘米，紧贴鼻腔黏膜轻轻旋转，清洁鼻腔。同法清洁另一侧鼻腔	4				
	4. 打开吸氧管包装，协助医护人员取吸氧管与氧气流量表出口接头相连，将吸氧管单头插至流量表出口接头的底部	4				
	5. 遵医嘱旋转流量按钮，调节氧流量为2升/分钟，使流量表内浮球所指的刻度与输氧卡上医嘱规定的氧流量数字一致	4				
	6. 调节好氧气流量后，将吸氧管头鼻导管贴近操作者面部，感觉有气流吹出表示管路通畅，或将鼻导管放入装有灭菌蒸馏水或冷水的杯中，有气泡冒出则表示氧气管路通畅	4				
	7. 将鼻导管插入老年人鼻腔	4				
	8. 将氧导管绕过老年人双耳至下颌锁住，或至头顶锁住固定	4				
	9. 用别针将导管固定在老年人的衣领上	4				
	10. 记录氧气吸入的时间、氧流量，并将输氧单挂在氧气筒上	4				
	11. 嘱老年人及家属勿在房内吸烟、点火；避免倾倒撞击氧气筒；氧气表及螺旋口上勿涂油，避免引起燃烧；勿擅自调节氧流量	4				
	12. 输氧过程中随时巡视观察老年人缺氧症状有无改善；氧气装置有无漏气，是否通畅；氧气筒内氧气是否保留0.5兆帕以上；有无氧疗不良反应	4				
	13. 在老年人缺氧症状改善后，即呼吸平稳、紫绀减退、脸色红润时，遵医嘱停止氧气吸入，松开氧气管的锁圈，摘下氧气鼻导管	4				
	14. 关氧气筒总开关	4				
	15. 放尽余气后，关闭氧气流量表调节阀	4				
整理用物 (5分)	1. 协助老年人取舒适体位	1				
	2. 一次性鼻导管、鼻塞、面罩等丢入医用垃圾桶，通气管、湿化瓶应定期消毒	2				
	3. 对未用完或已用尽的氧气筒应分别悬挂"满"或"空"的标志，便于及时调换和急用时搬运	1				
	4. 洗手	1				

项目	内　　容	分值	评分要求	自评	互评	教师评价
记录 （5分）	在记录单上记录老年人本次吸氧时间、停氧时间、吸氧后表现	5				
口述注意事项 （5分）	1. 给老年人插入吸氧管前，应确保氧气管道的通畅	1				
	2. 氧气筒内氧气勿用尽，压力表内至少要保留 0.5 兆帕，以免灰尘进入筒内，再充气会引起爆炸	1				
	3. 停止吸氧时，务必要先摘下鼻导管，后关闭氧流量调节阀，以免影响老年人呼吸	1				
	4. 做好四防，防油、防热、防火、防震，即注意用氧安全，嘱老年人及家属勿在房内吸烟、点火；避免倾倒撞击氧气筒；氧气表及螺旋口上勿涂油，避免引起燃烧；勿擅自调节氧流量	2				
整体评价 （5分）	1. 老年人对所给予的解释和护理表示理解和满意	2.5	缺乏沟通技巧和人文关怀酌情扣分			
	2. 操作规范、安全，达到预期目标	2.5				

≫【任务小结】

【知识点、技能点学习索引及测试】

氧气吸入协助操作知识点、技能点学习索引及测试

姓名：		班级：	学号：
	学习索引	学生自测	
知识点	缺氧概述	1. 缺氧的概念：	
		2. 缺氧的危害：	
		3. 缺氧的表现：	
	氧气吸入概述	1. 氧气吸入的适用范围：	
		2. 氧气吸入的目的：	
		3. 氧气吸入不当的危害：	
		4. 氧气吸入的装置：	
	氧气吸入的方法	1. 氧气筒式：	
		2. 中心供氧式	

技能点	氧气吸入协助操作的实践步骤	1.
		2.
		3.
		4.
		5.
		6.
		7.
		8.
		9.
		10.
		11.
		12.

》【任务习题】

一、A1/A2 型试题

1. 医嘱让吴奶奶持续低流量吸氧，照护人员应调节氧气流量的适宜范围是（　）

A.1 ～ 2 升 / 分

B.3 ～ 4 升 / 分

C.5 ～ 6 升 / 分

D.7 ～ 8 升 / 分

E.8 ～ 10 升 / 分

2. 刘奶奶长期要吸氧，长期高浓度吸氧导致的不良反应以下哪项除外（　）

A. 氧中毒

B. 吸收性肺不张

C. 呼吸道分泌物干燥

D. 发绀

E. 呼吸抑制

3. 给李爷爷输氧后，对李爷爷安全输氧的健康教育中以下哪项错误（　）

A. 输氧管如果滑脱，可以自己戴上

B. 避免倾倒撞击氧气筒

C. 氧气表及螺旋口上勿涂油

D. 嘱老年人及家属勿擅自调节氧流量

E. 嘱老年人及家属勿在房内吸烟

4. 王爷爷有重度缺氧，请问以下哪项不是重度缺氧的表现（　　）

A. 显著发绀

B. 瞳孔缩小

C. 三凹征明显

D. 昏迷

E. 意识不清

二、A3/A4 型试题

（1～3 题共用题干）照护人员发现患有肺气肿的吴爷爷因感冒出现了轻度发绀，但没有明显呼吸困难，且意识清楚。

1. 照护人员初步判断老年人家属于（　　）

A. 正常状态

B. 轻度缺氧

C. 中度缺氧

D. 重度缺氧

E. 一般缺氧

2. 照护人员将吴爷爷情况报告给医生，医生检查后开具医嘱：给予持续低流量低氧。适宜的氧流量为（　　）

A.1～2 升 / 分

B.3～4 升 / 分

C.5～6 升 / 分

D.7～8 升 / 分

E.8～10 升 / 分

3. 照护人员协助给老年人吸氧时，调节氧气流量应在（　　）

A. 戴吸氧管前

B. 戴吸氧管时

C. 戴吸氧管后

D. 可随时进行

E. 以上都不行

（4～6 题共用题干）江爷爷，男性，70 岁，患有慢性阻塞性肺气肿。

4. 该老年人的吸氧要求是（　　）

A. 高浓度，高流量，持续给氧

B. 低浓度，低流量，持续给氧

C. 高浓度，高流量，间断给氧

D. 低浓度，低流量，间断给氧

E. 低浓度与高流量交替持续给氧

5. 吸氧过程中需要调节氧流量时，正确的做法是（　　）

A. 先关总开关，再调氧流量

B. 先关流量表，再调氧流量

C. 先拔出吸氧管，再调氧流量

D. 直接调节氧流量

E. 先取下鼻导管，再调氧流量

6. 江爷爷吸氧过程中，以下哪个方面说明缺氧无改善（　　）

A. 面色转红润

B. 甲床发绀减退

C. 呼吸平稳

D. 心跳加快

E. 呼吸减慢

三、情景方案设计题

慢性阻塞性肺病（COPD）是一种慢性气道炎症性疾病，主要是气道和肺部的炎症引起气道和肺部结构的改变，最终出现不完全可逆的气流受限，进行性发展，导致患者出现咳嗽、咳痰、透不上气等症状。慢性支气管炎、肺气肿中晚期 COPD 患者 5 年内死亡率为 20% ～ 30%。老年照护员张某发现某小区 COPD 的患者数很多，需要家庭氧疗的人不少，而很多家庭对氧疗的不良反应、氧疗的安全问题并没有很好的认识，因此，张某决定针对该小区做一个长期的关于 COPD 和氧气吸入的健康教育方案。

针对上述问题，请为该小区拟一个健康教育服务方案。

要求：

1. 说明健康教育的主要内容。

2. 说明健康教育的主要方法。

任务 5 吸痰协助操作

≫【任务导入】

任务描述

刘爷爷，86 岁，年老体弱，慢性咳嗽、咳痰 20 余年，3 天前因受凉感冒后咳嗽、咳痰加重，意识尚清楚，口唇轻度发绀，听诊老年人呼吸道内有大量分泌物无法咳出，而且痰液黏稠。医嘱予以吸痰。

任务目标

知识目标：

掌握吸痰的操作步骤和操作要点，熟悉中心负压吸痰装置和电动吸引器。

技能目标：

掌握吸痰的方法，能协助医护人员进行吸痰操作。

素质目标：

发扬吃苦耐劳的职业精神，具有细心、耐心和责任心。

≫【任务分析】

一、吸痰法定义

吸痰法是指经口、鼻腔、人工气道将呼吸道的分泌物吸出的方法。

二、适应证

年老体弱、昏迷等呼吸道分泌物不能自行有效咳出的老年人需要进行吸痰。

三、吸痰目的

清除呼吸道分泌物，以保持呼吸道通畅，预防吸入性肺炎、肺不张、窒息等并发症。

四、吸痰装置

1. 中心负压装置（中心吸引器）

医养结合的养老机构设置中心负压装置，吸引器管道连接到各病床床单位（图 8-24），使用时只需接上吸痰导管（图 8-25），开启开关，即可吸痰，非常方便。

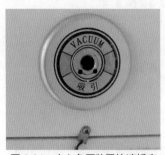

图 8-24 中心负压装置快速插座

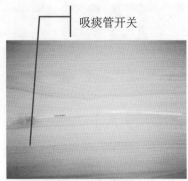

吸痰管开关

图 8-25 吸痰导管

2. 电动吸引器

电动吸引器由马达、偏心轮、气体过滤器、压力表、安全瓶、贮液瓶等组成。安全瓶和贮液瓶可贮液 1000 毫升，瓶塞上有两个玻璃管，并有橡胶管相互连接。接通电源后马达带动偏心轮，从吸气孔吸出瓶内空气，并由排气孔排出，不断循环转动，使瓶内产生负压，将痰液吸出（图 8-26）。

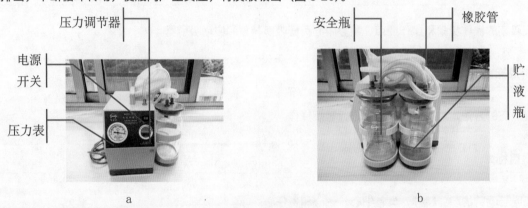

压力调节器

电源开关

压力表

a

安全瓶

橡胶管

贮液瓶

b

图 8-26 电动吸引器

3. 注射器

紧急状态下，也可用 50～100 毫升的注射器连接导管抽吸痰液；或者口对口吸痰，即操作者托起老年人下颌，使其头后仰并捏住老年人鼻孔，口对口吸出呼吸道的分泌物，解除呼吸道梗阻症状。

五、吸痰注意事项

（1）操作前检查吸引器性能是否良好，安装连接是否紧密正确。

（2）严格执行无菌技术操作，每吸痰一次应更换吸痰管。

（3）动作轻柔，防止出现呼吸道黏膜损伤。

（4）痰液黏稠时，可配合叩击、雾化吸入、蒸汽吸入，提高吸痰效果。

（5）贮液瓶内液体应及时倾倒，液面不能超过瓶身体积的 2/3。

（6）每次吸痰时间不得超过 15 秒，避免加重老年人缺氧。

（7）插吸痰管时，不能带负压，以免损伤气管黏膜；拔出吸痰管时，必须带负压，才能吸出痰液。

》》【任务实施】

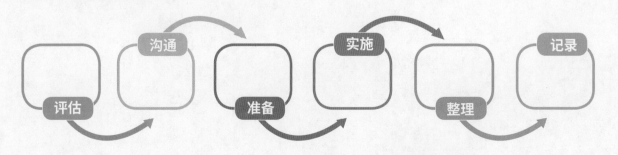

沟通　实施　记录

评估　准备　整理

【实施流程】

评估	1. 和老年人沟通，安慰老年人，评估老年人的年龄、意识状态、呼吸道痰液情况、口腔黏膜情况 2. 告知吸痰的方式和目的，取得老年人的理解和配合
沟通	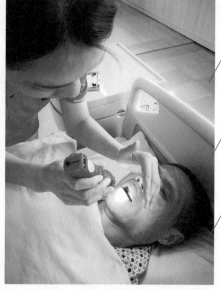 刘爷爷，86岁，咳嗽、咳痰，意识清楚，焦虑，老年人呼吸道内有大量分泌物无法咳出，而且痰液黏稠 吸痰的目的是清除呼吸道分泌物，以保持呼吸道通畅，预防吸入性肺炎、肺不张、窒息等并发症 检查鼻腔、口腔咽部黏膜有无溃疡、破损，口腔内有无义齿 老年人吸痰沟通
准备	1. 照护人员：照护人员自身洗净双手，戴口罩，着装整洁 2. 老年人：老年人理解和配合 3. 环境：环境整洁安静，温、湿度适宜，通风良好 4. 物品准备：一次性吸痰管、一次性手套、有盖敷料缸内盛生理盐水、无菌治疗碗内盛无菌纱布和无菌止血钳、消毒液挂瓶、手电筒、听诊器、治疗巾、弯盘、电动吸引器、洗手液，必要时备压舌板、张口器、舌钳 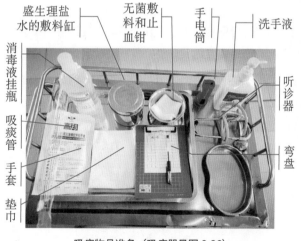 盛生理盐水的敷料缸　无菌敷料和止血钳　手电筒　洗手液 消毒液挂瓶　吸痰管　手套　垫巾　听诊器　弯盘 吸痰物品准备（吸痰器见图8-26）
实施	1. 协助医护人员带用物至老年人床旁，核对房号、姓名并解释，给老年人高流量吸氧3～5分钟（口述） 2. 消毒液瓶挂于床头 3. 连接电动吸引器负压瓶与橡胶管，接通电源，打开开关，检查是否连接正确、通畅无漏气后关好开关

老年照护

·中级 养老服务职业技能培训教材

实施

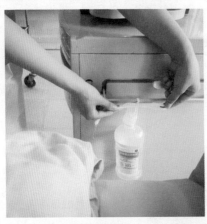

挂消毒液瓶

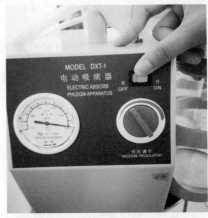

检查连接通路

4. 反折吸引管道，打开开关，正确调节负压（成人 40 千帕～ 53.3 千帕）后关好开关

5. 协助老年人将枕头往下移垫在肩枕处，头偏向护士，头略后仰，老年人颌下铺巾，放置弯盘

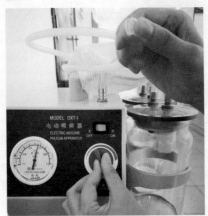

调节负压

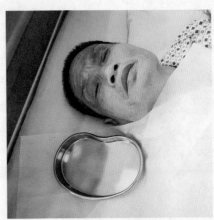

协助老年人摆好体位

6. 打开吸引器开关，打开无菌敷料缸缸盖，戴手套

7. 撕开吸痰管包装一侧，仅取出吸痰管接口端连接好电动吸引器的吸引管接头

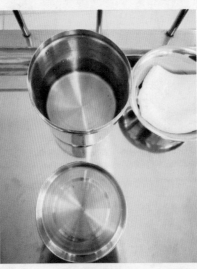

打开敷料缸缸盖

严格执行无菌技术操作，注意不要触及吸痰管和吸引器接头的接口端，以免污染

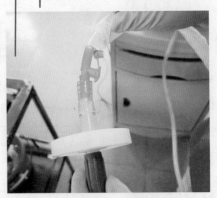

连接吸引管和吸痰管

8. 将吸痰管包装褪到包住吸痰管末端 1/3 时，取无菌止血钳钳夹住吸痰管中下段，完全取出吸痰管，在无菌敷料缸内试吸无菌生理盐水，湿润及检查导管通畅

9. 打开吸痰管上的开关，在无负压的情况下钳夹吸痰管经鼻腔插入 20～25 厘米至气管

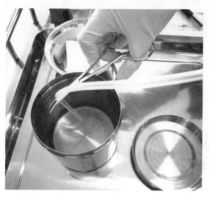

止血钳夹吸痰管试吸　　　　　　　　　　　插管

10. 关上吸痰管接口端的开关，在有负压的情况下将吸痰管左右旋转，向上提拉（依次吸净气道内、咽喉、鼻腔的痰液）

11. 吸痰同时注意观察老年人反应

12. 吸痰完毕，给老年人高流量吸氧 3～5 分钟（口述），抽吸生理盐水冲净管道内痰

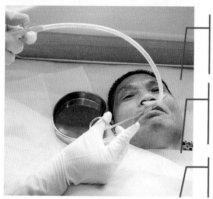

注意手不要触及吸痰管末端，以免污染

插管、拔管动作应轻柔，避免损伤呼吸道黏膜

同一部位一次吸痰时间不超过 15 秒

拔管吸痰

13. 分离吸痰管，将鼻导管丢入医用垃圾桶内

14. 将吸引管接口端插入消毒液挂瓶内

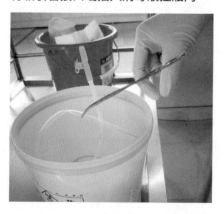

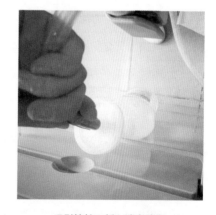

分离吸痰管　　　　　　　　　　　吸引管接口插入消毒液瓶

实施

实施	15. 取纱布擦净老年人口鼻，撤去治疗巾、弯盘，脱下手套，关闭电源开关，检查老年人鼻腔黏膜情况 16. 听诊呼吸音，判断吸痰效果 17. 消毒双手、取下口罩，察看吸出痰的量和性状 纱布擦净老年人口鼻 听诊呼吸音
整理	1. 协助老年人取舒适卧位，整理床单位；做好有效咳嗽、叩击拍背等通畅呼吸道的健康教育 2. 清理用物，贮液瓶及时倾倒（液体不得超过容积的 2/3），清洁消毒备用，吸痰用物每日更换
记录	在记录单上记录老年人姓名、吸痰时间、吸出痰的量、颜色和性状

≫ 【任务评价】

【操作流程考核表】

| 班级： | | 姓名： | | 学号： | | 成绩： | | |

项目	内　容	分值	评分要求	自评	互评	教师评价
评估和沟通（10分）	1. 和老年人沟通，安慰老年人，评估老年人的年龄、意识状态	2.5	评估少 1 项扣 2.5 分			
	2. 评估老年人呼吸道痰液情况、口腔黏膜情况	2.5				
	3. 告知吸痰的方式和目的	2.5				
	4. 取得老年人的理解和配合	2.5				
准备（10分）	1. 照护人员准备：洗净双手，戴口罩，着装整洁	2.5	评估少 1 项扣 2.5 分 缺 1 项用物扣 0.5 分，直至分值扣完			
	2. 环境准备：安静整洁，温、湿度适宜，通风良好	2.5				
	3. 老年人：老年人理解和配合，平卧于原地，不随意移动	2.5				
	4. 物品准备：一次性吸痰管、一次性手套、有盖敷料缸内盛生理盐水、无菌治疗碗内盛无菌纱布和无菌止血钳、消毒液挂瓶、手电筒、听诊器、治疗巾、弯盘、电动吸引器，必要时备压舌板、张口器、舌钳	2.5				

项目	内　　容	分值	评分要求	自评	互评	教师评价
实施 （60分）	1. 协助医护人员带用物至老年人床旁，核对房号、姓名并解释，给老年人高流量吸氧3～5分钟（口述）	4	取出吸痰管吸痰过程中有污染扣16分 带负压插吸痰管扣60分 无负压拔吸痰管扣60分 动作粗鲁损伤老年人呼吸道黏膜扣60分 一个部位吸痰时间超过15秒扣20分			
	2. 消毒液瓶挂于床头	3				
	3. 连接电动吸引器负压瓶与橡胶管，接通电源，打开开关，检查通畅无漏气	4				
	4. 正确调节负压（成人40千帕～53.3千帕）	4				
	5. 协助老年人将枕头往下移垫在肩枕处，头偏向护士，头略后仰，老年人颌下铺巾，放置弯盘	4				
	6. 打开吸引器开关，打开无菌敷料缸缸盖，戴手套	3				
	7. 撕开吸痰管包装一侧，仅取出吸痰管接口端连接好电动吸引器的吸引管接头	4				
	8. 将吸痰管包装褪到包住吸痰管末端1/3时，取无菌止血钳钳夹住吸痰管中下段，完全取出吸痰管，在无菌敷料缸内试吸无菌生理盐水，湿润及检查导管通畅	4				
	9. 打开吸痰管上的开关，在无负压的情况下钳夹吸痰管经鼻腔插入20～25厘米至气管	4				
	10. 关上吸痰管接口端的开关，在有负压的情况下将吸痰管左右旋转，向上提拉（依次洗净气道内、咽喉、鼻腔的痰液），同一部位一次吸痰时间不超过15秒	4				
	11. 吸痰同时注意观察老年人反应	4				
	12. 吸痰完毕，给老年人高流量吸氧3～5分钟（口述），抽吸生理盐水冲净管道内痰液	4				
	13. 分离吸痰管，将吸痰管丢入医用垃圾桶内	3				
	14. 将吸引管接口端插入消毒液挂瓶内	3				
	15. 取纱布擦净老年人口鼻，撤去治疗巾、弯盘，脱下手套，关闭电源开关，检查老年人鼻腔黏膜情况	3				
	16. 听诊呼吸音，判断吸痰效果	2				
	17. 消毒双手、取下口罩，察看吸出痰的量和性状	3				
整理 用物 （5分）	1. 协助老年人取舒适卧位，整理床单位；做好有效咳嗽、叩击拍背等通畅呼吸道的健康教育	2.5				
	2. 关闭电源开关，清理用物，贮液瓶及时倾倒（液体不得超过容积的2/3），清洁消毒备用，吸痰用物每日更换	2.5				

老年照护·中级 养老服务职业技能培训教材

项目	内　　容	分值	评分要求	自评	互评	教师评价
记录（3分）	在记录单上记录老年人姓名、吸痰时间、吸出痰的量、颜色和性状。	3				
口述注意事项（7分）	1. 吸痰前检查吸引器性能是否良好，安装连接是否正确	1				
	2. 严格执行无菌技术操作，插入呼吸道前勿触及吸痰管，防止吸痰管污染	1				
	3. 动作轻柔，防止出现呼吸道黏膜损伤	1				
	4. 痰液黏稠时，可配合叩击、雾化吸入、蒸汽吸入，提高吸痰效率	1				
	5. 吸痰前后给予老年人高流量氧气吸入 3～5 分钟，避免老年人缺氧	1				
	6. 贮液瓶内液体应及时倾倒，不能超过 2/3	1				
	7. 每次吸痰时间不得超过 15 秒，避免加重患者缺氧	1				
整体评价（5分）	1. 老年人对所给予的解释和护理表示理解和满意	2.5	缺乏沟通技巧和人文关怀酌情扣分			
	2. 操作规范、安全，达到预期目标	2.5				

》》【任务小结】

【知识点、技能点学习索引及测试】

吸痰协助操作知识点、技能点学习索引及测试

姓名：		班级：	学号：
	学习索引	学生自测	
知识点	吸痰概述	1. 定义：	
		2. 目的：	
		3. 适应证：	
	吸痰的主要方式	1. 电动吸引器吸痰：	
		2. 中心负压装置吸痰：	

技能点	吸痰协助操作实施步骤	1.
		2.
		3.
		4.
		5.
		6.
		7.
		8.
		9.
		10.
		11.
		12.

》【任务习题】

一、A1/A2 型试题

1. 当老年人无法自行排痰时，为防止痰液堵塞，应采取（　）

A. 持续吸氧

B. 叩背排痰

C. 人工吸痰

D. 雾化吸入

E. 有效咳嗽

2. 为老年人吸痰的指征不包括（　）

A. 意识不清

B. 烦躁不安

C. 咳嗽憋气

D. 呼吸困难

E. 甲床发绀

3. 李爷爷，呼吸道分泌物多，咳不出来，医嘱吸痰，吸痰时以下哪项是不正确的（　）

A. 痰液黏稠时，可配合叩击、雾化吸入、蒸汽吸入，提高吸痰效果

B. 插吸痰管时，不能带负压，以免损伤气管黏膜

C. 插吸痰管时，要带负压，以免损伤气管黏膜

D. 拔出吸痰管时，必须带负压，才能吸出痰液

E. 每次吸痰时间不得超过 15 秒，避免加重老年人缺氧

4. 邓爷爷 65 岁，遵医嘱需吸痰，请问应调节电动吸引器的负压为（　　）

A.5 千帕

B. 10 千帕

C. 20 千帕

D.30 千帕

E.40 千帕

二、A3/A4 型试题

（1～3 题共用题干）陈奶奶，女性，80 岁，有十余年慢性支气管炎病史，前两天感冒，咳嗽咳痰加重，医嘱：吸痰。

1. 吸痰时，如痰液黏稠，下列哪项处理错误（　　）

A. 滴少量生理盐水

B. 增大负压吸引力

C. 叩拍胸背部

D. 协助更换卧位

E. 雾化吸入

2. 给陈奶奶气管内吸痰一次吸引时间不宜超过 15 秒，其主要原因是（　　）

A. 吸痰器工作时间过长易损坏

B. 吸痰管通过痰液过多易阻塞

C. 引起患者刺激性呛咳造成不适

D. 引起患者缺氧和发绀

E. 吸痰用托盘暴露时间过久会造成细菌感染

3. 给陈奶奶吸痰时，吸痰管插入的长度应为（　　）

A.5～10 厘米

B.10～15 厘米

C.15～20 厘米

D.20～25 厘米

E.25～30 厘米

【任务实践记录表】

序号	任务	实践过程记录（时间及完成情况）				
		知识准备	熟悉流程	观摩教师讲授、示范操作	操作训练（在老师指导下）	单独操作
1	摔伤后的初步处理					
2	外伤初步止血操作					
3-1	骨折后的初步固定					
3-2	骨折后的搬运操作					
4	氧气吸入协助操作					
5	吸痰协助操作					

9

工作领域九
安宁照护

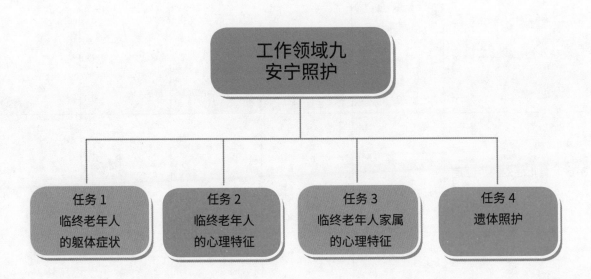

工作领域九
安宁照护

任务 1
临终老年人
的躯体症状

任务 2
临终老年人
的心理特征

任务 3
临终老年人家属
的心理特征

任务 4
遗体照护

任务 1　临终老年人的躯体症状

》【任务导入】

任务描述

马爷爷，82 岁，吸烟 30 余年，1 年前发现肺癌晚期并多处转移，身高 180 厘米，体重 52 千克，检查腋温 36.0℃，呼吸 27 次 / 分，血压 90/70mmHg。现老年人神志模糊、拒绝进食、呻吟并有痛苦面容、喉头有痰声、手指湿冷、烦躁不适。请问该老年人存在哪些躯体健康问题，请制订促进老年人身体舒适的照护方案。

任务目标

知识目标：

掌握临终老年人的常见躯体症状。

技能目标：

能正确判断临终老年人具体存在的躯体问题，制订合理的照护方案，促使老年人身体舒适。

素质目标：

培养具有细心、耐心和责任心的爱岗敬业的职业人。

》【任务分析】

一、概述

临终：濒死，指由于疾病或者严重创伤而造成主要器官功能衰竭，生命活动即将终结的一种状态。

安宁照护：又称临终关怀，是指对于生命时间有限（6 个月或者更少）的老年人进行适当的治疗及照护，以减轻症状、解除痛苦、缓和情绪、提高老年人生活质量为目的，同时为老年人家属提供精神支持。安宁照护不追求猛烈的、无意义的治疗，而是帮助老年人安宁舒适地走完人生最后旅程。

安宁照护是社会文明的标志。每一个人都希望生得顺利、死得安详，从迎接新生命到合上人生历程的最后一页，能画上一个完美的句号。安宁照护通过对老年人实施整体照护，用科学的心理关怀方法、细心体贴的照护手段以及姑息、支持疗法，最大限度地帮助老年人减轻躯体和精神上的痛苦，提高生命质量，让老年人在死亡时获得安宁、平静、舒适，让家属在老年人死亡后不留下遗憾和阴影，体现了对生命的敬畏和人格的尊重。

二、临终老年人的常见躯体症状

1. 疼痛

疼痛是临终老年人最常见的症状之一，尤其是癌症晚期的老年人。疼痛会让老年人感到不适，引起或加重老年人的焦虑、抑郁、乏力、失眠、食欲减退等症状，严重者影响老年人日常活动、自理、社交及生存质量。

进行疼痛评估是合理、有效为老年人进行止痛的前提。照护人员应主动询问临终老年人有无疼痛并记录，协助专业人员对其进行疼痛评估。常使用的评估方法有数字分级法（NRS）、面部表情疼痛评分量表法及主诉疼痛程度分级法（VRS）三种方法。

（1）疼痛评估方法。

数字分级法（NRS）：使用《疼痛程度数字评估量表》（图9-1）对老年人疼痛程度进行评估。将疼痛程度用0～10个数字依次表示，0表示无疼痛，10表示最剧烈的疼痛。交由老年人自己选择一个最能代表自身疼痛程度的数字。按照疼痛对应的数字将疼痛程度分为：轻度疼痛（1～3）、中度疼痛（4～6）、重度疼痛（7～10）。

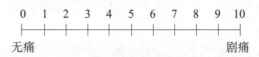

图9-1　疼痛程度数字评估量表

面部表情疼痛评分量表法：根据老年人疼痛时的面部表情状态，对照《面部表情疼痛评分量表》（图9-2）进行评估，适用于表达困难的老年人。

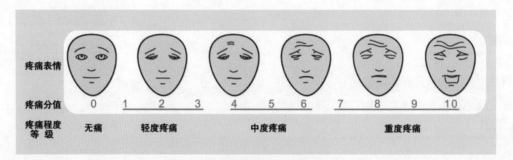

图9-2　面部表情疼痛评分量表

主诉疼痛程度分级法（VRS）：根据老年人对疼痛的主诉，将疼痛程度分为轻度、中度、重度三类。

轻度疼痛：有疼痛但可忍受，生活正常，睡眠无干扰。

中度疼痛：疼痛明显，不能忍受，要求服用镇痛药物，睡眠受干扰。

重度疼痛：疼痛剧烈，不能忍受，需用镇痛药物，睡眠受严重干扰，可伴自主神经紊乱或被动体位。

（2）疼痛的药物治疗方法：对于疼痛的临终老年人，照护人员应遵医嘱协助老年人服药为其减轻疼痛，并记录服药效果与不良反应。药物止痛按照口服给药、按时用药、个体化给药、按阶梯用药的原则。其中，按阶梯用药指应当根据临终老年人疼痛程度，有针对性地选用不同强度的镇痛药物。

轻度疼痛：可选用非甾体类抗炎药物（NSAID）。

中度疼痛：可选用弱阿片类药物，并可合用非甾体类抗炎药物。

重度疼痛：可选用强阿片类药物，并可合用非甾体类抗炎药物。

2. 呼吸困难

生命末期，老年人肺功能衰竭，或因呼吸道阻塞、肺通气和换气功能障碍，不能进行有效的气体交换。表现为呼吸频率和节律的改变，呼吸变快或变慢，呼吸深度变深或变浅，出现鼻翼呼吸、潮式呼吸、比奥呼吸、张口呼吸等，最终呼吸停止。

潮式呼吸：又称陈—施呼吸，特点是呼吸逐步减弱以至停止和呼吸逐渐增强两者交替出现，周而复始，呼吸呈潮水涨落样。

比奥呼吸：又称间断呼吸。呼吸短、浅，在几次呼吸后，会出现规律或不规律的呼吸停止。

3. 进食困难

临终老年人因为吞咽功能减弱，胃肠蠕动减慢，消化吸收能力下降，不愿意进食，进食后也难以消化。表现为食欲不振、恶心、呕吐、腹胀、便秘等。

4. 肌肉无力

由于新陈代谢减弱，肌肉收缩力下降，表现为全身软弱无力、大小便失禁、吞咽困难，无法维持良好、舒适的正常功能体位。

5. 大小便失禁

濒死老年人由于肛门及膀胱括约肌松弛，可能出现大小便失禁。

6. 感知觉功能减弱

老年人感知觉功能减弱、睡眠功能紊乱，表现为神志淡漠，不愿意与人沟通或者难以与人进行有效沟通。可能出现进行性意识障碍、嗜睡、昏睡、昏迷。

7. 皮肤湿冷

临终老年人因血液循环变慢、新陈代谢减弱，全身皮肤苍白湿冷，肌肉无光泽、暗淡、松软无弹性或有盗汗现象，口唇、指甲呈灰白或青紫色，皮肤可出现瘀血斑点。

》【任务实施】

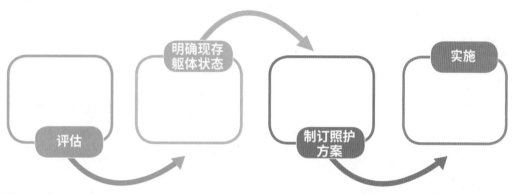

【实施流程】

评估	评估老年人的年龄、全身情况、意识状态，了解马爷爷目前处于临终期
明确现存躯体症状	根据评估的资料，明确马爷爷现存在的躯体症状有：疼痛、呼吸困难、进食困难、肌肉无力、感知觉功能减弱、皮肤湿冷
制订照护方案	1. 缓解疼痛。协助医护人员进行疼痛评估，严格执行给药流程，根据医嘱按时将药物送到老年人床前，照护并确认其服下，服药后及时记录，密切关注服药后马爷爷的情况，将用药效果及不良反应及时反馈给医生 2. 改善呼吸困难。房间定期消毒并开窗通风，保持室内空气新鲜；根据医嘱予以马爷爷氧气吸入，并严密观察老年人的用氧效果；每2小时为马爷爷翻身一次，翻身后拍背，手握成空杯状，由下往上、有外往内叩击胸背部（注意避开脊椎、肋骨），并指导老年人有效咳嗽，促进痰液咳出，必要时可以给予雾化吸入以稀释痰液，再拍背促进痰液咳出。若以上方法均无效，可采取机械吸痰，清除呼吸道及肺部痰液，缓解呼吸困难 3. 帮助老年人进食。马爷爷处于癌症晚期，吞咽功能减弱，胃肠蠕动减慢，消化吸收能力下降，进食后也难以消化，因此进食意愿降低。应鼓励老年人少食多餐；准备易消化的软食或半流食，同时注意饮食营养、荤素搭配合理；如果老年人存在吞咽困难或者拒绝进食时，可根据医嘱予以鼻饲，保证老年人的营养需求

制订照护方案	4. 协助老年人取舒适卧位、更换体位。马爷爷因为癌症晚期肌肉无力，无法自行更换体位，应每隔 1～2 小时为其更换体位并保持其肢体正常功能位置，防止肌肉挛缩和关节僵硬，并适当按摩全身肌肉，促进血液循环，做关节的被动运动，防止出现废用综合征 5. 协助老年人减轻感知觉改变导致的不适。临终老年人可能会出现视力下降，应保持马爷爷房间光线充足且柔和不刺眼，以减轻因视物模糊引起老年人的焦虑和恐惧。临终老年人眼部、口腔分泌物增多，应及时清洁。听觉是老年人最后消失的感觉，因此可以跟马爷爷多交流，适当触摸，运用肢体语言让老年人有安全感，并注意不和家属或者医务人员在老年人身边小声说话，以免引起老年人的误会与不安 6. 协助老年人清洁身体，促进身体舒适。临终老年人因血液循环变慢、新陈代谢减弱，全身皮肤苍白湿冷，应注意保持老年人身体清洁，每天为其擦澡并及时更换衣服、床单被套、护理垫，保持身体干净清爽、床单位的整洁干燥，并注意保暖保温
实施	按以上照护方案为马爷爷实施照护

》【任务评价】

【照护方案评价表】

班级：	姓名：		学号：		成绩：
评分项	分值	自我评价	教师评价	企业评价
躯体不适症状归纳全面	20			
方案切实可行	20			
方案直观清晰	20			
体现人文关怀	20			
语言表达规范简练	20			
总分	100			

≫【任务小结】

【知识点、技能点学习索引及测试】

临终老年人的躯体症状知识点、技能点学习索引及测试

		姓名：　　　　　班级：　　　　　学号：	
	学习索引	学生自测	
知识点	临终老年人 常见躯体症状	1. 2. 3. 4. 5.	
技能点	相应的 照护方案	1. 2. 3. 4. 5.	

》【任务习题】

一、A1/A2 型试题

1. 在安宁照护阶段，治疗照护工作的主要目的是（　　）

A. 治疗疾病

B. 减轻痛苦

C. 延长生命

D. 促进康复

E. 人文关怀

2. 下列哪项不是临终老年人常见的症状（　　）

A. 疼痛

B. 恶心、呕吐

C. 肌肉痉挛

D. 压疮

E. 感知觉功能减弱

3. 临终老年人最后消失的感知觉是（　　）

A. 视觉

B. 听觉

C. 味觉

D. 嗅觉

E. 触觉

4. 照护临终老年人时，不正确的措施方法是（　　）

A. 严密观察生命体征

B. 采取有效方法缓解疼痛

C. 减少巡视，降低外界干扰

D. 保持环境安静，光照适宜

E. 满足老年人的心理需要

5. 下列哪项不适合缓解临终老年人呼吸困难的是（　　）

A. 翻身拍背

B. 老年人取半卧位或端坐位

C. 高流量吸氧

D. 开窗通风

E. 雾化吸入化痰

二、A3/A4 型试题

（1～3 题共用题干）王爷爷，78 岁，诊断为癌症晚期并多处转移。消瘦、活动无力、剧烈疼痛、无法入睡、进食困难、精神状态差。

1. 老年人处于什么阶段（ ）

A. 临终期

B. 生物死亡期

C. 协议期

D. 愤怒期

E. 接受期

2. 关于对老年人止疼描述错误的是（ ）

A. 协助老年人服用阿片类药物止疼

B. 注意观察药物疗效及不良反应

C. 使用布洛芬片缓解老年人疼痛

D. 保持房间安静，减少打扰老年人休息

E. 接受期

3. 此时，下列照护措施不正确的是（ ）

A. 加强生活护理

B. 协助老年人进食软质、半流食营养食物

C. 4 小时一次定时为老年人翻身拍背

D. 帮助按摩肌肉，进行关节锻炼

E. 房间早晚开窗通风

三、情景案例题

张爷爷，72 岁，胃癌晚期并多处转移。现老年人神志清晰，恶心呕吐、极度消瘦、疼痛呻吟并有痛苦面容、烦躁不适。请制订具体的照护方案促使老年人身体舒适。

任务 2 临终老年人的心理特征

》【任务导入】

任务描述

李爷爷，76 岁，患慢性阻塞性肺气肿、高血压、冠心病、糖尿病 30 余年，最近病情加重，医疗救治效果甚微，老年人情绪低落，常常唉声叹气，暗自哭泣。请问照护人员应如何安慰老年人？

任务目标

知识目标：

掌握临终老年人的心理特征。

技能目标：

能运用肢体语言给予老年人心理慰藉。

素质目标：

培养具有细心、耐心和责任心的爱岗敬业的职业人。

》【任务分析】

老年人临终前的心理反应因人而异，取决于他的性格特点、人生经历、家庭背景、宗教信仰、教育文化及传统观念，也受老年人临终前所体验到的痛苦程度、家人朋友和身边的人对其关心照护程度及个人生活满意度等影响。

一、临终老年人的心理特征

当老年人没有直面死亡时，常表现为不怕死，主要原因是受中国传统思想的影响，不少年事已高的老年人"乐天知命"，把能够寿终正寝作为最大的心愿。但一旦面对死亡时，又会普遍存在恐惧情绪。临终老年人大多要经历否认期、愤怒期、协议期、忧郁期、接受期的心理变化过程，这些时期反复甚至交叉重叠出现，因此临终老年人的心理较为复杂，需要仔细聆听、认真感受，为老年人提供恰当的心灵慰藉。

1. 否认期

老年人认为现在医疗技术如此发达，如果家属或者医生竭力救治，自己配合治疗，生命应该可以继续，这时候的老年人往往期待或要求去医院寻求更好、更先进的治疗与护理。

2. 愤怒期

当明确救治无望、死亡即将到来时，老年人出现压抑、忧愁，终日愁眉不展或者焦虑、愤怒，认为对自己不公，可能会仇视家人及周围人。

3. 协议期

老年人变得冷静，进入既绝望又希望出现奇迹的矛盾心理，有些老年人甚至认为许愿或做好事能减轻自己的罪恶，能延长生命、积攒福运。

4. 忧郁期

老年人已经充分意识到自己不可逆转地走向死亡，部分老年人为以前没有做好的事情而遗憾、郁郁寡欢，有人可能会出现早点去世甚至轻生的念头，希望早日摆脱痛苦，减轻家属的负担。

5. 接受期

到最后，老年人面临死亡有了较大的心理准备，也周全地考虑了自己死后的安排，身体也开始处于极度疲劳、衰弱的阶段，此时的老年人表情淡漠，显得比较平静。

作为照护人员，应帮助老年人树立正确的死亡观，努力减轻和消除老年人的恐惧心理，了解患者临终前的心愿，倾听老年人的心事，尽量满足老年人要求，能运用语言和肢体语言对临终老年人表达明确、积极、温馨的关怀。

二、安慰临终老年人的方法

1. 聆听

与老年人交谈时，认真聆听老年人所表达的内容，谈话过程中表示理解、支持与认同，让其倾诉内心的忧虑与恐惧，谅解、宽容老年人的消极情绪。

2. 陪伴

经常出现在老年人视线中，让老年人时刻感受到有人陪伴，自己并不孤独，没有被抛弃，并尽量满足老年人的诉求。

3. 关怀

用鼓励关怀的语言和肢体语言增加老年人与疾病作斗争的信心和力量，多与老年人聊些开心的事情，通过抚摸或者握住老年人的手，给老年人传递关心与温暖。

三、表达对老年人关怀的肢体语言

临终老年人身体器官衰竭，身体虚弱，表达需求和接受信息的方式多为身体语言。

1. 眼神

研究证明，在各种器官对刺激的印象程度中，眼睛对刺激的反应最强烈。各种器官各自所占比例分别为：视觉 87%、听觉 7%、嗅觉 1%。可见，目光接触在人际沟通中有极为重要的作用。因此与老年人沟通时应目视老年人眼睛，保持眼神柔和。

2. 微笑

在与老年人进行沟通时，应注意脸部的表情，这是非语言沟通技巧中最丰富的源泉，养老院照护人员的微笑服务会让老年人产生愉快和安全感，进而拉近与老年人的距离，养老院照护人员应运用自己的面部表情，与老年人的情绪体验相一致，促进与养老院老年人的沟通。

3. 触摸

当老年人情绪失控和不稳定时，养老院照护人员可适当地触摸老年人，但是不要摸老年人的头部，以免造成老年人的反感，尽量让老年人安定下来。

》【任务实施】

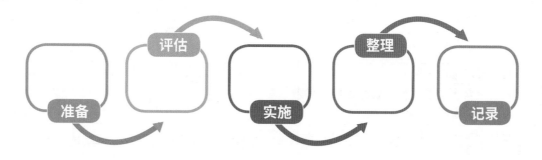

【实施流程】

准备	1. 照护人员：照护人员着装整洁、仪容大方，洗净并温暖双手 2. 老年人：平卧于床 3. 环境：环境整洁安静	
评估	和老年人沟通，评估老年人年龄、身体状况、意识状态，询问李爷爷感受、哭泣原因	
实施	1. 聆听倾诉：照护人员耐心、认真聆听老年人的倾诉，并作出理解、积极回应 2. 安抚：照护人员握住老年人的双手，或者抚摸老年人，使其感到有人陪伴、理解、支持 聆听老年人倾诉 李爷爷，男，76岁，患慢性阻塞性肺气肿、高血压、冠心病、糖尿病30余年，最近病情加重，医疗救治效果甚微，老年人情绪低落，常常唉声叹气，暗自哭泣	
整理	沟通交流完毕，整理床单位，使老年人处于舒适卧位	
记录	记录沟通的内容，并将老年人的意愿转达告知家属，和家属一起共同完成老年人的愿望	

》【任务评价】

【操作流程考核表】

班级：　　　　姓名：　　　　学号：　　　　成绩：

项目	内　容	分值	评分要求	自评	互评	教师评价
评估 （5分）	1. 评估老年人的年龄	1	评估少1项扣2分			
	2. 评估老年人全身情况	2				
	3. 评估老年人意识状态	2				
准备 （10分）	1. 照护人员准备：衣帽整齐，仪容大方，洗净双手	5	准备少1项扣5分			
	2. 环境准备：安静整洁	5				
实施 （60分）	1. 聆听倾诉：耐心、认真聆听老年人的倾诉，并作出理解、积极的回应	30	表现有不耐烦、打断老年人讲话、不回应扣20分，扣完为止			
	2. 安抚：握住老年人的双手，或者抚摸老年人，使其感到有人陪伴、理解、支持	30				
整理 （10分）	1. 整理床单位	5	床单位不整洁、扣5分			
	2. 使老年人处于舒适卧位	5	未协助老年人取舒适卧位扣5分			
记录 （10分）	1. 记录沟通的内容	4	记录少1项扣2分			
	2. 将老年人的意愿转达告知家属，和家属一起共同完成老年人的愿望	6	未转告家属扣6分			
整体评价 （5分）	1. 体现照护人员真诚与爱心	5	缺乏沟通技巧和人文关怀酌情扣分			
	2. 家属表示理解和满意	5				

》》【任务小结】

【知识点、技能点学习索引及测试】

临终老年人心理照护知识点、技能点学习索引及测试

	姓名：	班级：	学号：

		学习索引	学生自测
知识点	临终老年人心理过程	1.	
		2.	
		3.	
		4.	
	安慰临终老年人的方法	1.	
		2.	
		3.	
	常见肢体语言	1.	
		2.	
		3.	
技能点	操作前准备	1.	
		2.	
		3.	
	实施步骤	1.	
		2.	
		3.	
		4.	
		5.	

》【任务习题】

1. 为临终老年人提供的心理服务内容不包括（ ）

A. 尊重老年人生命与人格

B. 耐心解释消除疑虑

C. 陪伴和聆听

D. 满足一切要求

E. 合理运用肢体语言安抚老年人

2. 下列哪一项不符合协议期临终老年人表现（ ）

A. 老年人的愤怒逐渐消退

B. 老年人很和善、很合作

C. 老年人仍存有侥幸心理，希望是误诊

D. 老年人认为做善事可以死里逃生

E. 老年人对治愈抱有希望

3. 对濒死老年人心理照护，下列哪项不正确（ ）

A. 耐心进行心理疏导

B. 对老年人攻击行为予以还击

C. 尽量满足老年人的意愿

D. 鼓励老年人说出内心的不快

E. 经常陪伴老年人

4. 对临终老年人实施心理照护，不包括以下哪一点（ ）

A. 观察病情变化

B. 重视与弥留之际老年人的心灵沟通

C. 耐心倾听和诚恳交谈

D. 触摸

E. 鼓励老年人说出内心的不快

5. 老年人王某，男，64 岁，患胰腺癌晚期，病情日趋恶化，老年人心情不好，常对其陪伴亲属发脾气。你认为该老年人的心理反应处于何阶段（ ）

A. 忧郁期

B. 愤怒期

C. 协议期

D. 否认期

E. 接受期

二、A3/A4 型试题

（1～3 题共用题干）老年人程某，男性，68 岁，诊断为尿毒症晚期。

1. 当老年人知道自己病重时，认为"不可能是我！一定是搞错了！"此时老年人处于（ ）

A. 否认期

B. 愤怒期

C. 协议期

D. 忧郁期

E. 接受期

2. 关于此期的描述错误的是（   ）

A. 这是老年人得知病重时的心理反应

B. 老年人可能四处求医，希望是误诊

C. 老年人需要时间调整自己，接受疾病

D. 所有临终老年人能很快地度过这一时期

E. 老年人可能内心感到恐惧和焦虑

3. 此时，下列照护措施不正确的是（   ）

A. 加强老年人生活照护

B. 预防患者的自杀倾向

C. 缓解老人痛苦，促进其舒适

D. 真诚回答患者的问题，并注意与其他医务人员、家属的言语一致性

E. 不与其交谈，减少外界干扰

三、情景案例题

李爷爷，65 岁，患脑卒中、高血压、冠心病、糖尿病 20 余年，最近病情加重，医疗救治效果甚微，老年人情绪低落，常常唉声叹气，暗自哭泣。请问照护人员应如何安慰老年人？

任务 3 临终老年人家属的心理特征

》【任务导入】

任务描述

李爷爷，农民，72 岁，老年痴呆晚期，记忆力完全丧失，肌张力异常、大小便失禁，生活完全不能自理，最近合并严重感染，生命体征不平稳。李爷爷早年丧偶，育有一双儿女，儿女大学毕业后均在海外工作，听闻老年人时日不久，女儿在老年人房间哭泣，请问照护人员应该怎么安慰家属？

任务目标

知识目标：

掌握临终老年人家属的心理特征。

技能目标：

能为临终老年人家属提供心理支持。

素质目标：

发扬吃苦耐劳的职业精神，具有细心、耐心和责任心。

》【任务分析】

一、概述

一般情况下，面对临终老年人时，我们往往只注意到老年人的情绪心理反应，而忽略了家属的心理状态，当老年人面临死亡威胁，照顾的对象就不只是"老年人"，还应该包括"家属"，因为"家属"不仅是"提供照顾"的人，也是"需要接受照顾"的人。诚如库柏勒•罗斯（Kubler Ross）所说，家属可能比老年人本身更加难以接受死亡的事实。一般的临终老年人家属要经历震惊冲击、否认、愤怒、接受、忧郁和死后悲叹等过程。很多家属即使在理性上知道老年人来日无多，在情感上还是很难接受。

二、临终老年人家属常见的心理反应

1. 震惊、冲击

当得知自己的亲人可能会很快离世后，十分惊讶。

2. 悲伤、忧郁

得知老年人不能治愈，此时家属往往有负罪感，觉得自己生前没好好地照顾，甚至觉得对老年人的死自己要负部分责任，对着过去的照片悲伤。

3. 接受、解脱、重组

终于接受老年人离开的事实，角色逐步调整，与社会互动增加，重新寻找新的生活方式，准备过新生活。

≫【任务实施】

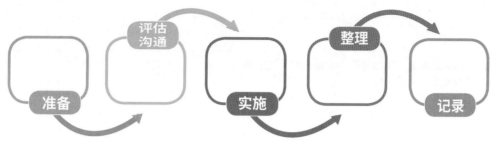

准备	1. 照护人员：照护人员着装整洁、仪容大方 2. 家属：情绪平稳、愿意沟通 3. 环境：环境安静整洁
评估 沟通	照护人员和李爷爷女儿沟通，评估询问女儿的感受与需求
实施	1. 聆听倾诉：照护人员耐心、认真聆听李爷爷女儿的倾诉，并适当记录，鼓励她宣泄自己的情绪，表达自己的感情，并作出理解、积极的回应 2. 安抚与指导：照护人员安抚李爷爷女儿，指导其如何陪伴和照护李爷爷 记录家属的诉求
整理	沟通交流完毕，整理情绪，保护老年人及家属的隐私，尽量满足家属提出的要求
记录	记录沟通时间、内容、家属反馈情况

》【任务评价】

【操作流程考核表】

项目	内 容	分值	评分要求	自评	互评	教师评价
准备 （5分）	1. 照护人员准备：衣帽整齐，仪容大方，态度诚恳 2. 环境准备：安静，整洁	5	评估少1项 扣1分			
评估 和沟通 （10分）	评估老年人家属基本情况、情绪状态	5	评估少1项 扣5分			
	家属愿意与人沟通	5				
实施 （60分）	1. 聆听倾诉：照护人员耐心、认真聆听李爷爷女儿的倾诉，鼓励她宣泄自己的情绪，表达自己的感情，并作出理解、积极的回应	30	表现有不耐烦、回话空洞不切实际、无回应扣20分，扣完为止			
	2. 安抚与指导：照护人员安抚李爷爷女儿，指导其如何在爷爷最后的时光里陪伴和照护李爷爷	30				
整理 （10分）	1. 沟通交流完毕，整理情绪	5	泄露家属隐私扣5分			
	2. 保护老年人及家属的隐私，尽量满足家属提出的要求	5				
记录 （5分）	记录时间、老年人家属谈话要点、沟通效果	5	记录不完整扣2分			
整体 评价 （10分）	1. 体现照护人员真诚与爱心	5	缺乏沟通技巧和人文关怀酌情扣分			
	2. 家属表示理解和满意	5				

》【任务小结】

【知识点、技能点学习索引及测试】

临终老年人家属心理照护知识点、技能点学习索引及测试

姓名：		班级：	学号：
	学习索引	学生自测	
知识点	临终老年人 家属心理特征	1.	
		2.	
		3.	

技能点	操作前准备	评估准备包括： 1. 2.
	实施步骤	1.
		2.
		3.
		4.
		5.

》【任务习题】

A1/A2 型试题

1. 临终关怀照护最终是达到什么目的 （   ）

A．省钱

B．优死

C．延长死亡时间

D．缓解疼痛

E．治愈疾病

2. 下列哪项不是临终老年人家属常见的心理反应 （   ）

A．震惊

B．忧伤

C．自责

D．孤独

E．忧郁

任务 4 遗体照护

》【任务导入】

任务描述

王奶奶，72 岁，肺癌晚期并多处转移，今日上午 8:21 在养老机构去世，请问如何对其进行最后的照护？

任务目标

知识目标：

掌握遗体照护的目的与方法。

技能目标：

能为临终老年人提供遗体照护。

素质目标：

发扬吃苦耐劳的职业精神，具有细心、耐心和责任心。

》【任务分析】

一、概述

遗体照护是对临终老年人照护的最后步骤，遗体的照护体现了对死者的尊重，对家属也是一种心灵上的慰藉，彰显了人道主义关怀。

二、人体死亡的过程

人体死亡是一个由量变到质变的渐进过程。一般可以分为三个阶段。

1. 濒死期

又称为临终状态。时间长短不一，因人而异。此时期人体的各个系统功能严重衰竭，中枢神经系统抑制，意识开始丧失、各种反射活动减弱或者消失，心跳呼吸减弱、代谢障碍、感知觉功能下降。

2. 临床死亡期

又称为个体死亡期。此时中枢神经系统极度抑制，瞳孔散大、心跳呼吸停止、各种反射消失。此时期维持时间在 5~6 分钟，有复苏的可能。

3. 生物学死亡期

又成为脑死亡期，死亡的最后阶段，神经系统活动完全停止，新陈代谢也停止。

三、死后尸体的变化

脑死亡后，尸体会相继出现一些变化，如尸冷、尸斑、尸僵、尸体腐败等现象。

1. 尸冷

即尸体温度下降。死亡后人体新陈代谢停止，原有的能量向外界传导、发散，体温逐渐降低，逐渐变冷，直至与周围环境温度接近。

2. 尸斑

人死后，在尸体低下部位皮肤出现的紫红色斑块，是由于人死后血液循环停止，心血管内的血液缺乏动力而沿着血管网坠积于尸体位置低下部位，一般死后 2～4 小时出现，12 小时尸体永久变色。

3. 尸僵

尸僵是死亡经过一段时间，肌肉逐渐变得强硬僵直，轻度收缩，而使各关节固定的现象。一般在 8 小时出现，24 小时达高峰，尸僵经过 24～48 小时或更长时间开始缓解，到 3～7 天完全缓解。

4. 尸体腐败

一般在死后 24 小时后出现。尸体在细菌的作用下，皮肤表面出现腐败绿斑、腐败水疱，肌肉和皮下组织因产生腐败气体而呈气肿状，尸体膨胀变形。

四、遗体照护的目的

清洁遗体，维持遗体姿势良好，易于辨认。尊重死者，给家属安慰。

》【任务实施】

评估 → 沟通 → 准备 → 实施 → 整理 → 记录

【实施流程】

评估	1. 评估老年人的遗体清洁程度，检查全身有无伤口和引流管
沟通	2. 向家属解释遗体照护的目的，劝慰家属暂时离开病房，取得家属理解和配合
准备	1. 照护人员：洗净双手 2. 环境：环境整洁安静、肃穆，大病房用屏风遮挡 3. 填写 3 张尸体识别卡 4. 物品准备：棉球数个、纱布数块、剪刀 1 把、镊子 1 把、尸单 2 条、面盆 1 个、温水壶、毛巾 1 块 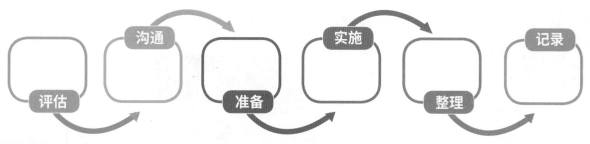 遗体照护用物准备

1. 携用物至床旁

2. 撤去一切治疗用物，如氧气管、引流管等，检查身体，如有伤口应缝合

3. 将床放平，遗体仰卧，头下垫一枕头，两臂置于身体两侧，脱去衣裤，用尸单遮盖遗体

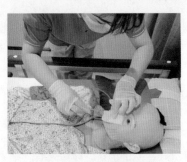

拔出老年人体内鼻饲管

4. 洗脸：用温热毛巾擦洗面庞，去除眼角、口周分泌物；注意洗脸前先闭合口、眼。如眼睑不能闭合，可用毛巾湿敷或按摩后将眼睑闭合；如不能闭口，可轻揉下颌或用绷带托起；如有义齿将其装上

5. 擦洗身体，包括上肢、胸腹部、背部、臀部及下肢

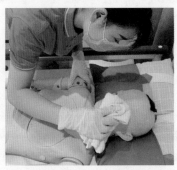

擦除老年人眼周分泌物

6. 用棉花将口、鼻、耳、阴道、肛门等孔道塞住，以防体液外溢，注意棉花不要外露

7. 将衣裤穿上，梳理头发，撤去尸单，将第一张尸体识别卡系于腕部

第一张尸体识别卡

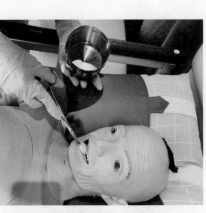

将棉花塞入老年人口腔内

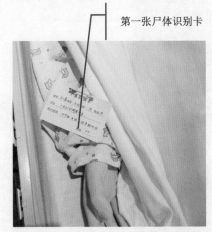

第一张尸体识别卡别在老年人手腕处

实施

实施	8. 将遗体移放于平车的尸单上，用尸单包裹遗体，将第二张尸体识别卡系于遗体腰间的尸单或尸袍上 9. 殡仪馆来人接走遗体，将第三张尸体识别卡交给殡仪工作人员 将第二张尸体识别卡别在尸单上
整理	1. 床单位、用物的终末消毒 2. 清点遗物
记录	1. 记录遗体清洁照护时间 2. 遗物交由家属并签字

第二张尸体识别卡

》》【任务评价】

【操作流程考核表】

班级：　　　　　　姓名：　　　　　　　学号：　　　　　　　成绩：						
项目	内　　容	分值	评分要求	自评	互评	教师评价
评估 和沟通 （5分）	1. 评估遗体清洁程度	2	评估少1项扣1分			
	2. 与家属沟通，解释遗体照护的目的，取得家属的理解与配合	3				
准备 （10分）	1. 照护人员准备：衣帽整齐，仪容大方	3	准备少1项扣1分			
	2. 环境准备：安静，整洁	2				
	3. 治疗盘内备衣、裤、尸体识别卡3张、血管钳、不脱脂棉球、绷带、胶布、剪刀、敷料、面盆、毛巾、大单2条、温水壶	5				

项目	内 容	分值	评分要求	自评	互评	教师评价
实施 (65分)	1. 携用物至床旁	2	治疗用物未撤去扣3分			
	2. 撤去一切治疗用物，如氧气管、引流管等，检查身体，如有伤口应缝合	8	头下未垫枕扣3分			
	3. 将床放平，遗体仰卧，头下垫一枕头，两臂置于身体两侧，脱去衣裤，用尸单遮盖遗体	5	未洗脸扣扣5分			
	4. 洗脸：用温热毛巾擦洗面庞，去除眼角、口周分泌物；洗脸前先闭合口、眼，如眼睑不能闭合，可用毛巾湿敷或按摩后将眼睑闭合；如不能闭口，可轻揉下颌或用绷带托起；如有义齿将其装上	10	未装假牙扣2分			
	5. 擦洗身体，包括上肢、胸腹部、背部、臀部及下肢	10	未按顺序擦洗扣3分			
	6. 用棉花将口、鼻、耳、阴道、肛门等孔道塞住，以防体液外溢，注意棉花不要外露	15	未用棉花塞肛门、阴道扣5分			
	7. 将衣裤穿上，梳理头发，撤去尸单，将第一张尸体识别卡系于腕部	5	穿衣裤手法不对扣2分			
	8. 将遗体移放于平车的尸单上，用尸单包裹遗体，将第二张尸体识别卡系于遗体腰间的尸单或尸袍上	5	未系尸体识别卡扣3分 遗体包裹不整齐扣1分			
	9. 殡仪馆来人接走遗体，将第三张尸体识别卡交给殡仪工作人员	5	未系第三张尸体识别卡扣3分			
整理 (5分)	1. 对床单位、用物的终末消毒	3	未进行终末消毒扣3分			
	2. 清点遗物	2				
记录 (5分)	1. 记录遗体清洁照护时间	2				
	2. 遗物交由家属并签字	3	遗物领取未签字扣3分			
整体评价 (10分)	1. 程序清楚、动作符合要求、迅速、稳准	5				
	2. 态度严肃、认真	3				
	3. 家属表示理解和满意。	2				

老年照护·中级 养老服务职业技能培训教材

》【任务小结】

【知识点、技能点学习索引及测试】

遗体照护知识点、技能点学习索引及测试

	学习索引	学生自测
	姓名：	班级： 学号：
知识点	死亡的过程	1.
		2.
		3.
	尸体的变化	1.
		2.
		3.
		4.
技能点	操作前准备	评估准备包括： 1.
		2.
		3.
		4.
	实施步骤	1.
		2.
		3.
		4.
		5.
		6.
		7.
		8.
		9.
		10.
		11.
		12.

【知识点、技能点学习索引及测试】

》【任务习题】

一、A1/A2 型试题

1. 下列哪项不是临床死亡期的特征 （ ）
A. 神志不清
B. 呼吸停止
C. 组织细胞代谢停止
D. 心脏停止
E. 各种反射性反应消失

2. 生物学死亡期可表现为 （ ）
A. 尸斑
B. 尸冷
C. 尸僵
D. 组织细胞代谢微弱
E. 呼吸停止

3. 下列不是遗体照护的目的 （ ）
A. 给家属以安慰
B. 使遗体清洁无渗液
C. 使遗体姿势良好
D. 易于遗体鉴别
E. 有利于遗体保存

4. 遗体照护时，需将遗体放平并头下垫—软枕，其目的是 （ ）
A. 保持良好姿势
B. 避免头面部充血发紫
C. 防止胃内容物流出
D. 防止下颌骨脱位
E. 便于实施遗体照护操作

5. 进行遗体照护时应注意 （ ）
A. 医生做出死亡诊断后方可进行
B. 遗体照护前，劝其家属离开
C. 遗体照护要及时
D. 尽可能暴露遗体进行清洁
E. 实施遗体照护操作应轻柔

二、情景案例题

康乐养老院根据老年照护服务需求的发展变化，决定在机构中单独设立安宁照护区，主管负责组建专业照护团队，因此需要对团队成员进行安宁照护理念及照护服务技能培训。

1. 简述你所理解的安宁照护的理念。

2. 请你协助照护主管梳理开展安宁照护的主要服务内容。

【任务实践记录表】

序号	任务	实践过程记录（时间及完成情况）				
		知识准备	熟悉流程	观摩教师讲授、示范操作	操作训练（在老师指导下）	单独操作
1	临终老年人躯体不适的照护方案					
2	用肢体语言安慰临终老年人					
3	为临终老年人家属提供心理慰藉					
4	遗体照护					